Lohaus • Heinrichs (Hrsg.)

Chronische Erkrankungen im Kindes- und Jugendalter

Arnold Lohaus • Nina Heinrichs (Hrsg.)

Chronische Erkrankungen im Kindes- und Jugendalter

Psychologische und medizinische Grundlagen

BELTZ

Anschrift der Herausgeber:

Prof. Dr. Arnold Lohaus
Universität Bielefeld
Fakultät für Psychologie und Sportwissenschaft
Abteilung für Psychologie
Postfach 10 01 31
33501 Bielefeld
E-Mail: arnold.lohaus@uni-bielefeld.de

Prof. Dr. Nina Heinrichs
Universität Bielefeld
Fakultät für Psychologie und Sportwissenschaft
Abteilung für Psychologie
Postfach 10 01 31
33501 Bielefeld
E-Mail: nina.heinrichs@uni-bielefeld.de

Dieses Buch ist auch als E-Book erhältlich (ISBN 978-3-621-28062-4).

1. Auflage 2013

Programm PVU Psychologie Verlags Union
http://www.beltz.de

Lektorat: Andrea Schrameyer
Herstellung: Sonja Frank
Reihengestaltung: Federico Luci, Odenthal
Umschlagbild: Getty Images, München
Satz und Bindung: Beltz Bad Langensalza GmbH, Bad Langensalza
Druck: Beltz Druckpartner GmbH & Co. KG, Hemsbach

Printed in Germany

ISBN 978-3-621-27983-3

Inhaltsübersicht

Inhalt

Vorwort

Nach den Ergebnissen des repräsentativen Kinder- und Jugendsurveys haben 13.7 Prozent der Kinder und Jugendlichen im Alter zwischen 0 und 17 Jahren einen speziellen Versorgungsbedarf (Scheidt-Nave et al., 2007). Definitionskriterium war dabei, dass eine dauerhafte Behandlung über einen Zeitraum von mindestens zwölf Monaten stattgefunden hatte oder zu erwarten war. Mit 16 Prozent waren dabei Jungen insgesamt etwas häufiger betroffen als Mädchen (mit 11.4 %). Man kann also davon ausgehen, dass Störungen mit chronischem Charakter und damit verbundenem Behandlungsbedarf schon im Kindes- und Jugendalter weit verbreitet sind.

Gleichzeitig ist davon auszugehen, dass Erkrankungen und die damit verbundenen Behandlungen eine besondere Belastungssituation für Kinder und Jugendliche darstellen. Man muss sich dabei vorstellen, dass gerade jüngere Kinder die vielfach unangenehmen Geschehnisse nicht einordnen können und daher nicht selten in besonderem Maße darunter leiden. Auch wenn die Kinder älter werden, fehlt häufig noch ein Bewältigungsrepertoire, um mit solchen besonderen Belastungssituationen zurechtzukommen. Im Jugendalter ergeben sich vielfach neue Probleme, weil viele Jugendliche sich um Selbstständigkeit bemühen und dabei gleichzeitig durch Erkrankungen bleibende Abhängigkeiten erleben. Wegen der vielfältigen psychosozialen Probleme, die mit Erkrankungen im Kindes- und Jugendalter verbunden sind, lohnt sich die Auseinandersetzung mit dieser Thematik, um Unterstützungsbedarf erkennen und Unterstützungsmöglichkeiten anbieten zu können.

In diesem Buch werden die wichtigsten chronischen Erkrankungen des Kindes- und Jugendalters sowie die damit verbundenen psychosozialen Probleme vorgestellt. Bevor auf einzelne Krankheitsbilder eingegangen wird, erfolgt in einem Einführungskapitel zunächst ein allgemeiner Überblick zu den potentiellen psychosozialen Belastungen bei chronischen Erkrankungen im Kindes- und Jugendalter. Dieses Kapitel wurde vorangestellt, weil es viele allgemeine Belastungen gibt, die sich bei einer Vielzahl an Erkrankungen in ähnlicher Weise wiederfinden. Dies gibt den Autorinnen und Autoren der nachfolgenden krankheitsbezogenen Kapitel die Möglichkeit, sich auf die Besonderheiten ihres spezifischen Krankheitsbildes zu konzentrieren. Dadurch sollten unnötige Wiederholungen vermieden werden.

Die Darstellung der einzelnen Kapitel folgt einer einheitlichen Gliederung, um es dem Leser zu erleichtern, gegebenenfalls Querverbindungen über Krankheitsbilder hinweg zu ziehen. Das vorgesehene Raster stellt sich dabei wie folgt dar:

- Beschreibung der chronischen Erkrankungsform
- Annahmen zur Störungsgenese
- Epidemiologie
- Verlauf und Prognose
- Psychosoziale Belastungen, Entwicklungsrisiken und Entwicklungschancen

- Unterstützungsmöglichkeiten
- Fallbeispiel

Eine weitere Besonderheit dieses Buches ist darin zu sehen, dass sich nach Möglichkeit Autorenteams aus Ärzten und Psychologen gebildet haben, um sowohl die medizinischen als auch die psychologischen Dimensionen einer Erkrankung zu erfassen. Obwohl dies aus unterschiedlichen Gründen nicht durchgängig realisiert werden konnte, ist es doch in vielen Fällen gelungen, aus den unterschiedlichen Professionen zusammengesetzte Autorenteams zu gewinnen.

Wert gelegt wurde dabei auf eine allgemeinverständliche Darstellung, damit unterschiedliche Zielgruppen leicht einen Zugang zu der Thematik finden können. Ergänzend findet sich am Ende des Buches ein Glossar, um einige Fachtermini gesondert erläutern zu können. Für den Leser kann es gegebenenfalls sinnvoll sein, zunächst einen Blick auf das Glossar zu werfen, um vorab zu sehen, welche Begriffe dort erläutert sind.

Als wichtigste Zielgruppen sind zu nennen: Studierende der Psychologie und Medizin, in der praktischen Arbeit mit betroffenen Kindern und Jugendlichen Tätige (z. B. in Akut- und Rehakliniken, in psychotherapeutischen Einrichtungen oder in Beratungseinrichtungen) sowie betroffene Eltern und Selbsthilfegruppen.

Wir möchten uns in erster Linie bei den beteiligten Autorinnen und Autoren für ihre konstruktive und engagierte Mitarbeit an diesem Buchprojekt bedanken. Unser besonderer Dank gilt darüber hinaus dem Beltz Verlag und dort insbesondere Frau Andrea Schrameyer, die das Buchprojekt sehr engagiert als Lektorin betreut hat. Weiterhin möchten wir Frau Elisabeth Wolter danken, die sich um die Durchsicht der zitierten Literaturquellen gekümmert hat. Wir würden uns freuen, wenn das Buch vielfältige Anregungen liefern kann, um Kindern und Jugendlichen den Umgang mit ihrer jeweiligen chronischen Erkrankung zu erleichtern.

Bielefeld, im Sommer 2012

Arnold Lohaus
Nina Heinrichs

Literatur

Scheidt-Nave, C., Ellert, U., Thyen, U. & Schlaud, M. (2007). Prävalenz und Charakteristika von Kindern und Jugendlichen mit speziellem Versorgungsbedarf im Kinder- und Jugendgesundheitssurvey (KiGGS) in Deutschland. Bundesgesundheitsblatt – Gesundheitsforschung – Gesundheitsschutz, 50, 750–756.

1 Psychosoziale Belastungen bei chronischen Erkrankungen im Kindes- und Jugendalter

Arnold Lohaus • Nina Heinrichs

1.1 Chronische Erkrankungen im Kindes- und Jugendalter: Begriffsklärung und Epidemiologie

Begriffsklärung

Als chronische Erkrankungen werden Störungsbilder zusammengefasst, die über einen längeren Zeitraum bestehen bleiben und die schwer oder gar nicht heilbar sind. Abzugrenzen sind sie von akuten Erkrankungen, die in der Regel durch eine vergleichsweise kurze Erkrankungsdauer geprägt sind (wie beispielsweise grippale Infekte). Der Zeitraum, ab dem von einer chronischen Erkrankung gesprochen wird, variiert in der Literatur und reicht von etwa einem Monat bis zu einem Jahr (Warschburger, 2009). Bei einem Teil der chronisch erkrankten Kinder und Jugendlichen liegt gleichzeitig eine Behinderung vor, wobei dies nach § 2 SGB IX dann gilt, wenn »ihre körperliche Funktion, geistige Fähigkeit oder seelische Gesundheit mit hoher Wahrscheinlichkeit länger als sechs Monate von dem für das Lebensalter typischen Zustand abweichen und daher ihre Teilhabe am Leben in der Gesellschaft beeinträchtigt ist«. Charakteristisch für eine chronische Erkrankung ist, dass eine dauerhafte (bis hin zu lebenslange) Behandlungsnotwendigkeit besteht. Obwohl grundsätzlich auch psychische Störungen einen chronischen Charakter erhalten können, wird in diesem Buch ein Schwerpunkt auf physische Erkrankungen gesetzt, bei denen primär eine körperliche Verursachung angenommen wird.

Epidemiologie

Nach Warschburger (2009) sind gegenwärtig 23.7 Prozent aller Kinder und Jugendlichen von mindestens einer chronischen Erkrankung betroffen. In Tabelle 1.1 finden sich die Lebenszeitprävalenzen einiger wichtiger somatisch-chronischer Erkrankungen, die im Rahmen des Kinder- und Jugendgesundheitssurveys der Bundesrepublik Deutschland (»KiGGS-Studie«) erfasst wurden (Kamtsiuris et al., 2007). Über das Alter hinweg lässt sich dabei eine Zunahme chronischer Erkrankungen erkennen. Weiterhin findet sich ein allgemeiner Trend dahingehend, dass chronische Erkrankungen in den vergangenen Jahren zugenommen haben, während eine Reihe von Akuterkrankungen (wie beispielsweise Infektionskrankheiten) eher abgenommen haben (Newacheck & Halfon, 2000). Dies lässt sich durch die verbesserten Präventions- und auch Behandlungsmöglichkeiten insbesondere bei Infektionserkrankungen erklären. Andererseits spielen dabei auch veränderte Umgebungsbedingungen und verbesserte medizinische Diagnosemöglichkeiten eine Rolle.

Tabelle 1.1 Epidemiologie ausgewählter chronischer Erkrankungen (in %) nach der KiGGS-Studie (Kamtsiuris et al., 2007)

		Alter in Jahren				
Erkrankungsform	**Gesamt**	**0–2**	**3–6**	**7–10**	**11–13**	**14–17**
Obstruktive Bronchitis	13.3	12.3	16.3	14.6	12.2	11.2
Neurodermitis	13.2	8.7	13.3	15.1	14.8	12.9
Heuschnupfen	10.5	0.5	4.9	10.5	14.3	18.4
Skoliose/ Wirbelsäulen-deformation	5.2	0.8	1.5	3.3	6.5	11.1
Asthma bronchiale	4.7	0.5	2.7	4.7	7.0	7.0
Krampfanfälle/ Epilepsien	3.6	1.8	3.5	4.3	3.9	3.7
Herzkrankheit	2.8	3.4	2.7	2.3	2.8	2.9
Migräne	2.5	–	0.2	1.5	3.9	5.4
Blutarmut/Anämie	2.4	1.7	2.2	2.4	2.3	3.0
Schilddrüsen-erkrankung	1.6	0.3	0.4	0.9	2.0	3.6
Diabetes mellitus	0.1	0.1	0.1	0.2	0.2	0.2

Auch wenn die primäre Verursachung bei somatisch-chronischen Erkrankungen im physischen Bereich zu suchen ist, können sich vielfältige Folgen für die psychosoziale Entwicklung ergeben. Weiterhin können die psychosozialen Folgen Rückwirkungen auf den somatischen Krankheitsverlauf haben, indem sie zur Aufrechterhaltung oder Progredienz der Erkrankung beitragen. Die psychosozialen Folgen sollen im Folgenden im Mittelpunkt stehen, da sie sowohl den Krankheitsverlauf beeinflussen als auch unabhängig von der Erkrankung das psychosoziale Wohlbefinden mitbestimmen. Im Folgenden sollen daher zunächst Auswirkungen auf betroffene Kinder und Jugendliche dargestellt werden, bevor dann auf Möglichkeiten eingegangen wird, den Krankheitsverlauf und den Umgang mit einer Erkrankung (positiv) zu beeinflussen. Abschließend wird darauf hingewiesen, dass sich aus chronischen Erkrankungen im Kindes- und Jugendalter nicht nur Entwicklungsrisiken, sondern auch Entwicklungschancen ergeben können. In Abbildung 1.1 findet sich ein zusammenfassender Überblick zu diesem Kapitel, der die Struktur der Darstellung wiedergibt.

nischen Erkrankungen, die regelmäßige Kontrollen medizinischer Parameter oder spezifische medizinische Interventionen (z. B. Inhalationen) erfordern, ist beispielsweise darauf zu achten, dass der gewählte Beruf die dazu notwendigen Arbeitspausen zulässt. Ob und welcher Art Einschränkungen auftreten, die sich auf die Berufswahl auswirken, ist von der Art und dem Schweregrad der jeweiligen chronischen Erkrankung abhängig. Gegebenenfalls kann ein Schwerbehindertenausweis den Berufseinstieg erleichtern, da den Betroffenen hierbei vielfältige Unterstützungsmaßnahmen zustehen.

1.3 Auswirkungen auf das soziale Umfeld

1.3.1 Familie

Chronische Erkrankungen im Kindesalter betreffen das gesamte Familiensystem (Kazak, 1989). Wenn ein Kind als Teil des Systems chronisch krank wird, hat dies Auswirkungen auf alle anderen Teile der Familie. Die Folgen für gesunde Geschwisterkinder sind erst in den letzten Jahrzehnten in den Blick der Forschung gerückt (z. B. Tröster, 1999). Meist führt die Erkrankung zu erheblichen Änderungen im Familienrhythmus und in der Verteilung von Aufgaben innerhalb der Familie (z. B. dadurch, dass die Mutter zeitweise ihre Arbeit aufgibt und sich um die Versorgung des erkrankten Kindes kümmert). Dabei spielt für die Entwicklung des Familiensystems eine entscheidende Rolle, ob und wie gut jedes einzelne Familienmitglied die Erkrankung bewältigt und wie sehr es dabei die Familienressourcen nutzen kann.

Qualität der Beziehungen. Um die Erkrankung als gesamte Familie zu bewältigen, spielt zwar die Zusammensetzung der Familie eine Rolle, die Qualität der Beziehungen untereinander ist aber vermutlich wichtiger als die formale Zusammensetzung des Familiensystems. Betrachtet man die Familiendynamik aus entwicklungspsychopathologischer Sicht, so kann die chronische Erkrankung eines Kindes als Risikofaktor betrachtet werden. Auf der Ebene des familiären Systems kann es zu unterschiedlichen Reaktionen kommen. Die Familie kann verstärkt nach Halt untereinander suchen (erhöhter Zusammenhalt, familiäre Kohäsion), die Mitglieder können sich aber auch isolieren. Ebenso können Konflikte vermieden werden, zum Beispiel aus sozialer Rücksichtnahme auf das erkrankte Kind, dem potenzielle innerfamiliäre Spannungen nicht zugemutet werden sollen. Die unterschiedlichen Strategien sind für sich genommen nicht gut oder schlecht, sie können alle nützlich sein, solange Familienmitglieder flexibel auf neue Situationen reagieren, indem sie zwischen Bewältigungsstrategien wechseln können und nicht in einer gewählten Strategie verharren. Resilienzfaktoren in der Familie zur erfolgreichen Bewältigung der durch die Erkrankung entstehenden Belastungen können sein:

- die Fähigkeit der Familie, eine gemeinsame Problemsicht und Problemdefinition zu entwickeln,
- starke, tragfähige emotionale Bindungen innerhalb der Familie,
- ein optimistisches Selbstbild der Familie (»Wir schaffen das schon!«),

- bewährte Prinzipien zum Umgang mit Stressbelastungen,
- die Bereitschaft, die Krankheit außerhalb der Familie offenzulegen. Dies ermöglicht eine Auseinandersetzung mit der Erkrankung auch außerhalb der engeren Kernfamilie und könnte gerade für gesunde Geschwisterkinder von großer Relevanz sein, da es sie legitimiert, auf ein weiteres soziales Netz zurückzugreifen.

Eine sehr wichtige Frage ist demnach, welche Faktoren bestimmen, welchen Entwicklungsweg eine betroffene Familie gehen wird und welche Unterstützung hilfreich ist, damit sich die Familie als System resilient entwickeln kann und es nicht zu Beziehungsabbrüchen kommt. Zum Beispiel haben Long und Marsland (2011) festgestellt, dass in Selbstberichten zur familiären Funktionsfähigkeit keine dysfunktionalen Indikatoren auftreten. Die Rollenaufteilung ändert sich allerdings nicht selten: So übernehmen Mütter beispielsweise häufig die Versorgung des erkrankten Kindes und Väter – meist neben der Berufstätigkeit – die Hausarbeit sowie die Versorgung der Geschwister. Insofern könnte die gemeinsame Festlegung der Rollenverteilung und ihre erfolgreiche Ausübung ein wichtiger Faktor im Zusammenhang mit einer Resilienzentwicklung sein. In Einklang damit steht der Befund, dass die meisten Schwierigkeiten in der Zeit der Diagnosestellung auftreten und nach einem Jahr oft (wieder) »Normalität« eingekehrt ist.

1.3.2 Eltern

Auf der Skala der Schwere der psychosozialen Belastungsfaktoren bei Erwachsenen im DSM-III-R wird die Diagnose einer schweren chronischen Erkrankung des Kindes im Durchschnitt auf der Stufe 5 (mit der Stufe 6 als höchster Belastungsgrad) eingestuft. Der Tod eines Kindes bildet dabei den Anker mit der Stufe 6. Damit wird deutlich, dass schwerwiegendere Varianten chronischer Erkrankungen eines Kindes einen hochgradigen Belastungsfaktor für Eltern darstellen. Hierbei ist allerdings zu bedenken, dass nicht alle chronischen Erkrankungen des Kindesalters schwerwiegend sind, sondern die einzelnen Erkrankungsbilder erheblich variieren können. In einer Studie von Wiedebusch und Muthny (2009) gaben Eltern chronisch kranker Kinder eine moderate Beeinträchtigung ihrer Lebensqualität an, die sich vor allem in Bezug auf die eigene Selbstverwirklichung am stärksten und in Bezug auf die Zufriedenheit mit der familiären Situation am schwächsten bemerkbar machte. Die Einschränkung in der Lebensqualität war verbunden mit der subjektiv erlebten alltäglichen Beeinträchtigung des erkrankten Kindes ($r = -0.42$). Auch gaben Mütter stärkere Beeinträchtigungen an als Väter, insbesondere in den Lebensqualitätsbereichen »emotionale Belastung durch die Erkrankung des Kindes« und »Allgemeinbefinden«. Dies impliziert, dass Mütter in ihrem emotionalen Befinden stärker durch eine chronische Erkrankung eines Kindes berührt werden (oder dies zumindest deutlicher berichten) als Väter. Mütter geben entsprechend auch an, stärker von Sorgen über die Erkrankung geplagt zu werden.

Partnerschaft der Eltern. Ein zweiter wichtiger Bereich ist die Partnerschaft der Eltern: Viele Eltern widmen sich dem erkrankten Kind und allen anderen Aufgaben auf Kosten ihrer jeweiligen Rolle als Partner/in. Zwar führt die gemeinsame Erfahrung der chronischen Erkrankung und Bedrohung des Lebens des Kindes oft dazu, dass Eltern näher zusammenrücken (»closeness«, Long & Marsland, 2011) und sich gegenseitig unterstützen, aber es bleibt auf der anderen Seite wenig Zeit für andere partnerschaftliche Themen, die nicht direkt mit dem erkrankten Kind zu tun haben.

1.3.3 Geschwister

Wenn bei einem Kind eine chronische Erkrankung diagnostiziert wird, dann entsteht zunächst eine unklare bedrohliche Situation für das gesunde Geschwisterkind (insbesondere durch eine als meist plötzlich erlebte Veränderung des Alltags). Wenn sich dieser akute Zustand ändert (z. B. im Rahmen der Nachsorge), erkennen Geschwisterkinder von chronisch kranken Kindern, dass die ursprüngliche Familiensituation meist nicht mehr genauso wieder hergestellt werden kann. Damit kann einhergehen, dass Geschwisterkinder enttäuscht sind, dass keine Rückkehr zur vormals gelebten Normalität möglich ist, weil die krankheitsbedingten familiären Veränderungen zu einem dauerhaften Zustand werden.

Besier und Kollegen (2010) berichten von einem etwas mehr als zweifach erhöhten relativen Risiko von Geschwisterkindern chronisch kranker Kinder, emotionale oder Verhaltensprobleme im mindestens grenzwertigen Bereich zu zeigen. Über die letzten 20 Jahre wurde gefunden, dass

(1) dieses erhöhte Risiko wiederholt nachgewiesen werden konnte (s. a. Sharpe & Rossiter, 2002),
(2) auch positive Entwicklungen aus der Erfahrung eines erkrankten Geschwisterkindes hervorgehen können (Summers et al., 1994),
(3) die Art der Erkrankung möglicherweise eine Rolle spielt: Erkrankungen, die das alltägliche Miteinander einer Familie prägen, z. B. aufgrund medizinischer Behandlungsnotwendigkeiten, haben mehr Einfluss auf Geschwister als solche, die keine tägliche Behandlung erfordern (Sharpe & Rossiter, 2002),
(4) die Ergebnisse auch vom Informanten (Eltern oder Kind selbst) sowie der Art der Erhebung des Wohlbefindens der Geschwisterkinder (Fragebogen, Beobachtung) abhängen können.

Die Kinder selbst geben weniger negative Effekte der Erkrankung des Geschwisterkindes auf ihr eigenes Erleben an als die Eltern. So lag die mittlere Effektstärke für den Elternbericht bei $d = -0.23$ und für den Kindbericht bei $d = -0.13$. Beide waren signifikant verschieden von Null und implizieren eine im Mittel negative Auswirkung der chronischen Erkrankung auf das Geschwisterkind, allerdings auch mit einem bedeutsamen Unterschied im Ausmaß in Abhängigkeit davon, wen man befragt.

Neben der Erforschung des Risikos für eine Fehlentwicklung ist es ebenso wichtig, darauf zu achten, ob auch eine positive Entwicklung für Geschwister von chronisch kranken Kindern resultieren kann. Damit wird der Fokus auf Formen der Auswirkung einer chronischen Erkrankung auf die Geschwisterbeziehung gelegt. Nach Tröster (2001) kommen dabei Auswirkungen

- auf die Rollenbeziehung (älteres/jüngeres Geschwisterkind),
- das Ausmaß des Geschwisterkontaktes,
- die affektive Qualität der Geschwisterbeziehung und
- die Art des Spiel-/Interaktionsverhaltens

in Betracht. Bei chronisch kranken Kindern könnte man vermuten, dass eine asymmetrische Rollenbeziehung (gesundes Geschwisterkind übernimmt »ältere« Rolle unabhängig von dem tatsächlichen Lebensalter) entsteht, die umso deutlicher wird, je stärker die akute Notwendigkeit einer Versorgung und Pflege des erkrankten Kindes ist und je mehr das Geschwisterkind darin involviert ist. Das Ausmaß des Geschwisterkontaktes hängt von der Art der chronischen Erkrankung ab, wobei vor allem das Ausmaß der Funktionsbeeinträchtigung wichtig ist, da die Zeit, die für Untersuchungen und Behandlungen inner- und außerhalb der Familie aufgebracht werden muss, von der Interaktionszeit mit gesunden Geschwistern abgezogen werden muss. In der Regel findet sich keine negative Auswirkung einer chronischen Erkrankung auf die affektive Beziehungsqualität der Geschwister. Meist sind gesunde Geschwisterkinder eher bemüht, zugewandt und zuvorkommend gegenüber dem erkrankten Geschwisterkind zu sein, was insgesamt zu einer erhöhten prosozialen Orientierung bei nichtbetroffenen Geschwisterkindern beitragen kann. Dies zeigt sich auch im Spielverhalten der Kinder, indem sich Geschwister stärker an die Handlungsmöglichkeiten des erkrankten Geschwisterkindes anpassen. Damit zeigt sich zusammenfassend, dass eine ausschließliche Risikoperspektive für den Entwicklungsweg von gesunden Geschwisterkindern chronisch kranker Kinder nicht ausreicht, um ein ausgewogenes Abbild der Risiken und Chancen darzustellen.

1.4 Krankheitsmanagement im Kindes- und Jugendalter

Als Krankheitsmanagement werden die erforderlichen Maßnahmen zur Bewältigung einer chronischen Erkrankung zusammengefasst. Eine erfolgreiche Bewältigung hängt dabei einerseits von den gestellten Anforderungen und andererseits von dem vorhandenen Bewältigungspotential ab. Auf beide Aspekte soll im Folgenden eingegangen werden.

1.4.1 Allgemeine und spezifische Anforderungen bei chronischen Erkrankungen

Kinder und Jugendliche sind im Laufe ihrer Entwicklung mit einer Vielzahl von Entwicklungsaufgaben konfrontiert. Dazu gehört beispielsweise im Kindesalter der Eintritt in den Kindergarten oder die Schule. Im Jugendalter sind die Bewältigung der pubertätsbedingten Veränderungen, die Aufnahme intimer Partnerschaftsbeziehungen oder die Vorbereitung auf das Berufsleben zu nennen (s. Dreher & Dreher, 1985).

Bei Entwicklungsaufgaben handelt es sich um allgemeine Anforderungen, die sich jedem Kind bzw. jedem Jugendlichen zu bestimmten Zeitpunkten stellen. Unterschiede zwischen den Anforderungen, mit denen Kinder oder Jugendliche konfrontiert werden, können sich durch das Hinzutreten von kritischen Lebensereignissen ergeben. Dadurch ergeben sich zusätzliche Anforderungen, die möglicherweise zu einem verstärkten Belastungserleben führen. Chronische Erkrankungen können dementsprechend durch die hinzutretenden spezifischen Anforderungen zu einer besonderen Belastungssituation für Kinder und Jugendliche werden. Dies gilt insbesondere auch deshalb, weil sich die zusätzlichen Anforderungen bei vielen chronischen Erkrankungen über lange Zeiträume erstrecken. Aus der Stressforschung ist bekannt, dass vor allem immer wiederkehrende alltägliche Anforderungen (»daily hassles«) zu einem dauerhaften Stresserleben beitragen (Compas & Phares, 1991; Gunnar & Quevedo, 2007). Der wiederkehrende Charakter der alltäglichen Anforderungen bei vielen chronischen Erkrankungen kann daher mit einem erhöhten Belastungserleben verbunden sein.

1.4.2 Bewältigungspotential

Das Entstehen eines Stress- oder Belastungserlebens ist dann zu erwarten, wenn die Anforderungen, mit denen Kinder oder Jugendliche konfrontiert werden, ihr Bewältigungspotential übersteigen. Nach dem transaktionalen Stressmodell (Lazarus, 1966; Lazarus & Launier, 1981) spielen dabei zwei subjektive Bewertungsprozesse eine entscheidende Rolle. Es geht dabei
(a) um die subjektive Bewertung der Anforderungssituation und
(b) um die subjektive Bewertung des vorhandenen Bewältigungspotentials.
Wenn eine Situation als potentiell stresserzeugend bewertet wird (z. B. als Bedrohung wahrgenommen wird) und wenn gleichzeitig angenommen wird, dass die vorhandenen Bewältigungsmöglichkeiten unzureichend sind, kommt es zu einem Stress- oder Belastungserleben. Daraus folgt, dass eine positive Sicht auf die Erkrankung und die damit verbundenen Anforderungen hilfreich ist, um den Umgang mit einer chronischen Erkrankung zu erleichtern. Daraus folgt weiterhin, dass der Aufbau eines angemessenen Bewältigungspotentials zu einer Reduktion des Stress- und Belastungserlebens beitragen kann.

Individuelle und soziale Ressourcen

Individuelle Ressourcen. Betrachtet man das Bewältigungspotential differenzierter, so ist zwischen individuellen und sozialen Ressourcen zu unterscheiden. Unter den individuellen Ressourcen ist vor allem die situationsgerechte Verfügbarkeit von Bewältigungsstrategien zu nennen. Im transaktionalen Stressmodell wird zwischen einem emotionsorientierten und einem problemorientierten Coping unterschieden (Lazarus & Folkman, 1984). Als emotionsorientiertes Coping werden Bewältigungsstrategien zusammengefasst, die darauf abzielen, die emotionalen Reaktionen, die mit einer Anforderungssituation verbunden sind, zu verändern (z. B. durch Ablenkung oder durch den Einsatz von Entspannungstechniken). Das problemorientierte Coping ist dagegen unmittelbar auf die stresserzeugende Situation gerichtet (indem beispielsweise die medizinisch notwendigen Maßnahmen genau eingehalten werden, um eine Verschlechterung des Krankheitszustandes zu vermeiden). Zu den individuellen Ressourcen gehören neben dem vorhandenen Bewältigungspotential weiterhin individuelle Einstellungs- und Persönlichkeitsmerkmale, die ebenfalls die Krankheitsbewältigung unterstützen können (wie beispielsweise eine optimistische Grundhaltung, die den Umgang mit Problemsituationen erleichtert).

Soziale Ressourcen. Als soziale Ressourcen werden dagegen Unterstützungsressourcen aus der sozialen Umgebung eines Kindes oder Jugendlichen bezeichnet. Dazu gehört das Ausmaß sozialer Unterstützung, auf das Kinder und Jugendliche zurückgreifen können (sowohl innerhalb als auch außerhalb der Familie). Darunter lassen sich auch Ressourcen subsummieren, die indirekt Einfluss auf das Ausmaß vorhandener Unterstützungsressourcen nehmen (wie beispielsweise das Vorhandensein materieller Ressourcen, die es ermöglichen, mehr Betreuungszeit für ein Kind oder einen Jugendlichen zur Verfügung zu haben). Insgesamt ist ein breites Bewältigungspotential, das situationsgerecht zur Verfügung steht, als eine hilfreiche Basis bei der Krankheitsbewältigung anzusehen.

Das Bewältigungspotential kann als protektiver Faktor gesehen werden, der den Entwicklungsrisiken, die sich aus chronischen Erkrankungen ergeben können, entgegenwirkt. Als Schutzfaktoren gelten solche Faktoren, die die Wirkung von Risikofaktoren abmildern können. Sie wirken dabei im Sinne eines Puffereffekts und verhindern die negativen Folgen eines Entwicklungsrisikos (Heinrichs & Lohaus, 2011). Eine besondere Bedeutung kann dabei der Resilienz eines Kindes oder Jugendlichen in der Konfrontation mit chronischen Erkrankungen zugesprochen werden. Damit ist gemeint, dass es Kindern und Jugendlichen gelingen kann, trotz aversiver Bedingungen Ereignisse und Erfahrungen erfolgreich zu bewältigen und sie unbeschadet zu überstehen (Holtmann & Schmidt, 2004). Das Vorhandensein einer Resilienz ist damit ein bedeutsamer protektiver Faktor, der gegebenenfalls die Anpassung an eine Erkrankungssituation verbessern kann. Da eine spontane Resilienz jedoch vergleichsweise selten auftritt, sind in der Regel besondere Maßnahmen erforderlich, um Kindern und Jugendlichen die psychosoziale Anpassung an eine chronische Erkrankung zu erleichtern.

1.4.3 Therapiemitarbeit

Eine wichtige Rolle bei der Krankheitsbewältigung kommt der Therapiemitarbeit (bzw. Patientencompliance) zu. Obwohl sie sicherlich auch als eine spezifische Maßnahme des problemorientierten Copings aufgefasst werden könnte, soll sie wegen ihrer Bedeutung hier noch einmal speziell aufgegriffen werden. Mit Therapiemitarbeit ist die Bereitschaft eines Patienten (und seines sozialen Umfelds) gemeint, an der Bewältigung einer Erkrankung aktiv mitzuarbeiten. Im engeren Sinn bedeutet dies, dass die ärztlich angeordneten Maßnahmen zur Krankheitsbewältigung eingehalten werden. Im weiteren Sinn kann dies darüber hinaus bedeuten, dass darüber hinausweisende Maßnahmen zur Krankheitsbewältigung ergriffen werden (wie Einholen von Informationen über die vorliegende Erkrankung, Teilnahme an Selbsthilfegruppen etc.). Im Kindesalter hat das soziale Umfeld einen entscheidenden Anteil an der Compliance eines erkrankten Kindes. Ein Kind benötigt in der Regel Erinnerungen an die Maßnahmendurchführung (z. B. an die Zeitpunkte einer Medikamenteneinnahme) und vielfach auch Unterstützung bei der Maßnahmendurchführung. Ein besonderes Problem ergibt sich bei der Therapiemitarbeit im Übergang zum Jugendalter. Im Jugendalter bekommt das Streben nach Selbstständigkeit und Unabhängigkeit einen hohen Stellenwert, wobei mit einer chronischen Erkrankung verbundene Abhängigkeiten (von Medikamenten, von sozialer Unterstützung etc.) diesem Streben entgegenstehen. Gerade im Jugendalter kommt es daher nicht selten zu einem Nachlassen der Compliance. Es ist daher wichtig, dem betroffenen Jugendlichen – soweit wie möglich – rechtzeitig die Verantwortung für die Therapiemitarbeit zu übergeben. Hierfür ist auch ein tragfähiger Kontakt zum Kinderarzt wichtig. Der eigenverantwortliche Umgang mit einer chronischen Erkrankung lässt sich am ehesten mit dem Streben nach Unabhängigkeit in Einklang bringen.

1.5 Unterstützungsmöglichkeiten bei chronischen Erkrankungen im Kindes- und Jugendalter

1.5.1 Unterstützung durch das soziale Umfeld

Eine familiendynamische Betrachtungsweise chronischer Erkrankungen im Kindesalter beinhaltet nicht notwendigerweise auch eine Familientherapie als beste Interventionsmöglichkeit. Insgesamt gibt es relativ wenig ausgearbeitete und vor allem wissenschaftlich evaluierte Konzepte zur Unterstützung von Familien mit chronisch erkrankten Kindern. Man könnte mit betroffenen Eltern, dem betroffenen Kind oder gesunden Geschwisterkindern arbeiten, man könnte ein Einzelsetting, ein dyadisches Setting oder ein Familiensetting wählen. Darüber hinaus lassen sich Unterstützungsmaßnahmen hinsichtlich ihrer Intensität unterscheiden, angefangen mit Patientenaufklärung (als am wenigsten intensive Maßnahme) bis hin zur psychotherapeutischen Unterstützung eines betroffenen Kindes bzw. der ganzen Familie (als intensivste Maßnahme). Die Intensität steht im umgekehrten Verhältnis zu der Anzahl der Familien, die diese Maßnahme benötigen: Die Patientenaufklärung ist für alle betroffenen Familien erforderlich, die psychotherapeutische Unterstützung benötigt hingegen nur ein kleiner Teil aller betroffenen Familien.

1.5.2 Patientenaufklärung, Patientenberatung und Patientenschulung

Patientenaufklärung, -beratung und -schulung ist inzwischen eine Standardmaßnahme bei allen chronischen Erkrankungen des Kindesalters. Es gibt zum Beispiel edukative Programme für Neurodermitis, Krebserkrankungen oder Asthma. Wenn man betroffene Kinder selbst befragt, geben diese meistens an, dass sie sich darüber hinaus wünschen, dass es eine bessere Zusammenarbeit z. B. zwischen dem Krankenhaus und der Schule geben würde, sodass beispielsweise die Schulklasse nach der Stellung der Diagnose schon über die chronische Erkrankung informiert wurde, wenn das Kind in die Klasse zurückkehrt (Gannoni & Shute, 2009). Hierfür ist ein guter Kontakt zwischen Klinikschule und Heimatschule wichtig.

1.5.3 Psychotherapeutische Unterstützung

Eine psychotherapeutische Unterstützung beinhaltet eine Konzeptualisierung der psychischen Erkrankung eines Kindes im Rahmen der chronischen Erkrankung. Diese kann innerhalb jedes anerkannten psychotherapeutischen Verfahrens zur Behandlung von psychischen Störungen bei Kindern erfolgen (systemische Therapie oder Verhaltenstherapie). Auch hypnotherapeutische Techniken sind wissenschaftlich anerkannt in der erfolgreichen Behandlung von psychischen Störungen im Rahmen von chronischen Erkrankungen.

1.5.4 Psychosoziale Interventionen und ihre Wirksamkeit

Häufig werden Unterstützungsmaßnahmen für chronische kranke Kinder und ihre Familien unter dem Begriff der psychosozialen Unterstützung zusammengefasst. Die Leitlinien der Arbeitsgemeinschaft der Wissenschaftlichen Medizinischen Fachgesellschaften (AWMF) für Pädiatrische Onkologie und Hämatologie sehen z. B. die Familie als wesentliche Unterstützungsquelle für die Patienten bei der Krankheitsbewältigung und bei der Behandlung onkologischer und hämatologischer Erkrankungen des Kindes (http://leitlinien.net/ AWMF Reg.-Nr.025/002). Gemäß dieser Leitlinie sollten psychosoziale Interventionen auf die Stärkung und Erhaltung der elterlichen und familiären Kompetenz zur sozialen und emotionalen Versorgung des Patienten abzielen. Angehörige (Eltern und Geschwister) sollen darin unterstützt werden, die jeweiligen Lebensumstände der Krankheitssituation anzupassen und die damit verbundenen Belastungen aktiv und eigenverantwortlich zu bewältigen.

! Wichtig ist, dass Eltern

- offen und ehrlich sind, wenn sie Fragen beantworten,
- eine Überforderung von Geschwisterkindern vermeiden (z. B. indem sie die Verantwortung der gesunden Geschwisterkinder eingrenzen bzw. dem Geschwisterkind die Freiheit lassen, die es für ein gesundes Großwerden benötigt),
- die sich aus der chronischen Erkrankung möglicherweise ergebenden Behinderungen akzeptieren,
- explizit auch (wertvolle) Zeit mit den gesunden Geschwisterkindern verbringen,

- Kontakte zu Gleichaltrigen, vor allem Freunden des erkrankten Kindes, fördern,
- die Unabhängigkeit des chronisch kranken Kindes in dem Rahmen fördern, in dem die Erkrankung dies zulässt und
- eine Normalität im Familienalltag zu leben versuchen, die vorhersagbare Routinen und Rituale für alle Beteiligten beinhaltet.

Interventionen zur Verbesserung von Wissen, Verständnis und Kommunikation über die Erkrankung (z. B. Elterngespräche, Gruppenangebote zur Information und Orientierungshilfe für Eltern krebserkrankter Kinder und Jugendlicher) oder Interventionen zur emotionalen und sozialen Unterstützung betroffener Angehöriger (Eltern, Geschwister) sind laut der Leitlinien der AWMF nicht ausreichend evidenzbasiert. Es gibt lediglich einen expertenbasierten Konsens, dass psychosoziale Interventionen mit dem Ziel der Unterstützung von Eltern krebskranker Kinder und Jugendlicher bei der Verarbeitung komplexer Informationen in der Praxis wirksam sein können. Dies liegt sowohl an der begrenzten Anzahl empirischer Studien zu solchen Interventionen als auch an den mit den Studien teilweise einhergehenden erheblichen methodischen Mängeln zur Feststellung von Wirksamkeit.

Zusammenfassend ist festzuhalten, dass es auf der einen Seite eine Reihe möglicher Interventionen gibt, um Familien, in denen ein Kind chronisch krank ist, zu unterstützen. Diese sollten sich an dem Erkrankungstyp und seinen psychischen, sozialen und kognitiven Folgen für das Kind und seine Familie orientieren. Auf der anderen Seite zeigen Studien auch deutlich, dass viele Familien nach einem natürlichen Adaptationsprozess sehr gut alleine zurechtkommen und dass es daher günstig sein kann, sich zurückzuhalten und der Familie die Chance auf eine eigenständige Bewältigung der Erfordernisse zu geben. Eine reflexartige Einnahme einer Problemperspektive ist aus dieser Sicht sicher nicht empfehlenswert. Es gilt im Einzelfall zu prüfen, ob und gegebenenfalls welche Intervention indiziert sein könnte.

1.6 Entwicklungschancen durch chronische Erkrankungen im Kindes- und Jugendalter

Auch wenn chronische Erkrankungen mit vielfältigen Anforderungen und Belastungen für alle Beteiligten verbunden sind, bieten sie gleichzeitig auch Entwicklungschancen. Besonders hervorzuheben sind
(1) der Aufbau eines erweiterten Bewältigungsrepertoires,
(2) die Intensivierung sozialer Beziehungen und
(3) der Aufbau neuer Lebensperspektiven.
Mit dem Aufbau eines erweiterten Bewältigungsrepertoires ist gemeint, dass ein angemessenes Bewältigungsverhalten vielfach erst im Umgang mit Anforderungen gelernt wird. Wem es gelingt, die vielfältigen Anforderungen, die mit chronischen Erkrankungen verbunden sind, erfolgreich zu meistern, dem wird es auch leichter

gelingen, mit anderen schwierigen Lebenssituationen umzugehen. Es verwundert daher nicht, dass chronische Erkrankungen nicht notwendigerweise mit einem verringerten Selbstwertgefühl assoziiert sind (Hoepner-Stamos, 1999). Dazu trägt auch bei, dass chronische Erkrankungen nicht selten mit einer Intensivierung sozialer Beziehungen verbunden sind. Dies folgt einerseits aus der erhöhten sozialen und emotionalen Unterstützung für das betroffene Kind bzw. den betroffenen Jugendlichen, andererseits jedoch auch aus dem stärkeren Verbundenheitsgefühl, das häufig in der Familie bzw. dem engeren sozialen Netzwerk entsteht. Nicht zuletzt können aus einer chronischen Erkrankung neue Lebensperspektiven entstehen, die dem bisherigen Leben eine neue Richtung geben können. So können chronisch kranke Kinder oft schon sehr früh unterscheiden, was wirklich wichtig bzw. eher unwichtig in ihrem Leben ist und auf diese Weise »reife Prioritäten« setzen.

Literatur

Besier, T., Hölling, H., Schlack, R., West, C. & Goldbeck, L. (2010). Impact of a family-oriented rehabilitation programme on behavioural and emotional problems in healthy siblings of chronically ill children. Child: Care, Health and Development, 36, 686–695.

Compas, B.E. & Phares, V. (1991). Stress during childhood and adolescence: Sources of risk and vulnerability. In E.M. Cummings, A.L. Greene & K.H. Karraker (Eds.), Life-span developmental psychology. Perspectives on stress and coping (pp. 111–129). Hillsdale, NJ: Erlbaum.

Cooper, H., Nye, B., Charlton, K., Lindsay, J. & Greathouse, S. (1996). The effects of summer vacation on achievement test scores: A narrative and meta-analytic review. Review of Educational Research, 66, 227–268.

Dreher, E. & Dreher, M. (1985). Entwicklungsaufgaben im Jugendalter: Bedeutsamkeit und Bewältigungskonzepte. In D. Liepmann & A. Stiksrud (Hrsg.), Entwicklungsaufgaben und Bewältigungsprobleme in der Adoleszenz (S. 56–70). Göttingen: Hogrefe.

Gannoni, A.F. & Shute, R.H. (2009). Parental and child perspectives on adaptation to childhood chronic illness: A qualitative study. Clinical Child Psychology and Psychiatry, 15, 39–53.

Gunnar, M. & Quevedo, K. (2007). The neurobiology of stress and development. Annual Review of Psychology, 58, 145–173.

Heinrichs, N. & Lohaus, A. (2011). Klinische Entwicklungspsychologie kompakt. Weinheim: Beltz.

Hoepner-Stamos, F. (1999). Chronische Erkrankungen im Jugendalter. Weinheim: Juventa.

Holtmann, M. & Schmidt, M.H. (2004). Resilienz im Kindes- und Jugendalter. Kindheit und Entwicklung, 13, 195–200.

Kamtsiuris, P., Atzpodien, K., Ellert, U., Schlack, R. & Schlaud, M. (2007). Prävalenz von somatischen Erkrankungen von Kindern und Jugendlichen in Deutschland. Ergebnisse des Kinder- und Jugendsurveys (KiGGS). Bundesgesundheitsblatt – Gesundheitsforschung – Gesundheitsschutz, 50, 686–700.

Kazak, A. (1989). Families of chronically ill children: a systems and social-ecological model of adaptation and challenge. Journal of Consulting and Clinical Psychology, 57, 25–30.

Lange, J.-M. (1996). Kinder und Jugendliche mit chronischen Erkrankungen in der Schule – Grundsätzliche Überlegungen zum Umgang mit betroffenen Schülerinnen und Schülern. In G.M. Schmitt, E. Kammerer & E. Harms (Hrsg.), Kindheit und Jugend mit chronischer Erkrankung (S. 31–38). Göttingen: Hogrefe.

Lavigne, J. & Faier-Routman, J. (1992). Psychological adjustment to pediatric physical disorders: A meta-analytic review. Journal of Pediatric Psychology, 17, 133–157.

Lazarus, R.S. (1966). Psychological stress and the coping process. New York: McGraw Hill.

Lazarus, R.S. & Folkman, S. (1984). Stress, appraisal, and coping. New York: Springer.

Lazarus, R.S. & Launier, R. (1981). Stressbezogene Transaktionen zwischen Person und Umwelt. In J.R. Nitsch (Hrsg.), Stress: Theorien, Untersuchungen, Maßnahmen (S. 213–260). Bern: Huber.

Lehmkuhl, U. (2008). Chronische körperliche Erkrankungen. In H. Remschmidt, F. Mattejat & A. Warnke (Hrsg.), Therapie psychischer Störungen bei Kindern und Jugendlichen (S. 399–402). Stuttgart: Thieme.

Lohaus, A. & Ball, J. (2006). Gesundheit und Krankheit aus der Sicht von Kindern (2. Aufl.). Göttingen: Hogrefe.

Long, K.A. & Marsland, A.L. (2011). Family Adjustment to Childhood Cancer: A Systematic Review. Clinical Child and Family Psychology Review, 14, 57–88.

Newacheck, P.W. & Halfon, N. (2000). Prevalence, impact, and trends in childhood disability due to asthma. Archives of Pediatrics and Adolescent Medicine, 154, 287–293.

Noll, R.B. & Kupst, M.J. (2007). Commentary: The psychological impact of pediatric cancer hardiness, the exception or the rule? Journal of Pediatric Psychology, 32, 1089–1098.

Pfeffer, P.E., Pfeffer, J.M. & Hodson, M.E. (2003). The psychological and psychiatric side of cystic fibrosis in adolescents and adults. Journal of Cystic Fibrosis, 2, 61–68.

Sharpe, D. & Rossiter, L. (2002). Siblings of children with a chronic illness: A meta-analysis. Journal of Pediatric Psychology, 27, 689–710.

Summers, C.R., White, K.R. & Summers, M. (1994). Siblings of children with a disability: A review and analysis of empirical literature. Journal of Social Behavior and Personality, 9, 169–184.

Tröster, H. (1999). Sind Geschwister behinderter oder chronisch kranker Kinder in ihrer Entwicklung gefährdet? Ein Überblick über den Stand der Forschung. Zeitschrift für Klinische Psychologie, 28, 160–176.

Tröster, H. (2001). Die Beziehung zwischen behinderten und nichtbehinderten Geschwistern. Ein Überblick über den Forschungsstand. Zeitschrift für Entwicklungspsychologie und Pädagogische Psychologie, 33, 2–19.

von Hagen, C. & Schwarz, H.P. (2009). Einführung. In C. von Hagen & H.P. Schwarz (Hrsg.), Psychische Entwicklung bei chronischer Erkrankung im Kindes- und Jugendalter (S. 15–23). Stuttgart: Kohlhammer.

Wiedebusch, S. & Muthny, F.A. (2009). Eltern von chronisch kranken Kindern. Lebensqualität, psychosoziale Belastungen und Bedürfnisse. Monatsschrift für Kinderheilkunde, 157, 903–910.

Warschburger, P. (2009). Belastungserleben und Bewältigungsanforderungen. In C. von Hagen & H.P. Schwarz (Hrsg.), Psychische Entwicklung bei chronischer Erkrankung im Kindes- und Jugendalter (S. 27–38). Stuttgart: Kohlhammer.

Warschburger (2000). Chronisch kranke Kinder und Jugendliche. Göttingen: Hogrefe.

Wittchen, H.-U., Saß, H., Zaudig, M. & Köhler, K. (Hrsg.) (1989). Diagnostisches und Statistisches Manual für psychische Störungen DSM-III-R. Weinheim: Beltz.

2 Diabetes mellitus (Typ 1)

Silvia Wiedebusch • Ralph Ziegler

2.1 Beschreibung der chronischen Erkrankungsform

Der Typ-1-Diabetes ist die häufigste Stoffwechselerkrankung bei Kindern. Aufgrund eines absoluten Insulinmangels besteht ein gestörter Glukosehaushalt, somit ist eine ausreichende Energieversorgung des Körpers nicht mehr gewährleistet. Die Erkrankung erfordert eine lebenslange Insulintherapie, bei der mehrmals täglich subkutan (in das Gewebe unter der Haut) verschiedene Insuline verabreicht werden müssen, wobei die Dosis auf die Nahrungsaufnahme und den aktuellen Blutzuckerwert abzustimmen ist (Holterhus et al., 2009). Die Umsetzung der Insulintherapie im Alltag erfordert von den betroffenen Kindern, Jugendlichen und ihren Eltern umfangreiche Kenntnisse und therapeutische Fertigkeiten, die in Schulungsprogrammen vermittelt werden. Durch die Insulintherapie soll eine möglichst normnahe Blutzuckereinstellung (glykämische Kontrolle) erreicht werden, um Folgeerkrankungen zu vermeiden. Während im Erwachsenenalter am häufigsten der Typ-2-Diabetes vorliegt, bei dem ein relativer Insulinmangel besteht, ist im Kindes- und Jugendalter die weitaus größte Anzahl der Patienten an einem Typ-1-Diabetes mit absolutem Insulinmangel erkrankt. Der Typ-2-Diabetes mellitus im Kindes- und Jugendalter ist in Deutschland zur Zeit noch eine sehr seltene Erkrankung; weniger als 2 Prozent der Jugendlichen mit Diabetes sind von diesem Typ betroffen.

2.2 Annahmen zur Störungsgenese

Ätiopathogenetisch liegt bei dieser Autoimmunerkrankung eine Zerstörung der insulinproduzierenden Beta-Zellen im Pankreas vor, die in einem längeren Prozess zu einem absoluten Insulinmangel führt (Neu et al., 2011). Die Auslöser des Autoimmunprozesses sind derzeit noch nicht bekannt. Um das körpereigene Insulin zu ersetzen, ist eine dauerhafte Insulintherapie erforderlich, mit der die physiologische Insulinsekretion nachgeahmt wird.

2.3 Epidemiologie

In Deutschland sind ca. 27.000 Kinder und Jugendliche bis 15 Jahre an einem Typ-1-Diabetes erkrankt (Rosenbauer et al., 2002). Die Inzidenz dieser Erkrankung nimmt jährlich um etwa 3 bis 5 Prozent zu; vor allem in der Altersgruppe der bis 4-jährigen Kinder sind die Zuwachsraten hoch (Patterson et al., 2009). Bis zum Jahr

2020 wird in Europa eine Verdoppelung der Neuerkrankungsrate des Typ-1-Diabetes im Kindes- und Jugendalter prognostiziert.

2.4 Verlauf und Prognose

Durch regelmäßige Insulingaben kann der bei Typ-1-Diabetes bestehende Insulinmangel gut ausgeglichen werden, sodass eine nahezu uneingeschränkte Teilhabe der Kinder und Jugendlichen an altersentsprechenden Aktivitäten, ein regelhafter Schulbesuch sowie insgesamt eine normale körperliche und psychosoziale Entwicklung möglich sind. Dennoch kann es im Therapieverlauf zu akuten Komplikationen wie Hypoglykämien (zu niedrige Blutzuckerwerte) und Hyperglykämien (zu hohe Blutzuckerwerte) und Folgeerkrankungen kommen.

- **Hypoglykämien** sind die häufigsten akuten Komplikationen. Sie treten auf, wenn für die aufgenommenen Kohlenhydrate zu viel Insulin verabreicht wurde. Leichte Hypoglykämien, die symptomlos oder mit Unwohlsein verlaufen, können behoben werden, indem die Kinder kohlenhydrathaltige Nahrung zu sich nehmen, die zu einem schnellen Anstieg des Blutzuckerspiegels führt (z. B. Traubenzucker). Von schweren Hypoglykämien spricht man, wenn es bei den Kindern aufgrund des zu niedrigen Blutzuckerspiegels bereits zu einer Bewusstseinseinschränkung gekommen und Fremdhilfe erforderlich ist.
- **Hyperglykämien** treten auf, wenn für die aufgenommenen Kohlenhydrate zu wenig Insulin verabreicht wurde. Wird dieses Missverhältnis über längere Zeit nicht durch eine bedarfsgerechte Insulingabe behoben, kann es bei sehr hohen Blutzuckerwerten zu einer schweren Stoffwechselentgleisung (Ketoazidose) kommen, die symptomatisch beispielsweise mit Übelkeit, Erbrechen und Schläfrigkeit bis hin zum Bewusstseinsverlust einhergehen kann. Dieser potentiell lebensbedrohliche Zustand erfordert häufig eine stationäre Behandlung. Eine diabetische Ketoazidose tritt bei weniger als 5 Prozent der Kinder und Jugendlichen auf.
- Als **Folgeerkrankungen** können sich nach langer Diabetesdauer Schädigungen an den kleinen und großen Gefäßen entwickeln, die zu Augenveränderungen (Retinopathie) und Nierenveränderungen (Nephropathie) führen. Des Weiteren können langfristig Veränderungen der Sensibilität (Neuropathie), vor allem an den Extremitäten, auftreten. Selten treten diese Folgeerkrankungen bereits im Jugendalter auf.

2.5 Psychosoziale Belastungen, Entwicklungsrisiken und Entwicklungschancen

Kinder und Jugendliche mit Typ-1-Diabetes sowie ihre Eltern erleben vielfältige psychosoziale Krankheitsbelastungen (vgl. Wiedebusch et al., 2008), die im Entwicklungsverlauf des Kindes variieren (Anderson, 2009) und von denen im Folgenden die wichtigsten aufgeführt werden.

Belastungen der Kinder und Jugendlichen

Therapiemitarbeit und familiäre Konflikte. Von Kindern und Jugendlichen mit Typ-1-Diabetes wird eine lebenslange Therapiemitarbeit gefordert, deren Umsetzung eine hohe Therapiemotivation voraussetzt, die häufig – vor allem in der Adoleszenz – nicht aufrechterhalten werden kann. Die Langzeitblutzuckerwerte, die die Güte der Stoffwechseleinstellung anzeigen (HbA1c-Werte), liegen bei Jugendlichen mit Typ-1-Diabetes relativ zu anderen Altersabschnitten am ungünstigsten (Gerstl et al., 2008). In der Altersgruppe der 13- bis 18-Jährigen erreichen lediglich 45 Prozent einen adäquaten HbA1c-Wert und dies ist nach Einschätzungen der Diabetesteams nur zu einem geringeren Teil in Wissensdefiziten oder mangelnden therapeutischen Fertigkeiten begründet, sondern liegt vor allem an der mangelnden Unterstützung durch Familienangehörige und Freunde (Peyrot et al., 2009). Hindernisse, die bei Jugendlichen zu einer ungünstigen Stoffwechseleinstellung führen, sind nach einem Review von Borus und Laffel (2010) intrapersonelle Konflikte, familiäre Konflikte, der soziale Druck der Peergroup sowie die relative Insulinresistenz durch physiologische Veränderungen in der Pubertät. In der Adoleszenz kommt es häufig zu einem sprunghaften Anstieg der familiären Auseinandersetzungen über die Diabetestherapie, die sowohl von den Jugendlichen als auch von ihren Eltern als belastend erlebt werden. Ivey et al. (2009) filmten Gesprächssequenzen zwischen 11- bis 15-jährigen Jugendlichen und ihren Eltern über die Diabetestherapie und stellten fest, dass es darin hauptsächlich um die Themen Angst, Vertrauensverlust, Frustration und gegenseitige Vorwürfe ging.

Beeinträchtigungen der Lebensqualität. Kinder und Jugendliche mit Typ-1-Diabetes geben durchschnittlich eine mit gesunden Gleichaltrigen vergleichbare allgemeine Lebensqualität an (Hanberger et al., 2009); dennoch fühlt sich über die Hälfte der Betroffenen durch die Erkrankung eingeschränkt (McMillan et al. 2004). Es wird daher empfohlen, beim Screening der Lebensqualität sowohl allgemeine als auch diabetesspezifische Instrumente einzusetzen (de Wit & Snoek, 2008). Familiäre Parameter haben auf die Lebensqualität einen größeren Einfluss als klinische Parameter. So sind Beeinträchtigungen der Lebensqualität vor allem dann zu erwarten, wenn die Diabetestherapie zu ausgeprägten familiären Konflikten führt; allerdings auch, wenn eine ungünstige Stoffwechseleinstellung vorliegt. Eine Insulinpumpentherapie (s. unten) wirkt sich positiv auf die Zufriedenheit mit der Diabetestherapie und die Flexibilität im Alltag aus und erhöht die familiäre Lebensqualität (Wilson, 2008). Schließlich ist zu beachten, dass eine höhere Lebensqualität von Kindern mit Typ-1-Diabetes mit einer höheren Lebenszufriedenheit ihrer Eltern korreliert (Weyhreter et al., 2005).

Belastungen der Eltern

Diagnoseschock und »chronic sorrow«. Die Diagnose eines Typ-1-Diabetes bei Kindern oder Jugendlichen erfordert eine sofortige und weitreichende Umstellung alltäglicher familiärer Abläufe. Bei den Eltern wurde ein erhöhtes Auftreten von Belastungsstörungen durch den Diagnoseschock als akuter Stressor und die alltäglichen Behandlungsanforderungen als chronische Stressoren beobachtet (Landolt et al., 2002). In ca. 70 Prozent der Familien von Kindern mit Typ-1-Diabetes zeigte mindestens ein Elternteil zwei Wochen nach der Diagnosestellung einzelne Symptome einer Posttraumatischen Belastungsstörung (PTBS); 24 Prozent der Mütter und 22 Prozent der Väter erfüllten die Diagnosekriterien für eine PTBS nach DSM-IV. Besonders in den ersten sechs Monaten nach der Diagnosestellung fühlten sich die Mütter inkompetent in Bezug auf die Therapiedurchführung, sozial isoliert und litten an Schlafentzug (Sullivan-Bolyai et al., 2003). Im Langzeitverlauf berichten Eltern von Kindern mit Typ-1-Diabetes häufig von »chronic sorrow«, also anhaltenden oder wiederkehrenden Sorgen um die Entwicklung ihres Kindes sowie einer anhaltenden oder wiederkehrenden Trauerreaktion (Lowes & Lyne, 2000). Über die Hälfte der Eltern gibt an, dass die Erkrankung ihres Kindes sie meistens traurig stimmt, selbst wenn die Diagnosestellung schon längere Zeit zurückliegt, und über 40 Prozent der Eltern machen sich große Sorgen darum, ob ihr Kind langfristig mit dieser Erkrankung ein normales Leben führen kann (Ziegler et al., 2007).

Stressbelastung. Über Jahre hinweg die Verantwortung für die tägliche Therapiedurchführung zu übernehmen, ist ein erheblicher Stressfaktor für die Eltern, der in den meisten Familien aufgrund traditioneller Rollenverteilungen zu einer deutlichen Mehrbelastung der Mütter führt. Im Durchschnitt beteiligen sich Väter chronisch kranker Kinder an weniger als der Hälfte der anstehenden Therapieaufgaben (Wysocki & Gavin, 2004), wobei insbesondere eine Zurückhaltung bei der Durchführung invasiver Prozeduren auffällt. Entsprechend ist auch die Anzahl der Väter von Kindern mit Typ-1-Diabetes, die Blutzuckermessungen oder Insulininjektionen übernehmen, gering (Kiess et al., 2001). Mütter jüngerer Kinder geben als größte Belastung häufig die erforderliche, kontinuierliche Beobachtung ihres Kindes an, die eine deutliche Einschränkung ihres persönlichen Freiraumes nach sich zieht (Sullivan-Bolyai et al., 2003). Bei Müttern, die unter 4-jährige Kinder mit Typ-1-Diabetes betreuen, führt diese Daueraufmerksamkeit häufig zu körperlichen und psychischen Problemen. Hervorzuheben ist bei der Betreuung jüngerer Kinder auch der Stress in Essenssituationen, der ausgeprägter ist als bei Eltern gesunder Kinder. Wenn den Eltern die Bewältigung der Alltagsbelastungen nicht gelingt, wirkt sich dies negativ auf ihr eigenes sowie das Wohlbefinden ihres Kindes aus. So berichtete bei Whittemore et al. (2003) fast ein Drittel der Eltern von einer depressiven Befindlichkeit. Das Auftreten psychischer Symptome ist mit einem erhöhten Stresserleben der Eltern verbunden (Streisand et al., 2008) und geht mit häufigeren internalisierenden und externalisierenden Verhaltensproblemen ihrer Kinder einher (Lewin et al., 2005).

Einschränkungen der Berufstätigkeit. Mütter von Kindern mit Typ-1-Diabetes sind aufgrund ihrer Verantwortung für die Therapiedurchführung seltener berufstätig als Mütter gesunder Kinder. Zahlen aus einer multizentrischen Studie belegen, dass knapp ein Drittel der Mütter von Kindern mit Typ-1-Diabetes ihre berufliche Tätigkeit einschränken oder aufgeben; bei Müttern von Vorschulkindern liegt dieser Anteil noch höher (Lange et al., 2004). Ein Hauptgrund für die Unvereinbarkeit von Berufstätigkeit und der Betreuung eines (Klein-)Kindes mit Diabetes ist darin zu sehen, dass viele Eltern von Schwierigkeiten berichteten, eine Fremdbetreuung zu finden, die eine kompetente und zuverlässige Therapiedurchführung gewährleisten kann (Sullivan-

Bolyai et al., 2003). Dies gilt im Übrigen auch für die Fremdbetreuung des Kindes in der Freizeit der Eltern und kann nach Anderson (2009) zu einer sozialen Isolation führen.

Hypoglykämieängste. Eltern jüngerer Kinder sorgen sich häufig um das Auftreten von Hypoglykämien, wobei Mütter diesbezüglich ängstlicher sind als Väter (Barnard et al., 2010) und diese Ängste als eine der größten Krankheitsbelastungen beim Typ-1-Diabetes beschreiben (Lowes et al., 2004). Die Ängste beziehen sich vor allem auf nächtliche Ereignisse und auf Situationen, in denen das Kind außer Haus ist und nicht unter der Beobachtung der Eltern steht. Das Miterleben einer schweren Hypoglykämie des Kindes verstärkt die Ängste und ist für das Angsterleben prägender als die Häufigkeit, mit der Hypoglykämien auftreten. Eltern reagieren auf ihre Ängste, indem sie mehrmalige nächtliche Blutzuckermessungen durchführen (Monaghan, 2009) und nach dem Auftreten einer schweren Hypoglykämie einen erhöhten Zielbereich der Blutzuckerwerte ihrer Kindern tolerieren, was zu einer ungünstigeren Stoffwechseleinstellung führt.

Beeinträchtigung der Lebensqualität. Eltern von Kindern und Jugendlichen mit Typ-1-Diabetes sind mit ihrer körperlichen Gesundheit unzufriedener als gesunde Erwachsene, außerdem gehen eine höhere familiäre Belastung und eine längere Diabetesdauer beim Kind mit einer geringeren Lebenszufriedenheit der Eltern einher (Weyhreter et al., 2005). Im Vergleich zu anderen chronischen Erkrankungen ist die Lebensqualität der Eltern von Kindern mit Typ-1-Diabetes niedriger als die der Eltern von Kindern mit Hämophilie und vergleichbar mit der Lebensqualität von Eltern rheumakranker Kinder (Wiedebusch & Muthny, 2009). Die Eltern schätzen ihre Lebensqualität geringer ein, je schlechter sie den Gesundheitszustand ihres Kindes bewerten, je stärker sie ihr Kind als beeinträchtigt erleben und je ungünstiger die langfristige Stoffwechseleinstellung ist.

Belastungen der Geschwister

Geschwister von Kindern mit Typ-1-Diabetes verfügen in der Regel über ein umfangreiches Krankheitswissen und fühlen sich für das Wohlergehen ihrer erkrankten Geschwister mitverantwortlich (Hollidge, 2001). Auffällig ist, dass sich die Hälfte der in dieser Studie befragten Geschwister darum sorgte, selbst an Diabetes zu erkranken, darüber aber nicht mit anderen Familienmitgliedern sprach. Die Mehrheit der Geschwisterkinder zeigt keine psychischen Auffälligkeiten; bestehen Auffälligkeiten, so gehen diese mit einem höheren Alter bei der Diabetesmanifestation des erkrankten Kindes und mit einem ungünstigen Coping des betroffenen Kindes oder der Eltern einher (Jackson et al., 2008). Dieses Ergebnis deutet auf Wechselwirkungen der Krankheitsbewältigung aller Familienmitglieder hin.

Entwicklungsrisiken

Kinder und Jugendliche mit Typ-1-Diabetes haben ein erhöhtes Risiko für das Auftreten psychischer Störungen (Delamater, 2009), wobei Mädchen und Patienten mit einer ungünstigen Stoffwechseleinstellung häufiger betroffen sind. Am häufigsten treten affektive Störungen oder (sub-)klinische Essstörungen auf (Holterhus et al., 2009).

Depression. Kinder und Jugendliche mit Typ-1-Diabetes haben im Vergleich zu gesunden Gleichaltrigen ein erhöhtes Risiko für das Auftreten einer depressiven Störung (Grey et al., 2002), insbesondere wenn eine geringe familiäre Kohäsion oder eine schlechte Stoffwechseleinstellung vorliegen. Eine Online-Befragung zu depressiven Symptomen bei Jugendlichen mit Typ-1-Diabetes ergab, dass einer von sechs Jugendlichen die Diagnosekriterien für eine klinische Depression erfüllte; davon waren 28 Prozent in psychologischer Betreuung und weitere 25 Prozent wünschten sich eine psychologische Versorgung (de Wit & Snoek, 2011). Das Vorliegen einer depressiven Störung führt, vermittelt über eine geringe Compliance bei den Blutzuckerselbstkontrollen, zu ungünstigeren HbA1c-Werten.

Essstörungen. Jugendliche Mädchen mit Typ-1-Diabetes zeigen häufiger als gesunde Gleichaltrige ein auffälliges Essverhalten oder sind von einer Essstörung betroffen (Schulze et al., 2008). Die Prävalenz klinisch relevanter und subklinischer Essstörungen ist in der Adoleszenz erhöht und liegt bei jeweils einem Anteil von 10 bis 15 Prozent. Während eine Anorexia nervosa nicht häufiger auftritt als in Kontrollgruppen, ist die Prävalenz der Bulimia nervosa dreifach und die der Binge-Eating-Störung zweifach erhöht. Mädchen, die Körpergewicht verlieren möchten, verabreichen sich häufig absichtlich verringerte Insulingaben; die Häufigkeit dieses Insulin-Purgings ist mit einer hohen Dunkelziffer behaftet und tritt schätzungsweise bei 12 bis 40 Prozent der Mädchen auf. Als Prädiktoren für das Auftreten einer Essstörung erwiesen sich ein höherer Body Mass Index, ein höheres Alter bei der Diabetesmanifestation und ein niedriges Selbstwertgefühl. Außerdem traten Essstörungen häufiger bei Mädchen auf, in deren Familien kaum familiäre Essgewohnheiten bestanden und auch andere Familienmitglieder sich um ihr Gewicht sorgten. Aufgrund der erhöhten Prävalenz von Essstörungen bei Mädchen im Jugendalter wird ein regelmäßiges Screening des Essverhaltens sowie der ernährungsbezogenen Einstellungen empfohlen.

Entwicklungschancen

Kinder und Jugendliche mit Typ-1-Diabetes sind bei einer angemessenen Therapiedurchführung in ihrer Gesamtentwicklung und ihren Lebensplänen aufgrund der Erkrankung nicht eingeschränkt. Die intellektuelle Entwicklung verläuft bis auf wenige Ausnahmen normal (Schoenle et al., 2002), sodass alle schulischen und beruflichen Ausbildungsziele erreicht werden können. Nur sehr wenige Berufe sind für Menschen mit Typ-1-Diabetes wegen möglicher Selbstgefährdung ungeeignet (z. B. Berufstaucher). Häufig wird der Kompetenzgewinn, den betroffene Kinder und Jugendliche im Rahmen der Therapiedurchführung erwerben – beispielsweise ein hohes Maß an Selbstorganisation und Problemlösefertigkeiten – als Ressource für das Verhalten in Ausbildungskontexten wahrgenommen. Aus psychologischer Sicht sind das Erleben der Erkrankung, die krankheits- und therapiebezogenen Einstellungen und die Bewältigungsreaktionen aller Familienmitglieder entscheidend dafür, ob das Therapieziel, Kindern mit Typ-1-Diabetes eine weitgehend normale Entwicklung und Integration in ihr soziales Umfeld zu ermöglichen, erreicht wird. Die Entwicklungschancen des Kindes werden dabei vor allem durch ein positives Selbstwirksamkeitserleben sowie aktive Bewältigungsstrategien des Kindes selbst bzw. seiner Eltern gefördert. So gingen hohe allgemeine und therapiebezogene Selbstwirksamkeitserwartungen mit niedrigeren Belastungen der Eltern einher; diese fühlten sich weniger gestresst (Streisand et al., 2005), schätzten die Krankheit als weniger schwerwiegend ein und neigten seltener zur Überbehütung ihres Kindes (Pattison et al., 2006). In einer Längsschnittstudie zeigte sich, dass aktive Bewältigungsstrategien von Jugendlichen mit Typ-1-Diabetes eine protektive Funktion für den weiteren Krankheitsverlauf haben (Luyckx et al., 2010). Auch Eltern setzen initial häufig aktive Bewältigungsstrategien ein und konzentrieren sich auf die unmittelbaren Bedürfnisse des Kindes und die praktischen Aspekte der Therapiedurchführung (Lowes et al., 2004).

2.6 Unterstützungsmöglichkeiten

Medizinische Therapie

Die Therapie des Typ-1-Diabetes besteht in einer lebenslangen Insulinsubstitution. In den meisten Fällen wird eine intensivierte Insulintherapie mit multiplen, ca. drei bis sieben Insulininjektionen pro Tag mittels eines Insulin-Pens praktiziert. Alternativ kann eine kontinuierliche, subkutane Insulininfusionstherapie (Insulinpumpentherapie) erfolgen, die bei einem zunehmenden Anteil – vor allem jüngerer Kinder – durchgeführt wird. Es finden regelmäßige Verlaufskontrollen statt, bei denen die Güte der Stoffwechsellage anhand der aufgezeichneten Blutzuckerwerte und des Blutzuckerlangzeitwertes (HbA1c-Wert) überprüft werden sowie eine bedarfsgerechte Anpassung der Insulintherapie erfolgt. In der Therapie werden individuelle Therapieziele und Blutzuckerzielbereiche festgelegt. Um diese Zielwerte erreichen zu können, sind häufige Blutzuckerselbstkontrollen erforderlich; durchschnittlich werden fünf bis sieben Messungen pro Tag empfohlen (Ziegler et al., 2011). Therapieziele nach den Leitlinien der Deutschen Diabetes Gesellschaft (Holterhus et al., 2009) sind das Erreichen einer langfristig guten, möglichst normnahen Blutglukoseeinstellung, die Vermeidung akuter Stoffwechselentgleisungen (schwere Hypoglykämien, Ketoazidosen) sowie die Prävention von Gefäßveränderungen, um das Risiko diabetesbedingter Folgeerkrankungen zu vermindern. Dabei soll die körperliche wie psychosoziale Entwicklung und Leistungsfähigkeit der betroffenen Kinder durch die Therapie möglichst wenig beeinträchtigt werden. Die Langzeitbetreuung der Kinder und ihrer Familien sollte mindestens bis zum 16. Lebensjahr in einer pädiatrisch-diabetologischen Behandlungseinrichtung erfolgen. Zum multidisziplinären Team gehören ein Kinderdiabetologe, eine Diabetesberaterin, eine Diätassistentin sowie ein Psychologe bzw. Sozialarbeiter. Im Alter zwischen 16 und 21 Jahren wechseln Jugendliche mit Typ-1-Diabetes von der pädiatrischen in die internistische Betreuung (Neu et al., 2011), wobei sie sich überwiegend einen individuell vorbereiteten und begleiteten Transitionsprozess wünschen, bei dem sie aktiv beteiligt sind (Wiedebusch & Ziegler, 2011).

In den pädiatrischen Leitlinien zur Behandlung des Typ-1-Diabetes wird eine zu frühe selbstständige Therapiedurchführung und damit Überforderung des Kindes als häufiger Grund für eine ungünstige Stoffwechseleinstellung genannt (Holterhus et al., 2009). Kinder erwerben zwar in der Regel früh grundlegende therapeutische Fertigkeiten; so sind beispielsweise eigenständige Blutzuckermessungen und Insulininjektionen bereits ab dem Vorschulalter möglich. Diese altersangemessene Beteiligung an Therapieaufgaben ist jedoch nicht gleichzusetzen mit der Übernahme der Therapieverantwortung, die bis in das Jugendalter von den Eltern getragen werden sollte. Wird die Therapieverantwortung aufgrund von Konflikten, Frustrationen oder eines Erschöpfungszustandes der Eltern abrupt übergeben, sind die Behandlungsergebnisse meistens unbefriedigend. Empfohlen wird dagegen eine entwicklungsangemessene Übernahme der Verantwortung für die Diabetestherapie (Wysocki, 2006).

In nationalen und internationalen pädiatrischen Leitlinien ist neben der medizinischen Versorgung bei Kindern und Jugendlichen mit Typ-1-Diabetes und ihren Familien eine kontinuierliche psychosoziale Betreuung als integraler Bestandteil des Versorgungskonzeptes vorgesehen (Delamater, 2009; Holterhus et al., 2009). Außerdem erwerben die Familien im Rahmen von Kind- und Elternschulungen das notwendige Krankheits- und Therapiewissen sowie die therapeutischen Fertigkeiten, um im Alltag eine kompetente und eigenständige Diabetestherapie durchführen zu können.

Psychosoziale Betreuung

Beim Auftreten eines Typ-1-Diabetes im Kindesalter sollte von der Diagnosestellung an eine altersangemessene und entwicklungsbegleitende Beratung erfolgen (Anderson, 2009), um die Krankheitsbewältigung aller Familienmitglieder zu fördern und ihre individuellen sowie familiären Ressourcen zu stärken. Auf diese Weise werden Krankheitsbelastungen reduziert und das Behandlungsoutcome der Diabetestherapie verbessert. Durch präventive Maßnahmen soll des Weiteren eine hohe Lebensqualität der Familienmitglieder erhalten und die Ausbildung sekundärer Verhaltens- und Entwicklungsauffälligkeiten beim Kind verhindert werden. Wird im Krankheitsverlauf die Diagnose einer komorbiden psychischen Störung (z. B. Depression, Essstörung) gestellt, ist eine zusätzliche kinder- und jugendpsychotherapeutische Behandlung erforderlich. Vor dem Hintergrund der genannten Ziele sind folgende Aufgaben in der psychosozialen Betreuung der Familien ein zentrales Anliegen:

Screening von Risikofaktoren. Empfohlen wird ein regelmäßiges Screening psychosozialer Risikofaktoren bei den betroffenen Kindern, Jugendlichen und ihren Eltern (Anderson, 2009), um frühzeitig angemessene Unterstützung anbieten zu können. Schwartz et al. (2011) stellten ein Screening-Programm zusammen, mit dem soziodemographische und -ökonomische Merkmale der Familie, Entwicklungs- und Lernprobleme des Kindes, Verhaltens- und emotionale Probleme des Kindes, familiäre Ressourcen und Konflikte, die Krankheitsakzeptanz aller Familienmitglieder sowie diabetesspezifische Probleme (z. B. Spritzenphobie) erhoben werden können. Mithilfe dieses Screening-Programms konnte eine Hochrisikogruppe von Patientenfamilien identifiziert werden, bei denen eine intensivere Betreuung indiziert war.

Förderung der Therapiemitarbeit. Psychologische Interventionen zur Verbesserung der Therapiemitarbeit führen zwar laut einer Meta-Analyse von Hood et al. (2009) durchschnittlich nur zu geringen Verbesserungen der Stoffwechseleinstellung, jedoch weisen zwei Vorgehensweisen, die Familienberatung und die Motivierende Gesprächsführung, größere Erfolgsaussichten auf.

(1) Eine verhaltenstherapeutisch orientierte Familienberatung mit dem Ziel, die Eltern-Kind-Kommunikation und die innerfamiliären Beziehungen zu verbessern und auf diese Weise diabetesspezifische familiäre Konflikte zu vermeiden, ist vor allem bei Familien mit jüngeren Jugendlichen, die noch stärker in das Familienleben eingebunden sind, angezeigt (Borus & Laffel, 2010). Sie führt zu anhaltenden Verbesserungen der Therapiemitarbeit und der Stoffwechseleinstellung (Wysocki et al., 2007).

(2) Die Motivierende Gesprächsführung scheint sich dagegen vor allem als Maßnahme zur Verbesserung der Compliance im mittleren und späten Jugendalter zu eignen. Mit dieser Methode wird eine intrinsische Motivation zur Verhaltensänderung aufgebaut; außerdem lernen die Jugendlichen, sich realistische und erreichbare Ziele zu setzen. Jugendliche, die an Interventionen teilnahmen, die sich dieser Gesprächstechnik bedienten, erzielten signifikant günstigere HbA1c-Werte als Kontrollgruppen und erreichten stabile Therapieerfolge (Channon et al., 2007; Nansel et al., 2009).

Förderung der Elternbeteiligung. Eltern von Kindern mit Typ-1-Diabetes sollten ihre Rolle als Co-Therapeuten immer wieder an den Entwicklungsstand ihres Kindes und dessen zunehmende Selbstständigkeit und Eigenverantwortlichkeit anpassen. Das Behandlungsoutcome in der pädiatrischen Diabetologie ist am besten, wenn es gelingt, die Eltern bis in das Jugendalter hinein an der Diabetestherapie zu beteiligen (Ingerski et al., 2010). Wysocki et al. (2009) bestätigten Zusammenhänge zwischen der Beteiligung der Eltern an der Diabetestherapie und zahlreichen Outcome-Variablen: Wenn beide Elternteile ihr Kind bei der Therapiedurchführung unterstützten, zeigte dies eine höhere Compliance, erlebte sich als selbstwirksamer, hatte seltener Hypoglykämieängste, war seltener depressiv, bewertete die eigene Lebensqualität höher und erreichte schließlich signifikant günstigere HbA1c-Werte und somit eine bessere Stoffwechseleinstellung.

Kind- und Elternschulungen. Kinder und Jugendliche mit Typ-1-Diabetes erhalten bei der Manifestation eine initiale, strukturierte Schulung (Lange et al., 2007). Regelmäßige, dem Alter angepasste Folgeschulungen sind in den Leitlinien für die pädiatrische Diabetologie alle zwei Jahre als integraler Bestandteil der ambulanten und stationären Langzeitversorgung vorgesehen (Holterhus et al., 2009). Hierzu liegen evaluierte Schulungsprogramme für Kinder und Jugendliche vor (vgl. Warschburger & Wiedebusch, 2009). In den Schulungsprogrammen wird altersangemessenes Krankheitswissen zur Ursache und den Auswirkungen des Typ-1-Diabetes sowie Therapiewissen zur Insulintherapie, zur Ernährung, zu Stoffwechselkontrollen und zum Verhalten in kritischen Situationen, z. B. bei Hypoglykämien, vermittelt. Dadurch sollen krankheitsbezogene Ängste abgebaut, die therapeutische Kompetenz im Umgang mit dem Diabetes aufgebaut und das Selbstwirksamkeitserleben gestärkt werden. Im Kindesalter finden begleitende Elternschulungen statt, in denen die Eltern in ihrer Rolle als (Co-)Therapeuten unterstützt werden. Die betroffenen Kinder und Jugendlichen sind darauf angewiesen, dass nicht nur ihre Eltern, sondern auch ihre Betreuungspersonen in den (früh-)pädagogischen Bildungseinrichtungen über die Grundprinzipien der Diabetestherapie sowie angemessenes Verhalten in Notfallsituationen aufgeklärt sind. Für diesen Zweck hat die Arbeitsgemeinschaft für Pädiatrische Diabetologie e.V. (AGPD) Informationsbroschüren und einen Film für Erzieher/innen in Kindertageseinrichtungen und Lehrer/innen in Schulen herausgegeben, die alle wesentlichen Informationen und einfache Handlungsanweisungen für die Betreuung eines Kindes mit Typ-1-Diabetes beinhalten und über die Homepage der AGPD angefordert werden können.

Beispiel

»Der Diabetes trat völlig unerwartet in unser Leben, wie bei fast allen betroffenen Familien. Unser Sohn L. war damals drei Jahre alt, zuvor nie ernsthaft krank gewesen und ein fröhlicher, aufgeweckter Junge. Nachdem L. immer wieder über Bauchschmerzen klagte sowie einen unstillbaren Durst nach jeglicher Flüssigkeit entwickelte, vereinbarte ich einen Termin bei unserem Kinderarzt, der einen Typ-1-Diabetes diagnostizierte. Zu diesem Zeitpunkt hatten wir überhaupt keine Vorstellung davon, welche Bedeutung diese Diagnose für uns haben könnte. In unseren beiden Familien war bisher niemand von Diabetes betroffen. Wir wurden an eine diabetologische Schwerpunktpraxis für Kinder und Jugendliche überwiesen. Im Krankenhaus wurde L. sofort auf die für ihn so wichtige Insulintherapie eingestellt. Es folgten intensive Schulungen, die aufgrund unserer Unsicherheit unglaublich wichtig für uns waren. Wir lernten in dieser Zeit alles über den Diabetes und die Therapie. Außerdem konnten viele Fragen beantwortet werden, die uns im Kopf herumgingen: Wie konnte das alles nur passieren? Was hatten wir falsch gemacht? Mit dem erworbenen Wissen wurden die Sorgen um L. und seine Zukunft geringer. Nach zwölf Tagen wurden wir nach Hause entlassen. Rückblickend waren die ersten drei Monate die schwierigsten, zumal am Anfang noch viel Unsicherheit bestand, das Gelernte zuhause alleine umzusetzen. Außerdem ließ L. das fünfmalige Insulinspritzen pro Tag nur mit größtem Protest über sich ergehen. Den Wendepunkt brachte die Genehmigung einer Insulinpumpe. Diese Pumpe, so groß wie ein Päckchen Taschentücher, war ein Glücksfall für uns. L. akzeptierte das permanente Tragen der Pumpe von Anfang an und aus ihm wurde wieder der fröhliche Junge, den wir kannten. Stolz zeigte er den Kindern im Kindergarten seine Insulinpumpe oder erklärte, wie ein Blutzuckerwert gemessen wird; dabei wurde er von seinen Erzieherinnen stets großartig unterstützt. Als L. in die Schule kam, blieb der Umgang mit dem Diabetes nicht immer so unproblematisch und es war wichtig, mit den Lehrern im Gespräch zu bleiben, um ihnen durch Informationen Ängste zu nehmen. Das kostete viel Zeit und Kraft. Wir haben jedoch das große Glück, ►

Menschen um uns zu haben, die bereit sind, den Diabetes gemeinsam mit uns zu bewältigen. Heute, vier Jahre nach der Diagnosestellung, können wir nicht ohne Stolz sagen, dass der Diabetes nicht unser Leben bestimmt. Wir hoffen, dass wir L. mit unserer positiven Einstellung zum Diabetes ein gutes Rüstzeug für sein Leben mitgeben können, damit auch er einmal behaupten kann: Zum Glück *nur* Diabetes!«

Literatur

Anderson, B. (2009). Psychosocial care for young people with diabetes. Pediatric Diabetes, 10, 3–8.

Barnard, K., Thomas, S., Royle, P., Noyes, K. & Waugh, N. (2010). Fear of hypoglycaemia in parents of young children with type 1 diabetes: A systematic review. BMC Pediatrics, 10, 50.

Borus, J.S. & Laffel, L. (2010).Adherence challenges in the management of type 1 diabetes in adolescents: Prevention and intervention. Current Opinion in Pediatrics, 22, 405–411.

Channon, S.J., Huws-Thomas, M.V., Rollnick, S., Hood, K., Cannings-John, R.L., Rogers, C. & Gregory, J.W. (2007). A multicenter randomized controlled trial of motivational interviewing in teenagers with diabetes. Diabetes Care, 30, 1390–1395.

Delamater, A.M. (2009). Psychological care of children and adolescents with diabetes. Pediatric Diabetes, 10, 175–184.

de Wit, M. & Snoek, F.J. (2008). Routine psychological screening in youth with type 1 diabetes and their parents: A notion whose time has come? Diabetes Care, 31, e14.

de Wit, M. & Snoek, F.J. (2011). Depressive symptoms and unmet psychological needs of Dutch youth with type 1 diabetes: results of a web-survey. Pediatric Diabetes, 12, 172–176.

Gerstl, E.M., Rabl, W., Rosenbauer, J., Gröbe, H., Hofer, S.E., Krause, U. & Holl, R.W. (2008). Metabolic control as reflected by HbA1c in children, adolescents and young adults with type-1 diabetes mellitus: combined longitudinal analysis including 27,035 patients from 207 centers in Germany and Austria during the last decade. European Journal of Pediatrics, 167, 447–453.

Grey, M., Whittemore, R. & Tamborlane, W. (2002). Depression in type 1 diabetes in children. Natural history and correlates. Journal of Psychosomatic Research, 53, 907–911.

Hanberger, L., Ludvigsson, J. & Nordfeldt, S. (2009). Health-related quality of life in intensively treated young patients with type 1 diabetes. Pediatric Diabetes, 10, 374–381.

Hollidge, C. (2001). Psychological adjustment of siblings to a child with diabetes. Health and Social Work, 26, 15–25.

Holterhus, P.M., Beyer, P., Bürger-Büsing, J., Danne, T., Etspüler, J., Heidtmann, B. et al. (2009). Diagnostik, Therapie und Verlaufskontrolle des Diabetes mellitus im Kindes- und Jugendalter. In T. Haak & M. Kellerer (Hrsg.), Evidenzbasierte Leitlinie der Deutschen Diabetes-Gesellschaft. Mainz: Kirchheim.

Hood, K.K., Peterson, C.M., Rohan, J.M. & Drotar, D. (2009). Association between adherence and glycemic control in pediatric type 1 diabetes: A meta-analysis. Pediatrics, 124, e1171–e1179.

Ingerski, L.M., Anderson, B.J., Dolan, L.M. & Hood, K.K. (2010). Blood glucose monitoring and glycemic control in adolescence: contribution of diabetes-specific responsibility and family conflict. Journal of Adolescent Health, 47, 191–197.

Ivey, J.B., Wright, A. & Dashiff, C.J. (2009). Finding the balance: adolescents with type 1 diabetes and their parents. Journal of Pediatric Health Care, 23, 10–18.

Jackson, C., Richer, J. & Edge, J.A. (2008). Sibling psychological adjustment to type 1 diabetes mellitus. Pediatric Diabetes, 9, 308–311.

Kiess, W., Galler, A., Schmidt, A., Nietzschmann, U., Neu, A., Raile, K. & Kapellen, T. (2001). Fathers of children with diabetes mellitus and their role in coping strategies in the family. Journal of Pediatric Endocrinology and Metabolism, 14, 639–643.

Landolt, M.A., Ribi, K., Laimbacher, J., Vollrath, M., Gnehm, H.E. & Sennhauser, F.H. (2002). Brief report: Posttraumatic stress disorder in parents of children with newly diagnosed type 1 diabetes. Journal of Pediatric Psychology, 27, 647–652.

Lange, K., Danne, T., Kordonouri, O., Berndt, V., Müller, B., Schwarz, H.P. et al. (2004). Diabetesmanifestation im Kindesalter: Alltagsbelastungen und berufliche Entwicklung der Eltern. Deutsche Medizinische Wochenschrift, 129, 1130–1134.

Lange, K., Sassmann, H., von Schütz, W., Kordonouri, O. & Danne, T. (2007). Prerequisites for age-appropriate education in type 1 diabetes: A model programme for paediatric diabetes education in Germany. Pediatric Diabetes, 8 (Suppl. 6), 63–71.

Lewin, A.B., Storch, E.A., Silverstein, J.H., Baumeister, A.L., Strawser, M.S. & Geffken, G.R. (2005). Validation of the Pediatric Inventory for Parents in mothers of children with type 1 diabetes: An examination of parenting stress, anxiety, and childhood psychopathology. Families, Systems and Health, 23, 56–65.

Lowes, L. & Lyne, P. (2000). Chronic sorrow in parents of children with newly diagnosed diabetes: A review of the literature and discussion of the implications for nursing practice. Journal of Advanced Nursing, 32, 41–48.

Lowes, L., Lyne, P. & Gregory, J.W. (2004). Childhood diabetes: parents' experience of home management and the first year following diagnosis. Diabetic Medicine, 21, 531–538.

Luyckx, K., Seiffge-Krenke, I. & Hampson, S.E. (2010). Glycemic control, coping, and internalizing and externalizing symptoms in adolescents with type 1 diabetes: A cross-lagged longitudinal approach. Diabetes Care, 33, 1424–1429.

McMillan, C.V., Honeyford, R.J., Datta, J., Madge, N.J.H. & Bradley, C. (2004). The development of a new measure of quality of life for young people with diabetes mellitus: The ADDQoL-Teen. Health and Quality of Life Outcomes, 2, 61.

Monaghan, M.C., Hilliard, M.E., Cogen, F.R. & Streisand, R. (2009). Nighttimecaregiving behaviors among parents of young children with type 1 diabetes: Associations with illness characteristics and parent functioning. Families, Systems, & Health, 27, 28–38.

Nansel, T.R., Plotnick, L.P., Iannotti, R.J., Clark, L.M., Simons-Morton, B.G. & Zeitzoff, L. (2009). Long-term maintenance of treatment outcomes: Diabetes Personal Trainer Intervention for youth with type 1 diabetes. Diabetes Care, 32, 807–809.

Neu, A., Beyer, P., Bürger-Büsing, J., Danne, T., Etspüler, J., Heidtmann, B. et al. (2011). Diagnostik, Therapie und Verlaufskontrolle des Diabetes mellitus im Kindes- und Jugendalter. Diabetologie und Stoffwechsel, 6, Suppl. 2, S159–S169.

Patterson, C.C., Dahlquist, G.G., Gyürüs, E., Green, A., Soltész, G. & EURODIAB Study Group (2009). Incidence trends for childhood type 1 diabetes in Europe during 1989-2003 and predicted new cases 2005–20: A multicentre prospective registration study. Lancet, 13, 2027–2033.

Pattison, H.M., Moledina, S. & Barrett, T.G. (2006). The relationship between parental perceptions of diabetes and glycaemic control. Archives of Disease in Childhood, 91, 87–490.

Peyrot, M. & International DAWN Youth Survey Group (2009). The DAWN Youth WebTalk Study: methods, findings, and implications. Pediatric Diabetes, 10, 37–45.

Rosenbauer, J., Icks, A. & Giani, G. (2002). Incidence and prevalence of childhood type 1 diabetes mellitus in Germany – model-based national estimates. Journal of Pediatric Endocrinology and Metabolism, 15, 1497–1504.

Schoenle, E.J., Schoenle, D., Molinari, L. & Largo, R.H. (2002). Impaired intellectual development in children with Type I diabetes: association with HbA(1c), age at diagnosis and sex. Diabetologia, 45, 108–114.

Schulze, U., Holl, R.W. & Goldbeck, L. (2008). Essstörungen und Typ-1-Diabetes im Kindes- und Jugendalter. Monatsschrift Kinderheilkunde, 156, 887–892.

Schwartz, D.D., Axelrad, M.E., Depp Cline, V. & Anderson, B.J. (2011). A model psychosocial

screening program for children and youth with newly diagnosed type 1 diabetes: Implications for psychologists across contexts of care. Professional Psychology: Research and Practice, 42, 324–330.
Streisand, R., Mackey, E.R., Elliot, B.M., Mednick, L., Slaughter, I.M., Turek, J. & Austin, A. (2008). Parental anxiety and depression associated with caring for a child newly diagnosed with type 1 diabetes: Opportunities for education and counseling. Patient Education and Counselling, 73, 333–338.
Streisand, R., Swift, E., Wickmark, T., Chen, R. & Holmes, C.S. (2005). Pediatric parenting stress among parents of children with type 1 diabetes: The role of self-efficacy, responsibility, and fear. Journal of Pediatric Psychology, 30, 513–521.
Sullivan-Bolyai, S., Deatrick, J., Gruppuso, P., Tamborlane, W. & Grey, M. (2003). Constant vigilance: Mothers' work parenting young children with type 1 diabetes. Journal of Pediatric Nursing, 18, 21–29.
Warschburger, P. & Wiedebusch, S. (2009). Chronische Erkrankungen. In A. Lohaus & H. Domsch (Hrsg.), Förder- und Interventionsprogramme für das Kindes- und Jugendalter (S. 241–258). Berlin: Springer.
Weyhreter, H., Holl, R.W., Wagner, V., Muche, R., Beerestecher, A.M. & Borsch, M. (2005). Lebensqualität und Stoffwechsel – Zur Situation von Kindern und Jugendlichen mit Diabetes Typ 1 und deren Eltern. Diabetes und Stoffwechsel, 14, 259–266.
Whittemore, R., Urban, A.D., Tamborlane, W.V. & Grey, M. (2003). Quality of life in school-aged children with type 1 diabetes on intensive treatment and their parents. Diabetes Educator, 29, 847–854.
Wiedebusch, S. & Muthny, F.A. (2009). Eltern von chronisch kranken Kindern. Lebensqualität, psychosoziale Belastungen und Bedürfnisse. Monatsschrift Kinderheilkunde, 157, 903–910.
Wiedebusch, S., Muthny, F.A. & Ziegler, R. (2008). Psychosoziale Belastungen, familiäre Konflikte und Therapieverantwortung bei Diabetes im Kindes- und Jugendalter. Psychosomatik und Konsiliarpsychiatrie, 2, 21–28.
Wiedebusch, S. & Ziegler, R. (2011). Transition – Erwartungen und Wünsche von Jugendlichen mit Typ 1 Diabetes. Diabetologie und Stoffwechsel, 6, 104–111.
Wilson, V. (2008). Experiences of parents of young people with diabetes using insulin pump therapy. Paediatric Nursing, 20, 14–18.
Wysocki, T. (2006). Behavioral assessment and intervention in pediatric diabetes. Behavior Modification, 30, 72–92.
Wysocki, T. & Gavin, L. (2004). Psychometric properties of a new measure of fathers' involvement in the management of pediatric chronic diseases. Journal of Pediatric Psychology, 29, 231–240.
Wysocki, T., Harris, M., Buckloh, L., Mertlich, D., Lochrie, A., Mauras, N. & White, N. (2007). Randomized trial of behavioral family systems therapy for diabetes: Maintenance of effects on diabetes outcome in adolescents. Diabetes Care, 30, 555–560.
Wysocki, T., Nansel, T.R., Holmbeck, G.N., Chen, R., Laffel, L., Anderson, B.J. et al. (2009). Collaborative involvement of primary and secondary caregivers: associations with youths' diabetes outcomes. Journal of Pediatric Psychology, 34, 869–881.
Ziegler, R., Heidtmann, B., Hilgard, D., Hofer, S., Rosenbauer, J., Holl, R. & DPV-Wiss-Initiative (2011). Frequency of SMBG correlates with HbA1c and acute complications in children and adolescents with type 1 diabetes. Pediatric Diabetes, 12, 11–17.
Ziegler, R., Wiedebusch, S. & Muthny, F.A. (2007). »Chronic sorrow« in parents of children with type-1 diabetes. Pediatric Diabetes, 8, Suppl. 7, 26.

3 Asthma bronchiale

Franz Petermann • Gerd Schauerte

3.1 Beschreibung der chronischen Erkrankungsform

Asthma ist eine chronisch entzündliche Erkrankung der Atemwege, charakterisiert durch eine bronchiale Hyperreagibilität und eine variable und meist reversible Atemwegsobstruktion (NVL Asthma, 2009). Je nachdem, ob allergische Stoffe Atembeschwerden auslösen können, kann man allergisches (extrinsisches) und nicht-allergisches (intrinsisches) Asthma unterscheiden. Bei letzterem lösen externe Reize (z. B. kalte Luft) Atembeschwerden aus. Bei den meisten Kindern und Jugendlichen liegt eine Mischform vor, bei der sowohl Allergene als auch andere Auslöser eine Rolle spielen. Der Kontakt mit Auslösern kann teilweise zu rasch einsetzender und bedrohlicher Atemnot führen.

Der Verdacht auf ein Asthma bronchiale ergibt sich im Kindes- und Jugendalter bei wiederholt auftretender Atemnotsymptomatik, insbesondere wenn diese mit allergischen (z. B. Katzenkontakt) oder nicht-allergischen (z. B. sportlicher Aktivität) Auslösern in Zusammenhang gebracht werden kann. Dabei besteht diese Luftnot typischerweise auch unbehandelt nur einige Stunden und ist zum Zeitpunkt der Vorstellung beim Arzt gegebenenfalls nicht mehr nachweisbar. Aber auch langanhaltender Husten ohne subjektiv empfundene Atemnot kann auf ein Asthma bronchiale hinweisen. Von den Patienten selbst wird oft ein Engegefühl in der Brust angegeben. Teilweise werden Atemgeräusche wahrgenommen. Beim Abhören des Brustbereichs hört man ein typisches hochfrequentes Ausatmungsgeräusch (Giemen). Bei Kindern ab dem 6. Lebensjahr ist eine Lungenfunktionsuntersuchung mit ausreichender Verlässlichkeit durchführbar. Die Diagnose ergibt sich dann durch den Nachweis einer Verengung der Atemwege, die nach Anwendung eines kurzwirksamen Beta-2-Mimetikums (zur Entspannung der Bronchialmuskulatur) wieder zurückgeht. Besteht zum Zeitpunkt der Untersuchung keine Obstruktion, kann durch Provokationsverfahren (z. B. mittels Kaltluft- oder Laufbandprovokation) eine Obstruktion induziert werden und so der Nachweis eines Asthma bronchiale erfolgen. Bei Kindern, bei denen noch keine Lungenfunktionsprüfung durchgeführt werden kann, ist die Sicherung der Diagnose erschwert. Die typische Anamnese, insbesondere das Auftreten von Atemwegsinfekten mit einer Verengung der Atemwege (obstruktive Bronchitis), die mehrfach im frühen Kindesalter aufgetreten ist, spricht für die Entwicklung eines Asthma bronchiale, insbesondere bei gleichzeitigem Vorliegen einer allergischen Sensibilisierung bzw. einer familiären Belastung durch Allergien oder Asthma bronchiale.

Die Kriterien für den Asthma-Kontrollgrad (kontrolliertes/teilweise kontrolliertes/unkontrolliertes Asthma) werden im Arzt-/Patientengespräch abgefragt und mittels Lungenfunktionsprüfung erhoben (s. Tab. 3.1). Zusätzlich ist die regelmäßige Messung der Lungenfunktion mittels Peak-Flow-Meter durch den Patienten möglich. Darüber hinaus besitzt die Allergiediagnostik einen wichtigen Stellenwert. Sie erfolgt durch einen Hauttest (Pricktest) sowie durch die Bestimmung von Allergie-Antikörpern im Blut.

Tabelle 3.1 Asthmakontrolle bei Kindern und Jugendlichen. Rückblick auf eine beliebige Woche innerhalb der letzten vier Wochen (NVL Asthma, 2009)

Kriterium	**Kontrolliertes Asthma (alle Kriterien erfüllt)**	**Teilweise kontrolliertes Asthma (ein bis zwei Kriterien innerhalb einer Woche erfüllt)**	**Unkontrolliertes Asthma**
Symptom(e) tagsüber	keine	irgendeines	Drei oder mehr Kriterien des »teilweise kontrollierten Asthmas« innerhalb einer Woche erfüllt
Einschränkung von Aktivitäten im Alltag	keine	irgendeine	
Nächtliche Symptome/ Erwachen	keine	irgendeines	
Einsatz einer Bedarfsmedikation/Notfallbehandlung	kein	Irgendeine(r)	
Lungenfunktion	normal	< 80 % des Sollwertes	

3.2 Annahmen zur Störungsgenese

Beim Asthma bronchiale liegt eine chronische Entzündung der Atemwege (große und kleine Bronchien) vor, die eine Überempfindlichkeit auf allergische und nicht-allergische Reize verursacht. Durch diese Reize kommt es oft zu einer raschen Verkrampfung der Bronchialmuskulatur, die akute Luftnot verursacht. Außerdem führt die Entzündung zum Untergang von bronchialem Schleimhautgewebe, sodass das von der Schleimhaut produzierte Sekret dickflüssig und mit Zellbestandteilen vermischt ist. Zusammengefasst spielen also drei wichtige Mechanismen beim Asthma bronchiale eine Rolle:

(a) die Verkrampfung der Bronchialmuskulatur,
(b) die Produktion von zu viel und zähem Schleim sowie
(c) die Entzündung und Schwellung der bronchialen Schleimhaut.

Dabei kann auch die Entzündung allein so stark ausgeprägt sein, dass sie zu einer deutlichen Atemnot führt.

3.3 Epidemiologie

Betrachtet man in Deutschland die 12-Monats-Prävalenz (ärztlich diagnostiziertes Asthma innerhalb der letzten 12 Monate), so zeigt sich eine ansteigende Prävalenz von 0.5 Prozent im Alter von 0 bis 2 Jahren bis auf fast 4.4 Prozent im Alter von 11 bis 13 Jahren. Dabei besteht zunächst eine gewisse Jungenwendigkeit; im Alter von 14 bis 17 Jahren wird eine Mädchenwendigkeit beobachtet. Betrachtet man die Lebenszeitprävalenz, steigt diese auf insgesamt 7 Prozent an (Schlaud et al., 2007).

3.4 Verlauf und Prognose

Unter einer optimalen medikamentösen und nicht-medikamentösen Therapie kann der Großteil der asthmakranken Kinder und Jugendlichen ein kontrolliertes Asthma erreichen und nahezu unbeeinträchtigt leben. Ca. 30 Prozent der Jungen verlieren im Rahmen der Adoleszenz ihre Asthmasymptome. Ob auch die Erkrankung per se ausheilt oder es zu einem Wiederaufflammen im späteren Lebensalter kommt, ist noch nicht abschließend geklärt. Bei Mädchen scheint dies seltener der Fall zu sein und Neuerkrankungen treten bei ihnen in der Adoleszenz häufiger auf, sodass im Erwachsenenalter eine gewisse Frauenwendigkeit des Asthmas bronchiale besteht.

3.5 Psychosoziale Belastungen, Entwicklungsrisiken und Entwicklungschancen

Psychische Auffälligkeiten bei Kindern und Jugendlichen mit Asthma

Kinder und Jugendliche mit Asthma weisen im Vergleich zu gesunden Gleichaltrigen spezifische Verhaltensauffälligkeiten auf. Klinnert und Kollegen (2000) verglichen 81 Kinder mit Asthma im Alter von 6 Jahren mit gesunden Kindern hinsichtlich ihrer verhaltensmäßigen und emotionalen Anpassung. Die Daten wurden aus Elternberichten (CBCL), aus der Befragung der Kinder und aus der Verhaltensbeobachtung der Kinder und Eltern erhoben. Die Befragung der *Eltern* ergab bei asthmakranken Kindern im Vergleich zu gesunden erhöhte Werte im Gesamtproblemscore der CBCL sowie in der internalisierenden Skala (Ängste, Depression), was sich auch in anderen Studien zeigte (Calam et al., 2005; McQuaid et al., 2001). Bei der Befragung der *Kinder* und in der *Verhaltensbeobachtung* zeigten sich allerdings keine Unterschiede zwischen den Gruppen. Die Autoren schlussfolgerten, dass sich die Gruppen selbst in ihrer psychischen Belastung nicht unterschieden, dass allerdings die *Eltern* asthmakranker Kinder dazu neigten, ihre Kinder als problembelasteter zu beurteilen.

Dieser Zusammenhang bestätigt sich auch in einer Studie von Blackman und Gurka (2007), in der Interviews mit Eltern bzw. Erziehenden von über 100.000 zufällig ausgewählten Kindern im Alter von 0 bis 17 Jahren durchgeführt wurden. Dabei zeigte sich je nach Ausprägung der Asthmasymptomatik ein eindeutiger Zusammenhang mit psychischen Auffälligkeiten. Je nach Schweregrad kommt es zu einer zunehmenden

Häufigkeit von ADHS, Depressions-/Angststörungen, Störungen des Sozialverhaltens und Lernstörungen. Die gleichen Daten lassen sich jedoch auch durchaus so interpretieren, dass mit vorliegenden psychischen Störungen die Häufigkeit von Asthma erhöht ist. Wenn z. B. Kinder ohne ADHS eine Asthmahäufigkeit in dieser Population von 8.8 Prozent haben, liegt diese bei Kindern mit ADHS bei 15.2 Prozent. In der Folgeuntersuchung aus dem Jahre 2007 (Blackman & Conaway, 2012) zeigt sich ein Anstieg der Häufigkeit von komorbiden psychischen Störungen bei gleichbleibender Häufigkeit für Asthma bronchiale. Diese Daten aus den USA entsprechen bzgl. der Asthmahäufigkeit in etwa den deutschen Daten der KiGGS-Studie (Schlaud et al., 2007); auch die Häufigkeit von ADHS entspricht in etwa den Daten der deutschen Population (Schlack et al., 2007). Es ist also wahrscheinlich, dass dieser Zusammenhang auch in Deutschland besteht. Dabei ist nicht klar, ob Asthma bronchiale hier ursächlich für die Entwicklung von Verhaltensauffälligkeiten ist oder Verhaltensauffälligkeiten ursächlich für die Entwicklung von Asthma bronchiale sind. Prospektive Studien in ausreichender Qualität gibt es hierzu nicht. Allerdings ist bekannt, dass ungünstiges Elternverhalten (untersucht wurde die Unterstützungsbereitschaft zwischen den Eltern, Interaktion zwischen Eltern und Kind, Pflege des Kindes, sowie eine postpartale Depression) zu einer erhöhten Asthmahäufigkeit führt (Klinnert et al., 2001). Dieses ungünstige Elternverhalten ist aber auch eine mögliche Ursache von Verhaltensauffälligkeiten. Hier wäre also zumindest eine gemeinsame Ursache erkennbar. Laut einer neuen Untersuchung (Mogensen et al., 2011) wären auch gemeinsame genetische Ursachen möglich. In der Studie konnte nachgewiesen werden, dass die Asthmamedikamente keinen Einfluss auf die Entwicklung von Verhaltensauffälligkeiten haben. Auch Passivrauchen ist bzgl. der beiden Erkrankungsgruppen eine gemeinsame Klammer. Einerseits ist Passivrauchen als Ursache für die Entwicklung eines Asthma bronchiale anerkannt (Lai et al., 2009), andererseits zeigt sich, dass bei Kindern, die Passivrauch ausgesetzt sind, auch Depressionen, Angststörungen, ADHS und Störungen des Sozialverhaltens gehäuft auftreten (Bandiera et al., 2011).

Psychosoziale Belastung bei Asthma bronchiale

Eine chronische Erkrankung wie das Asthma kann die psychische und psychosoziale Entwicklung von Kindern und Jugendlichen sowie deren Familienleben und Schulleistungen massiv beeinflussen. Insbesondere das allergisch-bedingte Asthma kann bei Kindern und Jugendlichen spezifische Einschränkungen im Alltag nach sich ziehen (Überblick bei Diette et al., 2000). Darüber hinaus sind die Kinder und Jugendlichen häufig mit negativen Erfahrungen im Zusammenhang mit akuten Krankheitsepisoden und behandlungsbezogenen Maßnahmen konfrontiert wie Konzentrationsschwierigkeiten aufgrund nächtlicher Hustenanfälle und Schlafdefizite oder ärztlichen Untersuchungen und Krankenhausaufenthalten.

Die Belastungen, denen Familien der kranken Kinder ausgesetzt sind, umfassen

- Daueraufmerksamkeit für das Auftreten von Krankheitssymptomen,
- Last der Verantwortung für die Langzeittherapie,
- ggf. Verlust an Lebensfreude/Unbeschwertheit,

- Einschränkung von Alltags- und Freizeitaktivitäten,
- Zukunftsängste im Hinblick auf den weiteren Verlauf des Asthmas,
- Erziehungsprobleme (erkranktes Kind, gesunde Geschwisterkinder),
- Berücksichtigung der Bedürfnisse aller Familienmitglieder,
- Probleme mit der Fremdbetreuung (z. B. im Kindergarten),
- ggf. Einschränkung/Aufgabe der Berufstätigkeit (vor allem der Mütter) sowie
- ggf. finanzielle Belastungen (z. B. durch Wohnraumsanierung).

Krankheitsbewältigung und psychosoziale Anpassung

Die Bewältigung einer chronischen Erkrankung wie Asthma lässt sich nur in einem entwicklungsbezogenen Rahmen betrachten, da die Betroffenen im Krankheitsverlauf ihre kognitiven, emotionalen und verhaltensbezogenen Kompetenzen verändern. Diese Prozesse können einerseits eine Erweiterung der Ressourcen darstellen (z. B. Krankheitsverständnis), andererseits aber auch Risiken bergen (z. B. wenn durch zunehmende kognitive Fähigkeiten das Gefährdungspotenzial der Erkrankung realisiert wird). Zudem muss beachtet werden, dass sich mit zunehmendem Alter auch die generellen, gesellschaftlichen Erwartungen an die Kinder verändern.

Mittlerweile liegt eine Vielzahl an Studien zu psychosozialen Auswirkungen bei Asthma vor, die sich insbesondere bei den methodischen Aspekten (Vorhandensein einer Vergleichsgruppe, Setting, Erhebungsinstrumente) stark unterscheiden. Darüber hinaus darf nicht vergessen werden, dass sich in den letzten Jahren die Therapie des Asthmas deutlich verändert hat, mit weitreichenden Konsequenzen für die psychosoziale Anpassung.

Während die Befunde zwischen verschiedenen Einzelstudien stark variieren, gelangen systematische Übersichtsarbeiten und Meta-Analysen zu der Aussage, dass Kinder mit einer chronischen Erkrankung generell im Vergleich zu gesunden Kindern ein geringeres psychosoziales Adaptionsniveau aufweisen.

Hinsichtlich der Anpassung in Abhängigkeit vom Schweregrad des Asthmas wurde anhand der Elternberichte kein Zusammenhang gefunden, während die Befragung und Beobachtung der Kinder einen signifikanten Zusammenhang zwischen der Krankheitsschwere und allgemeinen Verhaltensproblemen sowie der Emotionskontrolle ergaben. Zwischen den Selbstberichten der Kinder und der Krankheitsschwere bestand ein negativer Zusammenhang, das heißt, dass die Kinder mit steigender Krankheitsschwere weniger Probleme angaben. In der Literatur finden sich weitere Hinweise, die einen Zusammenhang zwischen der Krankheitsschwere und psychischen Problemen der Kinder vermuten lassen (Wamboldt et al., 1998). In diesem Zusammenhang wurde über das psychische Wohlbefinden und die Lebensqualität asthmakranker Kinder und Jugendlicher gerade in den letzten Jahren viel geforscht, mit uneinheitlichen Ergebnissen. Allerdings scheint der Asthmakontrollgrad (spiegelt die Symptomlast des letzten Monats wider) mit der Lebensqualität eng zu korrelieren (wenig Symptome – hohe Lebensqualität) (Chen et al., 2007). Dabei muss die Lebensqualität asthmakranker Kinder nicht zwangsläufig geringer sein als die von gleichaltrigen gesunden Kindern (Noeker & Petermann, 2008). Dennoch ist Lebensqualität ein entscheidender Indikator für den Therapieerfolg des Kindes (Chen et al., 2007). Eine wahrgenommene zufriedenstellende Lebensqualität trotz hohem Asthmaschweregrad kann bei dem betroffenen Kind und Jugendlichen wie auch für die Eltern ein Zeichen erfolgreicher Anpassung an die Krankheit sein.

In Folge verminderter Schlafqualität durch nächtliche Atemnotanfälle und Husten, Ausdruck eines nicht oder nicht ausreichend kontrollierten Asthmas, treten bei den betroffenen Kindern und Jugendlichen Konzentrationsprobleme und Ermüdung auf (Bender et al., 2004). Verbesserte sich die nächtliche Asthmasymptomatik, folgte auch eine Besserung des Schlafes und der neuropsychologischen Fähigkeiten in den darauffolgenden Wochen.

Die Rolle der Eltern für Krankheitsbewältigung und psychosoziale Anpassung

Zahlreiche Autoren haben darauf hingewiesen, dass Kinder mit Asthma spezifische Verhaltensauffälligkeiten, wie Hypersensitivität, Angst und Depression aufweisen (u. a. Klinnert et al., 2008). Es kann angenommen werden, dass die mit solchen Erkrankungen assoziierten Verhaltensmerkmale unmittelbar oder indirekt das elterliche Erziehungsverhalten beeinflussen (McQuaid et al., 2005). Umgekehrt kann angenommen werden, dass die Art und Weise, wie die Eltern mit ihrem Kind umgehen, das Verhalten und somit auch die Äußerung klinischer Symptome beeinflussen kann.

Trotz der wichtigen Rolle, die vor allem den Eltern für die Bewältigung des Asthmas zugeschrieben wird, weist die Forschung hierzu erstaunlich wenige Ergebnisse auf. Wie bei den betroffenen Kindern und Jugendlichen kann auch bei den Eltern von einer chronischen Erkrankung als »Plusfaktor« an zusätzlichen Anforderungen ausgegangen werden. Als potenziell relevante Dimensionen wurden zum Beispiel die Versorgungslast, die Auswirkungen auf das familiäre System und die eheliche Zufriedenheit in Familien mit asthmakranken Kindern untersucht. Dabei stellen sowohl ein überbehütendes Verhalten gegenüber dem Kind als auch eine Bagatellisierung der Erkrankung eine ungünstige Ausgangslage für die Entwicklung des Kindes dar (Bender et al., 2000). Siniatchkin et al. (2010) fanden darüber hinaus, dass in Familien die Interaktionen mit dem erkrankten Kind konflikthafter sind als mit dem gesunden Geschwisterkind.

3.6 Unterstützungsmöglichkeiten

Medizinische Therapiemaßnahmen

Die Behandlung des Asthmas besteht aus einer medikamentösen Therapie mit verschiedenen meist inhalativen Medikamenten und der nicht-medikamentösen Therapie. Es werden muskelentspannende und anti-entzündliche Medikamente verordnet. Alle Patienten mit Asthma bronchiale erhalten ein muskelentspannendes Bedarfsmedikament, in der Regel ein kurzwirksames Beta-2-Mimetikum. Bei nur teilweise oder unkontrolliertem Asthma erfolgt der Einsatz einer anti-asthmatischen Dauertherapie mit inhalierbarem Kortison, Leukotrienantagonisten und/oder langwirksamen Beta-Mimetika entsprechend der Vorgaben der NVL Asthma 2009. Zu den nicht-medikamentösen Maßnahmen zählen spezielle Atemtechniken (z. B. bei Atemnot Lippenbremse, Kutschersitz), die Auslöservermeidung sowie insbesondere die Teilnahme an einer strukturierten und evaluierten Asthmaschulung. Das Ziel der Asthmabehandlung ist die Erreichung eines kontrollierten Asthmas: Es sollen keine akuten oder chronischen Krankheitssymptome und keine Beeinträchtigung der körperlichen, psychischen oder geistigen Entwicklung oder Aktivitäten im Alltag bestehen.

Asthmaschulungen

Ein wesentlicher Aspekt der Betreuung asthmakranker Kinder und Jugendlicher sowie ihrer Eltern ist die Durchführung von strukturierten Asthmaschulungen (NVL Asthma, 2009). In verschiedenen Meta-Analysen (Boyd et al., 2009; Coffman et al., 2008; Guevara et al., 2003) konnte gezeigt werden, dass es nach Durchführung einer Schulungsmaßnahme bei Kindern und Jugendlichen zu einer Verbesserung der Lungenfunktion, einer Reduktion von Schulfehlzeiten, einer Verbesserung der körperlichen Aktivität, reduzierten nächtlichen Asthma-Anfällen, reduzierten Krankenhausaufenthalten und reduzierten notfallmäßigen Behandlungen durch den Arzt kommt. In einer eigenen Untersuchung konnte dies auch für sogenannte Asthma-Camps bei Jugendlichen gezeigt werden (Schauerte, 2006).

Die Durchführung der Asthmaschulung erfolgt in Deutschland nach den Qualitätsvorgaben der Arbeitsgemeinschaft Asthmaschulung im Kindes- und Jugendalter e. V. Durch die AG Asthmaschulung wird ein flächendeckendes Angebot zur Asthmaschulung in Deutschland vorgehalten. Die Finanzierung dieser Maßnahme erfolgt über die gesetzlichen Krankenkassen im Rahmen der Disease-Management-Programme. Die Asthmaschulung erfolgt in einem Team bestehend aus Ärzten, Psychologen, Sporttherapeuten, Krankenschwestern und medizinischen Fachangestellten sowie weiteren Berufsgruppen.

Die Asthmaschulung wendet sich grundsätzlich an alle asthmakranken Kinder und Jugendlichen sowie deren Eltern. Es sind verschiedene Konzepte veröffentlicht und evaluiert worden. Bzgl. der Altersverteilung gibt es Schulungen für asthmakranke Kleinkinder, die sich primär an deren Eltern wenden, aber im Inhalationsteil auch die Kinder integrieren. Ab etwa dem 5. bis 6. Lebensjahr gibt es Asthmaschulungsprogramme für Kinder, ab etwa dem 12. Lebensjahr spezielle Programme für Jugendliche. Ziele aller Asthmaschulungen sind die Wissensvermittlung und das Erlernen von Fertigkeiten im Umgang mit der Erkrankung (Selbstwahrnehmung, Inhalationstechnik, Atemtechniken, Auslöservermeidung, soziale Kompetenz).

Eine Asthmaschulung ist als Prävention bei asthmakranken Kindern und Jugendlichen bzgl. der Entwicklung von kinder- und jugendpsychiatrischen Komorbiditäten zu betrachten. Entsprechende Studien zu diesem Thema fehlen jedoch. Sicher ist, dass es zu einer deutlichen Verbesserung relevanter, auch die Lebensqualität betreffender Faktoren beim Asthma durch eine Asthmaschulung kommt.

Verbesserung von Krankheitsmanagement und Compliance

Das Krankheitsmanagement des Asthmas stellt für die betroffenen Kinder und Jugendlichen und ihre Eltern oft eine große Herausforderung dar. Das Selbstmanagement umfasst Aspekte wie die eingeschränkten Kommunikationsmöglichkeiten von jüngeren Kindern oder die elterlichen Sorgen und Befürchtungen über die Medikamentengabe und über den weiteren Verlauf der Erkrankung. Einige Faktoren, wie etwa das Krankheitsverständnis, die Behandlungserwartungen, das Medikamentenregime, aber auch familiäre Bedingungen und Organisation des Alltags, beeinflussen ebenfalls das Selbstmanagement der Familie bzgl. der Asthmaerkrankung des Kindes. Dabei unterliegt die Therapiemitarbeit von asthmakranken Kindern eigenen Bedingungen aufgrund altersspezifischer Faktoren. Das Asthmamanagement des Kindes liegt bei kleinen Kindern fast vollständig im Verantwortungsbereich der Eltern. Kleinere Kinder mit Asthma sind noch nicht in der Lage, ihr Selbstmanagement zu organisieren, z. B. an das Asthmaspray zu denken, wenn es hinaus zum Spielen geht. Das Erlernen des Asthmamanagements unterliegt bei Kindern einem Lern- und Entwicklungsprozess. Dabei ist wichtig, dass das Kind mit zunehmender Kompetenz lernt, dass es die Krankheit bewältigen kann. Diese Erfahrungen erweitern das Verhaltensrepertoire, verstärken operant dessen Anwendung und unterstützen die Selbstwirksamkeit des Kindes.

Kleinere Kinder sind auch nicht wie Erwachsene in der Lage, Asthmasymptome differenziert wahrzunehmen, zu beschreiben und mitzuteilen. Beispielsweise ist ihre Fähigkeit zur Empfindung körpereigener Vorgänge (hier der zunehmende Obstruktionsgrad der Atemwege) noch nicht ausreichend, sodass Eltern lernen müssen, ihr Kind diesbezüglich zu beobachten und Anzeichen einer Atemwegsverschlechterung zu erkennen (z. B. an der Körperhaltung des Kindes oder Atemgeräuschen). Weiterhin verfügen die Kinder noch nicht über ausreichende Geschicklichkeit, um die Inhalationstechnik sicher zu beherrschen. Schwierigere Therapieaufgaben, etwa die Peakflow-Werte beurteilen zu können, gelingen Kindern erst im Alter ab etwa acht Jahren. Die mit Atemnot einhergehende Angst oder Panik können Kinder erst im Alter ab etwa 11 Jahren kognitiv und verhaltensbezogen beeinflussen (de Vries & Petermann, 2008).

Die medikamentöse Behandlung sowie nicht-medikamentöse Therapiemaßnahmen erfordern ein hohes Maß an aktiver Mitarbeit und Compliance. Ein erfolgreiches Asthmamanagement ist bei jüngeren Kindern in erster Linie abhängig von der Compliance, also der Therapiemitarbeit des Kindes und seiner Eltern. Leider werden immer wieder massive Compliance-Probleme bei Kindern, Jugendlichen und Erwachsenen beklagt. Die nach aktuellerer Studienlage angenommenen Non-Compliance-Raten sind vergleichsweise hoch (Farber et al., 2003). McQuaid und Mitarbeiter (2003) fanden Arzneimittel-Compliance-Raten bei Kindern von 48 Prozent, wobei das compliante Verhalten mit dem Alter stieg. Die mittels apparativer Unterstützung ermittelte Compliance bzgl. der inhalativen Asthmamedikamente reicht von 11 bis 73 Prozent (Corsico et al., 2007; Graves et al., 2006).

McMullen und Kollegen (2002) untersuchten die Qualität der Peakflow-Benutzung bei Kindern mit mittlerem und schwerem Asthma bronchiale. Ein Jahr nach Studienteilnahme benutzten 69 Prozent der Patienten das Peakflow weiterhin. Diejenigen Patienten, die die Benutzung einstellten, gaben an, keinen Nutzen darin zu sehen bzw. die Messungen als Belastung einzustufen.

Dabei spiegelt die durchschnittliche medikamentöse Compliance nicht die tatsächliche Verteilung der Compliance-Raten einzelner Patienten wider. Hier gibt es durchaus Patienten, die zu nahezu 100 Prozent regelmäßig ihre Medikamente einnehmen bis hin zu Patienten, die ihre Medikamente komplett nicht einnehmen. Alle Schattierungen dazwischen sind möglich (Apter et al., 2003). In dieser Untersuchung erreichten lediglich 40 Prozent eine Compliance-Rate von über 75 Prozent, bei der noch von einer ausreichenden Wirksamkeit der anti-asthmatischen Medikamente ausgegangen werden kann. Auf Seiten der Ärzte besteht eine besondere Schwierigkeit, die Compliance ihrer Patienten richtig einzuschätzen. Zwischen der Einschätzung des Arztes und der gemessenen Compliance bestand in der Untersuchung von Burgess (2008) kein Zusammenhang. Gerade Patienten mit niedriger Compliance präsentieren sich dem Arzt jedoch häufig als Patienten mit schwer behandelbarem Asthma.

Die Relevanz ausreichender Compliance ist unbestritten. Beispielsweise konnten Lasmar et al. (2009) zeigen, dass Patienten mit einer Compliancerate (gemessen an der Rezepteinlösung) von über 80 Prozent ein kontrolliertes Asthma erreichten, während Patienten mit einer Compliancerate von unter 50 Prozent ein nicht-kontrolliertes Asthma hatten.

Als Ursache für die medikamentöse Compliance ist u. a. die Krankheitsdauer zu nennen. Je länger eine Erkrankung dauert, desto mehr sinkt die medikamentöse Compliance ab (Jentzsch et al., 2009; Nikander et al., 2011). Ein weiterer wichtiger Grund ist eine fehlende Wahrnehmung von Asthmasymptomen (Ulrik et al., 2005). Förderlich für eine gute Compliance ist ein funktionierendes Familiengefüge, eine realistische Einschätzung bzgl. des Asthmas (Conn et al., 2007; Drotar & Bonner, 2009) sowie eine ritualisierte Therapiedurchführung (Burgess, 2008; Lasmar et al., 2009).

Das wesentliche Instrument zur Verbesserung der Compliance ist die Teilnahme an einer strukturierten Asthmaschulung nach den Qualitätsvorgaben der AG Asthmaschulung. Die verbesserten Outcome-Parameter nach Teilnahme an einer Asthmaschulung sprechen deutlich für eine verbesserte Compliance (Guevara et al., 2003). Neben der Teilnahme an einer Asthmaschulung muss allen Asthmapatienten ein schriftlicher Therapieplan vorliegen (GINA, 2011). Der Auswahl des Inhalationsgeräts kommt nicht nur bzgl. der Lungendeposition eine entscheidende Rolle zu, sondern mindestens genauso wichtig sind die Einfachheit der Bedienung und die Akzeptanz auf Seiten des Patienten. Neben diesen grundsätzlichen Maßnahmen stellen eine gute Arzt-Patienten-Kommunikation und die Thematisierung der Compliance wichtige Faktoren zur Verbesserung der Compliance dar (Burgess et al., 2010; Williams et al., 2010).

Beispiel

»Asthma bronchiale war für uns kein Fremdwort. In der Familie gab es Onkel und Tanten mit Heuschnupfen und eine Großmutter mit Asthma bronchiale. Bei unserer Tochter B. verlief die Säuglingszeit zunächst völlig normal. Bei den ersten Infekten merkten wir schon, dass B. etwas länger hustete als unsere Kinder zuvor, aber wirkliche Atemnot trat damals noch nicht auf. Etwa mit zwei Jahren folgte dann eine schwere Bronchitis, die unser Arzt damals als obstruktive Bronchitis diagnostizierte. Anschließend war wieder alles in Ordnung. Uns fiel auf, dass B. mit etwa 4 Jahren nicht so leistungsfähig war wie andere Kinder in ihrem Alter. Sie musste schnell aufhören beim Laufen, Rennen und Toben. Schließlich kam es im Sommer beim Toben im Heu zu einem, wie wir jetzt wissen, ersten schweren Asthmaanfall. B. pfiff beim Ausatmen, klagte über Luftnot und sah schwer krank aus. Im Krankenhaus sagte der Arzt, dass das Kind eine Obstruktion habe; es wurde stationär aufgenommen, brauchte Sauerstoff, inhalierte und bekam Kortison gespritzt. Bei den ausführlichen Gesprächen mit den Krankenhausärzten und bei genauem Nachfragen wurde uns dann bewusst, dass ein leichtes Pfeifen öfter auftrat; manchmal morgens, manchmal beim Toben und auch öfter bei Infekten. Vom Krankenhaus wurden uns ein Spacer (Inhalationshilfe) und ein Notfallspray verordnet, das wir bei Atemnot einsetzen sollten. Nachdem wir sensibilisiert waren, fiel uns auf, dass solche Atemnotsituationen in leichter Ausprägung relativ oft auftraten – mindestens einmal pro Woche. Mit dieser Information wandten wir uns an einen Kinder- und Jugendarzt, der sich besonders gut mit Asthma auskannte. Er stellte aufgrund der Anamnese und des guten Ansprechens auf das Notfallmedikament – es handelt sich um ein kurzwirksames Betamimetikum – die Diagnose ›Asthma bronchiale‹. In der Allergiediagnostik zeigte sich eine Sensibilisierung gegen Gräserpollen. Wegen der häufigen Symptome wurde eine Dauertherapie mit inhalierbarem Kortison eingeleitet. Unter dieser Therapie stabilisierte sich B. zunehmend. Sie war körperlich belastbarer, Infekte dauerten nicht mehr so lange und auch die Luftnot bei körperlicher Belastung trat kaum noch auf. In einer Asthmaschulung haben wir Eltern dann gelernt, was Asthma ist, welche Medikamente es gibt und wie man die Auslöser vermeiden kann. Mit etwa 5 Jahren wurden dann die ersten Lungenfunktionsuntersuchungen durchgeführt und es zeigte sich, dass diese weitgehend normal waren. Lediglich im Rahmen von Infekten konnte man eine Verengung der Atemwege sehen. Die Therapie mit dem inhalierbaren Kortison erfolgt jetzt schon seit sechs Jahren und wird kontinuierlich durchgeführt. Hierunter fühlen sich B. und wir sicher; insbesondere da wir bei der relativ niedrigen Dosierung von inhalierbarem Kortison keine Nebenwirkungen zu erwarten haben. B. macht bei unserem Kinder- und Jugendarzt regelmäßig Lungenfunktionsprüfungen und wir legen gemeinsam alle drei bis sechs Monate die Therapie fürs nächste halbe Jahr fest. Bald soll B. in einem Asthmacamp an einer Asthmaschulung teilnehmen und die Therapie danach selbstständiger durchführen. Wir hoffen, dass sie ihr Asthma weiter fest im Griff hat und so unbeschwert durchs Leben gehen kann.«

Literatur

Apter, A.J., Boston, R.C. & George, M. (2003). Modifiable barriers to adherence to inhaled steroids among adults with asthma: It's not just black and white. Journal of Allergy and Clinical Immunology, 111, 1219–1226.

Bandiera, F.C., Richardson, A.K., Lee, D.J., He, J.P. & Merikangas, K.R. (2011). Secondhand smoke exposure and mental health among children and adolescents. Archives of Pediatric and Adolescent Medicine, 165, 332–338.

Bender, B.G., Annett, R.D. & Strunk, R.C. (2004). Retrospective and prospective parental reports of sleep in children with asthma. Journal of Allergy and Clinical Immunology, 114, 985–988.

Bender, B., Wamboldt, F.S., O'Connor, S.L. et al. (2000). Measurement of children's asthma medication adherence by self report, mother report, canister weight, and doser CT. Annals of Allergy, Asthma and Immunology, 85, 416–421.

Blackman, J.A. & Conaway, M.R. (2012). Changes over time in reducing developmental and behavioral comorbidities of asthma in children. Journal of Developmental Behavior Pediatrics, 33, 24–31.

Blackman, J.A. & Gurka, M.J. (2007). Developmental and behavioral comorbidities of asthma in children. Journal of Developmental Behavior Pediatrics, 28, 92–99.

Boyd, M., Lasserson, T.J., McKean, M.C., Gibson, P.G., Ducharme, F.M. & Haby, M. (2009). Interventions for educating children who are at risk of asthma-related emergency department attendance. Cochrane Database 15, CD001290.

Burgess, S.W., Sly, P.D., Morawska, A. & Devadason, S.G. (2008). Assessing adherence and factors associated with adherence in young children with asthma. Respirology, 13, 559–563.

Burgess, S.W., Sly, P.D. & Devadason, S.G. (2010). Providing feedback on adherence increases use of preventive medication by asthmatic children. Journal of Asthma, 47, 198–201.

Calam, R., Gregg, L. & Goodman, R. (2005). Psychological adjustment and asthma in children and adolescents: The UK nationwide mental health survey. Psychosomatic Medicine, 67, 105–110.

Chen, H., Gould, M.K., Blanc, P.D., Miller, D.P., Kamath, T.V., Lee, J.H. & Sullivan, S.D. (2007). Asthma control, severity, and quality of life: quantifying the effect of uncontrolled disease. Journal of Allergy and Clinical Immunology, 120, 396–402.

Coffman, J.M., Cabana, M.D., Halpin, H.A. & Yelin, E.H. (2008). Effects of asthma education on children's use of acute care services: A meta-analysis. Pediatrics, 121, 575–586.

Conn, K.M., Halterman, J.S., Lynch, K. & Cabana, M.D. (2007). The impact of parents' medication beliefs on asthma management. Pediatrics, 120, 521–526.

Corsico, A.G., Cazzoletti, L., de Marco, R., Janson, D., Jarvis, D., Zoia, M.C., Bugiani, M., Accordini, S., Villani, S., Marinoni, A., Gislason, A., Gulsvik, A., Pin, I., Vermeire, P. & Cerveri, I. (2007). Factors affecting adherence to asthma treatment in an international cohort of young and middle-aged adults. Respiratory Medicine, 101, 1363–1367.

de Vries, U. & Petermann, F. (2008). Compliance bei asthmakranken Kindern. Monatsschrift Kinderheilkunde, 156, 1095–1099.

Diette, G.B., Markson, L., Skinner, E.A., Nguyen, T.T., Algatt-Bergstrom, P. & Wu, A.W. (2000). Nocturnal asthma in children affects school attendance, school performance, and parents' work attendance. Archives of Pediatrics and Adolescent Medicine, 154, 923–928.

Drotar, D. & Bonner, M.S. (2009). Influences on adherence to pediatric asthma treatment: A review of correlates and predictors. Journal of Developmental Behavior Pediatrics, 30, 574–582.

Farber, H.J., Capra, A.M., Finkelstein, J.A., Lozano, P., Quesenberry, C.P., Jensvold, N.G., Chi, F.W. & Lieu, T.A. (2003). Misunderstanding of asthma controller medications: Association with non-adherence. Journal of Asthma, 40, 17–25.

GINA Report (2011). Global Strategy for Asthma Management and Prevention von The Global Strategy for Asthma Management and Prevention, Global Initiative for Asthma

(GINA). Verfügbar unter: http://www.ginasthma.org/.

Graves, M.M., Adams, C.D. & Portnoy, J.M. (2006). Adherence in young children with asthma. Current Opinion in Allergy and Clinical Immunology, 6, 124–127.

Guevara, J.P., Wolf, F.M., Grum, C.M. & Clark, N.N. (2003). Effects of educational interventions for self management of asthma in children and adolescents: Systematic review and meta-analysis. BMJ, 326, 1308–1309.

Jentzsch, N.S., Camargos, P.A., Colosimo, E.A. & Bousquet, J. (2009). Monitoring adherence to beclomethasone in asthmatic children and adolescents through four different methods. Allergy, 64, 1458–1462.

Klinnert, M.D., Kaugars, A.S., Strand, M. & Silveira, L. (2008). Family psychological factors in relation to children's asthma status and behavioral adjustment at age 4. Family Process, 47, 41–61.

Klinnert, M.D., McQuaid, E.L., McCormick, D., Adinoff, A.D. & Bryant, N.E. (2000). A multimethod assessment of behavioural and emotional adjustment in children with asthma. Pediatric Psychology, 25, 35–46.

Klinnert, M.D., Nelson, H.S., Price, M.R., Adinoff, A.D., Leung, D.Y. & Mrazek, D.A. (2001). Onset and persistence of childhood asthma: predictors from infancy. Pediatrics, 108, E69.

Lai, H.K., Ho, S.Y., Wang, M.P. & Lam, T.H. (2009). Secondhand smoke and respiratory symptoms among adolescent current smokers. Pediatrics, 124, 1306–1310.

Lasmar, L., Camargos, P., Champs, N.S., Fonseca, M.T., Fontes, M.J., Ibiapina, C., Alvim, C. & Moura, J.A. (2009). Adherence rate to inhaled corticosteroids and their impact on asthma control. Allergy, 64, 784–789.

McQuaid, E.L., Kopel, S.J., Klein, R.B. & Fritz, G.K. (2003). Medication adherence in pediatric asthma: reasoning, resposibility, and behavior. Journal of Pediatric Psychology, 28, 323–333.

McQuaid, E.L., Kopel, S.J. & Nassau J.H. (2001). Behavioural adjustment in children with asthma: A meta-analysis. Journal of Developmental and Behavioral Pediatrics, 22, 430–439.

McQuaid, E.L., Walders, N., Kopel, S.J., Fritz, G.K. & Klinnert, M.D. (2005). Pediatric asthma management in the family context: The family asthma management system scale. Journal of Pediatric Psychology, 30, 492–502.

McMullen, A.H., Yoos, H.L. & Kitzman, H. (2002). Peak flow meters in childhood asthma: Parent report of use and perceived usefulness. Journal of Pediatric Health Care, 16, 67–72.

Mogensen, N., Larsson, H., Lundholm, C. & Almqvist, C. (2011). Association between childhood asthma and ADHD symptoms in adolescence: A prospective population-based twin study. Allergy, 66, 1224–1230.

Nikander, K., Turpeinen, M., Pelkonen, A.S., Bengtsson, T., Selroos, O. & Haahtela, T. (2011). True adherence with the Turbuhaler in young children with asthma. Archives of Diseases in Childhood, 96, 1168–1673.

Noeker, M. & Petermann, F. (2008). Chronisch-körperliche Erkrankungen. In F. Petermann (Hrsg.), Lehrbuch der Klinischen Kinderpsychologie (6. Aufl.). (S. 515–531). Göttingen: Hogrefe.

NVL Asthma (2009). Bundesärztekammer (BÄK), Kassenärztliche Bundesvereinigung (KBV), Arbeitsgemeinschaft der Wissenschaftlichen Medizinischen Fachgesellschaften (AWMF). Nationale Versorgungs-Leitlinie Asthma, 2. Auflage. Verfügbar unter: http://www.versorgungsleitlinien.de/themen/asthma.

Schauerte, G. (2006). Results of a two week intensive educational intervention for asthma in children. Journal of Allergy and Clinical Immunology, 117, Suppl. S275.

Schlack, R., Hölling, H., Kurth, B.M. & Huss, M. (2007). Die Prävalenz der Aufmerksamkeitsdefizit-/Hyperaktivitätsstörung (ADHS) bei Kindern und Jugendlichen in Deutschland. Erste Ergebnisse aus dem Kinder- und Jugendgesundheitssurvey (KiGGS) Bundesgesundheitsblatt Gesundheitsforschung Gesundheitsschutz, 50, 827–835.

Schlaud, M., Atzpodien, K. & Thierfelder, W. (2007). Allergische Erkrankungen. Ergebnisse aus dem Kinder- und Jugendgesundheitssurvey (KiGGS). Bundesgesundheitsblatt Gesundheitsforschung Gesundheitsschutz, 50, 701–710.

Siniatchkin, M., Darabaneanu, S., Gerber-von Müller, G., Niederberger, U., Petermann, F., Schulte, I. & Gerber, W.-D. (2010). Kinder mit Migräne und Asthma: Zur Rolle der Eltern-Kind-Interaktion. Kindheit und Entwicklung, 19, 27–35.

Ulrik, C.S., Postma, D.S. & Backer, V. (2005). Recognition of asthma in adolescents and young adults: Which objective measure is best? Journal of Asthma, 42, 549–554.

Wamboldt, M., Fritz, G., Mansell, A., McQuaid, E.L. & Klein, B.R. (1998). Relationship of asthma severity and psychosocial problems in children. Journal of the American Academy of Child and Adolescent Psychiatry, 37, 943–950.

Williams, L.K., Peterson, E.L, Wells, K., Campbell, J., Wang, M., Chowdhry, V.K., Walsh, M., Enberg, R., Lanfear, D.E. & Pladevall, M. (2010). A cluster-randomized trial to provide clinicians inhaled corticosteroid adherence information for their patients with asthma. Journal of Allergy and Clinical Immunology, 126, 225–231.

4 Atopische Dermatitis

Heinrich Tröster • Mechthild Hellermann

4.1 Beschreibung der chronischen Erkrankungsform

Die atopische Dermatitis ist eine chronisch-entzündliche Hauterkrankung mit chronisch-rezidivierendem Verlauf. Sie gehört neben dem Heuschnupfen (Rhinitis allergica), dem allergischen Asthma bronchiale und der allergischen Konjunktivitis (allergisch bedingte Erkrankung der Bindehaut des Auges) zum atopischen Formenkreis.

Definition

Mit dem Begriff **Atopie** wird eine genetisch bedingte Neigung zu Überempfindlichkeitsreaktionen beschrieben, die mit einer erhöhten Produktion von Antikörpern (dem Immunglobulin IgE) oder mit unspezifischen Abwehrreaktionen einhergehen. Ansonsten harmlose Umweltsubstanzen wie z. B. Pollen oder Hausstaub führen bei entsprechender Disposition zu einer überschießenden Antikörperbildung, die eine Entzündungsreaktion der Haut, der Augen oder der Bronchien nach sich zieht. Innerhalb des atopischen Formenkreises stellt die atopische Dermatitis die Manifestation der Atopie in Bezug auf die Haut dar (Warschburger, 1996).

Die Vielzahl unterschiedlicher, in der Regel synonym verwendeter Bezeichnungen für die Erkrankung (z. B. atopische Dermatitis (AD), Neurodermitis, atopisches Ekzem (AE), endogenes Ekzem) spiegelt auch die Unsicherheit im Hinblick auf Ätiologie und Genese der Erkrankung wider. Im deutschen Sprachraum wird vor allem im pädiatrischen Bereich die Bezeichnung *Neurodermitis* verwendet, die Bezeichnung *atopische Dermatitis* stellt den dermatologischen Fachbegriff dar.

Das klinische Erscheinungsbild der atopischen Dermatitis ist durch ein breites Spektrum krankhafter Hautveränderungen gekennzeichnet. Auf den betroffenen Hautstellen zeigen sich entzündliche Rötungen (Erytheme), Bläschen (Ödeme), Schuppungen, Krustenbildung und Lichenifikation (Verdickung und Vergröberung der Hautstruktur) oder Papeln (knötchenförmige Verdickungen der Haut). Charakteristisch für die atopische Dermatitis ist ihr schubweiser Verlauf. Im akuten Stadium ist die Symptomatik durch stark gerötete Ekzeme geprägt, die über Tage und Wochen andauern und mit einem von den Betroffenen als quälend erlebten Juckreiz einhergehen. Im subakuten Stadium gehen die akuten Entzündungen und der Juckreiz zurück, es kommt zur Schuppung der Haut mit deutlichem Spannungsgefühl. Die Chronifizierung der atopischen Dermatitis zeigt sich an verschiedenen Hautveränderungen: Schuppungen, Exkoriationen (Schädigung der Haut infolge des Kratzens), Lichenifikationen und Papeln sowie eine verstärkte Verhornung (Hyperkeratose) und tiefe Hautrisse (Rhagaden). Sowohl die Art der Hautveränderungen als auch die Körperregionen, in denen die Symptomatik bevorzugt auftritt (Prädilektionsstellen), weisen einen eng mit dem Lebensalter verbundenen Verlauf auf.

Säuglings- und Kleinkindalter

Bei der Mehrzahl der Betroffenen tritt die Hautveränderung erstmalig im Säuglingsalter auf, meist schon im ersten Lebenshalbjahr. Entstehende Verkrustungen der Haut in diesem Stadium ähneln verbrannter Milch und werden deshalb umgangssprachlich auch als *Milchschorf* bezeichnet. Diese Auffälligkeit stellt oft ein erstes Symptom für ein sich anbahnendes atopisches Ekzem dar. Die pathologischen Hautveränderungen zeigen sich in Form von flächigen Ekzemen, die stark jucken und daher häufig zerkratzt werden und sich oftmals zu entzündlichen, nässenden Herden entwickeln. Durch das Aufkratzen besteht die Gefahr von Sekundärinfektionen. Die Hautveränderungen zeigen sich bevorzugt am Kopf und im Gesicht, vor allem an den Wangen, am Hals und im oberen Bereich des Brustkorbs. Im Kleinkindalter breiten sich die Hautsymptome auf den Rumpf und auf die Streckseiten der Extremitäten aus. Es zeigen sich Rötungen und Papeln, Kratzeffekte mit Verkrustungen und erste Anzeichen von Lichenifikation, vor allem in den Gelenkbeugen, im Gesicht und auf den Hand- und Fußrücken. Ab dem zweiten bis dritten Lebensjahr zeigen sich die Hautveränderungen meist als gerötete, schuppende und juckende Herde in den Ellenbeugen und Kniekehlen sowie am Nacken und an den Handgelenken.

Vorschul- und Schulalter

Die Hautsymptomatik tritt bevorzugt in den Beugefalten der Gelenkbeugen (Ellenbeugen, Handgelenk, Kniekehle) sowie an Nacken, Fußrücken und Händen auf. Daher wird auch häufig von einem *Beugenekzem* gesprochen. Die Hautveränderungen verlieren ihren nässenden Charakter, die betroffenen Hautstellen sind meist entzündet und schuppen leicht. Es zeigen sich entweder bevorzugt Rötungen und Papeln (rötliche oder bräunliche Knötchen auf der Hautoberfläche) oder es kommt als Folge des Kratzens und von Entzündungen vermehrt zu Exkoriationen, Verkrustungen und Lichenifikation.

Jugend- und Erwachsenalter

Bei Jugendlichen und Erwachsenen sind vor allem die großen Gelenkbeugen, die Handrücken, das Gesicht, der Nacken sowie der Brust- und Schulterbereich betroffen. Kennzeichnend ist, dass die Hautveränderungen in der Regel symmetrisch auftreten, das heißt die betroffenen Köperteile (Gesicht, Hals, Hände, Gelenkbeugen) jeweils beidseitig befallen sind. Im längeren Krankheitsverlauf zeigt sich die Hautsymptomatik vor allem in einer Lichenifikation sowie in einer oftmals flächenartigen Papelbildung.

Diagnostik

Zur Diagnostik der atopischen Dermatitis gibt es keine eindeutig diskriminierenden Kriterien (Schäfer, 1999). Die Diagnose wird aufgrund des klinischen Erscheinungsbildes gestellt, wobei man auch heute noch auf den Kriterienkatalog von Hanifin und Rajka (1980) zurückgreift (vgl. Tab. 4.1). Danach müssen mindestens drei von vier Hauptsymptomen vorliegen sowie mindestens drei von 23 Nebenkriterien erfüllt sein. Das Kernsymptom ist der Juckreiz (Pruritus), ohne den die Diagnose der atopischen Dermatitis nicht gestellt werden darf. Zur standardisierten Bestimmung des Schweregrades der atopischen Dermatitis (vgl. Schmitt et al., 2007) wird der SCORAD (Severity Scoring of Atopic Dermatitis) der European Task Force on Atopic Dermatitis (1993) herangezogen. Der SCORAD-Index setzt sich aus drei Komponenten zusammen:

(1) die Ausdehnung der betroffenen Hautstellen,
(2) die Intensität sechs morphologischer Symptome (Erythem, Nässen, Ödem, Exkoriation, Lichenifikation und Trockenheit), die jeweils auf einer vierstufigen Skala (von 0 = »keine« bis 3 = »stark«) beurteilt werden, sowie
(3) zwei subjektive Symptome (Juckreiz und Schlafverlust), die von dem Patienten auf einer zehnstufigen Skala eingeschätzt werden.

Der gewichtete Summenscore kann ein Maximum von 103 Punkten erreichen. SCORAD-Werte bis zu 20 Punkten werden als mild, von 20 bis 40 Punkten als mittelschwer und ab 40 Punkten als schweres Ekzem eingestuft.

Tabelle 4.1 Kriterien für die Diagnose »Atopische Dermatitis« (nach Hanifin & Rajka, 1980)

Hauptkriterien (3 von 4 müssen erfüllt sein)	▶ Pruritus (Juckreiz) ▶ typische Morphologie und Verteilung – Erwachsene: Beugeseiten der Arme und Beine – Säuglinge und Kleinkinder: Streckseiten und Gesicht ▶ chronische oder chronisch-rezidivierende Dermatitis (Hautentzündung) ▶ persönliche oder Familienanamnese mit Atopiebefund (Asthma, allergische Rhinitis, allergische Konjunktivitis, Neurodermitis)
Nebenkriterien (3 von 23 müssen erfüllt sein)	▶ Xerosis (allgemein trockene Haut), ▶ Ichthyosis (trockene, schuppende Haut), ▶ allergische Hautreaktionen vom Soforttyp (Typ 1) ▶ erhöhte Serum-IgE-Werte ▶ frühes Einsetzen der Krankheit (während der ersten fünf Lebensjahre) ▶ Neigung zu Hautinfektionen (u. a. mit Herpes simplex-Virus und Staphylokokken) ▶ Neigung zu unspezifischen Hautentzündungen der Hände und Füße ▶ Brustwarzenekzem ▶ Lippenentzündungen (Cheilitis) ▶ wiederkehrende Bindehautentzündungen (Konjunktivitis)

▶

Tabelle 4.1 (Fortsetzung)

	▶ Infraorbitalfalte (sog. Dennie-Morgan-Falte: Einzelne Hautfalte unter dem Auge) ▶ Keratocunus (kegelförmige Vorwölbung der Hornhaut des Auges) ▶ spontan auftretender beidseitiger grauer Star (Cataracta subcapsularis anterior) ▶ Ränder um die Augenhöhle ▶ Gesichtsblässe oder -röte ▶ Pityriasis alba (Schwache Unterpigmentierung nach Entzündung) ▶ Hautfalte am Vorderhals ▶ Juckreiz nach Schwitzen ▶ Unverträglichkeit gegenüber Wolle und Fettlösern ▶ Perifollikuläre (das Follikel umgebende) Akzentuierung ▶ Unverträglichkeit von Nahrungsmitteln ▶ durch Umwelt- und psychische Faktoren beeinflusster Verlauf ▶ weißer Dermographismus (weiße Hautzeichnung nach mechanischer Reizung) und verzögertes Abblassen

4.2 Annahmen zur Störungsgenese

Die Ätiologie der atopischen Dermatitis ist nach wie vor ungeklärt, es fehlt auch heute noch ein genaues Verständnis der immunologischen, neurovegetativen und physiologischen Prozesse, die für das Auftreten und die Aufrechterhaltung der Hautsymptomatik verantwortlich sind (Abeck & Ring, 1999). Vor dem Hintergrund tiefenpsychologischer Konzepte ging man lange Zeit von einer psychogenen Verursachung der atopischen Dermatitis aus: Eine unterschwellige Feindseligkeit der Mutter gegenüber ihrem Kind sollte danach in der Hautsymptomatik des Säuglings zum Ausdruck kommen (Spitz, 1957; Williams, 1951). Empirische Studien lieferten jedoch keine Belege für diesen Ansatz. Zwar beschrieben sich Mütter von Kindern mit atopischer Dermatitis als weniger spontan, weniger emotional und beherrschter (Ring et al., 1986) sowie als depressiver, ängstlicher, hoffnungsloser und überfürsorglicher als Mütter der Kontrollgruppe (Pauli-Pott et al., 1999), die Auffälligkeiten erwiesen sich aber nicht als die Ursache, sondern als Ausdruck von Überlastung und Unsicherheit im Umgang mit dem erkrankten Kind (Fegert et al., 1997; Langfeld, 1995; Langfeld & Luys, 1993; Solomon & Gagnon, 1987). Belastungen der Mutter-Kind Beziehung gehen offenbar nicht der Erkrankung voraus, sondern stellen allenfalls eine Folge der Erkrankung dar.

Multifaktorielles Bedingungsmodell. Aktuelle Ansätze zur Pathogenese gehen von einem multifaktoriellen Bedingungsmodell aus (vgl. Abb. 4.1). Die Grundlage der

Erkrankung wird in einer genetisch-bedingten erhöhten Reagibilität der Haut gesehen, die beim Einwirken exogener oder psychischer Faktoren zu pathologischen Hautveränderungen führt (vgl. Petermann & Warschburger, 1999). Als exogene Auslöser kommen inhalative Allergene (z. B. Hausstaubmilbenkot, Pollen, Gräser, Tierhaare), nutritive Allergene (bestimme Nahrungsmittel wie z. B. Nüsse, Milch, Zitrusfrüchte), Hautirritationen durch chemische Substanzen (z. B. Reinigungsmittel), durch mechanische Reizung (z. B. Wolle) oder durch thermische Einwirkungen (z. B. Wärme) sowie Infekte oder klimatische Faktoren in Frage. Bei den endogenen Auslösern steht vor allem die psychische Belastung im Vordergrund. In Abhängigkeit von der Art der Auslöser werden eine extrinsische und eine intrinsische Form der atopischen Dermatitis unterschieden. Erstere ist durch eine Übersensibilität gegen spezifische Allergene gekennzeichnet, die in einer Erhöhung der IgE-Konzentration im Blut zum Ausdruck kommt. Bei der intrinsischen Form sind keine allergenen Auslöser nachweisbar.

Psychische Faktoren. Psychische Faktoren gelten nicht als krankheitsverursachend, sondern kommen als Auslöser für Krankheitsschübe in Frage. Dafür sprechen substanzielle Zusammenhänge zwischen der von den Patienten berichteten psychischen Belastung und ihrer Hautsymptomatik. Aus Sicht der Patienten tragen offenbar Alltagsbelastungen im hohen Maße zur Hautverschlechterung bei. Der retrospektiv gefundene Zusammenhang zwischen Belastungsindikatoren und der Hautsymptomatik (z. B. Kissling & Wüthrich, 1993) lässt jedoch offen, ob die Verschlechterung der Hautsymptomatik eine Folge oder die Ursache der psychischen Belastung darstellt. In prospektiven Studien, in denen Hautzustand und Alltagsbelastungen über einen größeren Zeitraum täglich erhoben wurden, zeigten sich jedoch bei der Mehrzahl der Patienten signifikante, wenngleich nicht sehr hohe Korrelationen zwischen den Alltagsbelastungen und dem Hautzustand am gleichen Tag (Schubert, 1989) oder am darauffolgenden Tag (Helmbold et al., 1996; King & Wilson, 1991; Stumpf-Curio, 1997). Diese Befunde sprechen dafür, dass psychische Belastungen tatsächlich Hautverschlechterungen auslösen können.

Wie der Zusammenhang zwischen psychischer Belastung und Hautsymptomatik zustande kommt, ist noch ungeklärt. Münzel (1999) beschreibt zwei vermittelnde Mechanismen: Zum einen könnte es *auf direktem Wege* über die mit dem Stress einhergehenden neurovegetativen, endokrinen und/oder immunologischen Veränderungen zu einer Verschlechterung der Hautsymptomatik kommen, zum anderen kann sich die Belastung auf einem *indirekten Weg* über das belastungsbedingte Verhalten – etwa durch eine verringerte Compliance (z. B. Vernachlässigung der Hautpflege, vermehrter Konsum von Alkohol, Medikamenten und Nikotin, abnehmende Disziplin in der Allergenvermeidung) und/oder durch vermehrtes Kratzen infolge der Belastung – negativ auf den Hautzustand auswirken. Die Befunde deuten darauf hin, dass Belastungen über beide Wege, also sowohl über die stressbedingten körperlichen Reaktionen als auch über das stressbedingte Verhalten, Hautverschlechterungen auslösen können (Buske-Kirschbaum et al., 2001; Niemeier et al., 2009).

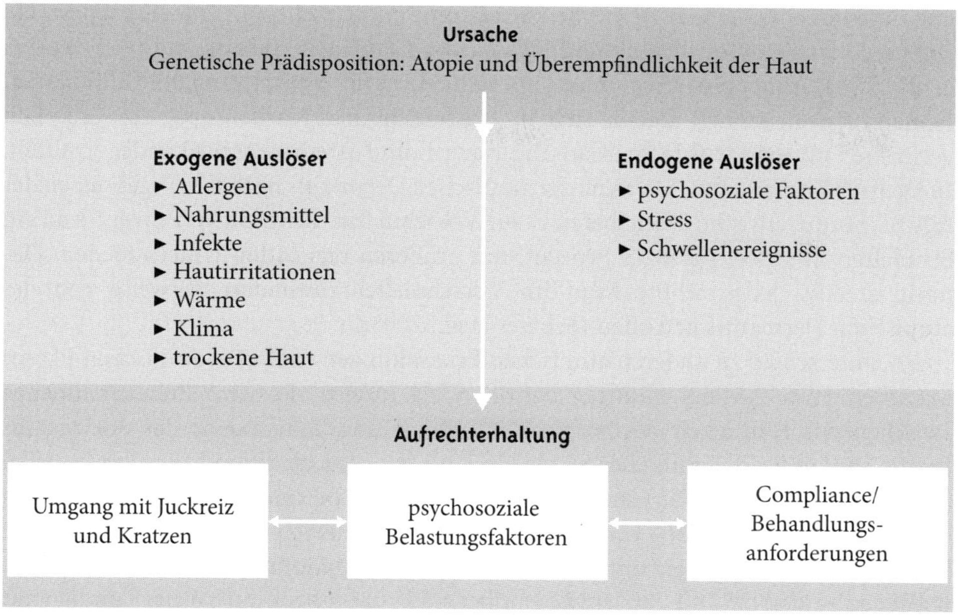

Abbildung 4.1 Multifaktorielles Erklärungsmodell von Entstehung und Aufrechterhaltung der atopischen Dermatitis (modifiziert nach Petermann & Warschburger, 1999)

Aufrechterhaltung. Zur Aufrechterhaltung der atopischen Dermatitis tragen (1) der Umgang mit Juckreiz und Kratzen, (2) psychosoziale Belastungsfaktoren und (3) die Compliance bei. Aus den verschiedenen Faktoren entsteht häufig ein »Teufelskreis«:

- Vermehrtes Kratzen führt kurzfristig zwar zu einer Minderung des Juckreizes, langfristig aber zu einer Verschlechterung des Hautbildes und damit zu verstärktem Juckreiz.
- Auf Stress wird häufig mit Juckreiz und Kratzverhalten reagiert. Dies führt wiederum zu einer Verschlechterung des Hautbildes, was wiederum die Belastung verstärken kann.
- Mangelnde Compliance (z. B. Vernachlässigung der Körperpflege) führt zu einer Verschlechterung des Hautbildes.

4.3 Epidemiologie

Die Angaben zur Prävalenz schwanken in Abhängigkeit von der Erhebungsmethode (Fragebogen oder hautärztliche Diagnose) und den diagnostischen Kriterien (Schäfer, 1999). Übereinstimmend zeigt sich, dass Kinder häufiger betroffen sind als Erwachsene. Nach epidemiologischen Studien, die auf einer dermatologischen Untersuchung basieren, liegt die Prävalenz der atopischen Dermatitis in Deutschland bei Erwachsenen zwischen 2.5 und 3.4 Prozent und bei Vorschulkindern zwischen 11.3 und 12.9 Prozent (Schäfer, 1999). Damit zählt die atopische Dermatitis zu den häufigsten chronischen Erkrankungen im Kindes- und Jugendalter.

Die Ergebnisse der ersten weltweiten Studie mit einheitlichen Diagnosekriterien, die *International Study of Asthma and Allergies in Childhood* (ISAAC; vgl. von Mutius et al., 1999), zeigen große regionale Unterschiede in der Verbreitung der Erkrankung. Höhere Prävalenzraten finden sich in Australien und Nordeuropa, eine deutlich geringere Prävalenz wurde für asiatische, zentral- und osteuropäische Länder ermittelt. In Deutschland liegt die Prävalenz der atopischen Dermatitis nach den Ergebnissen der ISAAC-Studie etwa im Mittelbereich, im Vorschulalter bei etwa 10 Prozent und im Schulalter zwischen 4 und 19 Prozent, mit größeren regionalen Unterschieden. Danach ist etwa jedes zehnte Kind im Vorschulalter zumindest zeitweise von der atopischen Dermatitis betroffen (Schäfer et al., 2003a).

Im Unterschied zu anderen atopischen Erkrankungen sind vom atopischen Ekzem Mädchen etwa 2,6-mal häufiger betroffen als Jungen. Positive Zusammenhänge zwischen der Häufigkeit des atopischen Ekzems und Indikatoren des Sozialstatus (z. B. Schulbildung, beruflicher Status) lassen vermuten, dass das Erkrankungsrisiko auch vom Sozialstatus der Familie abhängig ist. So lag beispielsweise die Prävalenz in einer deutschen Stichprobe von 4219 Schulanfängern zum Zeitpunkt der Einschulung bei Kindern aus Familien mit einem hohen sozioökonomischen Status (nach dem Beruf des Vaters) bei 18.1 Prozent gegenüber 6.5 Prozent bei Kindern aus Familien mit niedrigem sozialen Status (Werner et al., 2002). Die Ursachen für das mit dem Sozialstatus ansteigende Risiko sind noch ungeklärt.

Internationale Studien, in denen die Prävalenz über einen längeren Zeitraum mit gleichen Diagnosekriterien untersucht wurde, zeigen einen deutlichen Anstieg des atopischen Ekzems in den Industrieländern in den letzten Dekaden (Schäfer et al., 2003a). Ob dafür eine höhere Allergenbelastung oder aber andere Faktoren wie beispielsweise eine höhere Sensibilität für Hautprobleme in der Bevölkerung, verbesserte Diagnostik, veränderte Ernährungsgewohnheiten oder auch eine herabgesetzte Stimulierung des Immunsystems infolge verbesserter hygienischer Verhältnisse verantwortlich sind, ist noch ungeklärt (Ring et al., 2001).

4.4 Verlauf und Prognose

Das Erstmanifestationsalter der atopischen Dermatitis liegt überwiegend im ersten Lebensjahr, die Erkrankung kann jedoch auch in späteren Lebensjahren auftreten. In der Studie von Rajka (1989) an 1200 Patienten trat das Ekzem bei 57 Prozent der Patienten erstmalig vor dem ersten und bei 87 Prozent vor dem sechsten Lebensjahr auf. Nur bei 2 Prozent der Patienten entwickelten sich erst nach dem 20. Lebensjahr erste Hautveränderungen.

Nach Ausbruch des atopischen Ekzems kann es zu unterschiedlichen Krankheitsverläufen kommen: Spontanremission, Rückgang, Verschiebung auf andere Erkrankungen oder Ausbreitung der Erkrankung. Kissling und Wüthrich (1993) konnten zehn verschiedene Verlaufstypen identifizieren. In vielen Fällen verbessert sich mit dem Alter die Hautsymptomatik oder es kommt zu einer vollständigen

Remission. Häufig tritt die atopische Dermatitis gemeinsam mit anderen Erkrankungen des atopischen Formenkreises auf. Nach Wüthrich (1994) weisen etwa 40 bis 60 Prozent der Betroffenen zusätzliche atopische Erkrankungen auf. Oftmals ist ein Abklingen der Hautsymptomatik bis zum zweiten Lebensjahr zu beobachten, die dann aber durch asthmatische Beschwerden abgelöst wird (Lauener & Eigenmann, 2001).

Wie hoch der Prozentsatz der Kinder ist, bei denen die atopische Dermatitis ausheilt bzw. persistiert, ist allerdings unklar. In prospektiven Studien lag die Persistenz zwischen 40 und 80 Prozent. Vor allem Unterschiede in den diagnostischen Kriterien, im Schweregrad der Symptomatik und in der Stichprobenzusammensetzung erschweren den Vergleich der Befunde zur Persistenz. Möglicherweise wird die Persistenz auch unterschätzt, weil aufgrund des chronisch-rezidivierenden Charakters des atopischen Ekzems oftmals Phasen auftreten, in denen die Hautsymptome abklingen oder ganz zurückgehen, die zugrundeliegende Vulnerabilität aber bestehen bleibt (Warschburger, 1996). Als prognostisch ungünstig erwiesen sich nach der Literaturübersicht von Warschburger (1996)

(1) ein Krankheitsbeginn im ersten Lebensjahr,
(2) ein hoher Schweregrad der Symptomatik bei der Erstmanifestation,
(3) eine familiäre Atopiebelastung,
(4) das zusätzliche Auftreten von Heuschnupfen und/oder Asthma bei den Betroffenen,
(5) weibliches Geschlecht sowie
(6) eine altersuntypische Lokalisation der Hautsymptomatik (vgl. Williams & Wüthrich, 2000).

4.5 Psychosoziale Belastungen, Entwicklungsrisiken und Entwicklungschancen

Krankheitsspezifische Belastungen für Kinder und Jugendliche mit atopischer Dermatitis und ihre Familien ergeben sich vor allem aus dem Juckreiz und dem Kratzen sowie aus den Anforderungen zur Krankheitskontrolle (Ernährungsumstellung, Allergenvermeidung und Hautpflege).

Juckreiz und Kratzen

Die größte Belastungsquelle ist der oft anfallsweise auftretende Juckreiz, den die Betroffenen meist als quälend und unbeherrschbar erleben. Da ihre Juckreizschwelle niedriger ist, kann ein Juckreiz schon durch physikalische, chemische oder mechanische Reize geringer Intensität hervorgerufen werden. Der Juckreiz löst Kratzimpulse aus, die, wenn ihnen nicht widerstanden wird, extensives Kratzen nach sich ziehen, was zu einer Schädigung bzw. Entzündung der Haut führt. Dadurch wird der Juckreiz verstärkt, wodurch wiederum Kratzimpulse ausgelöst oder intensiviert werden usw. In diesem »Juckreiz-Kratz-Zirkel« (Warschburger et al., 2000) verstärken sich Juckreiz und Kratzen gegenseitig. Vorbeugende Maßnahmen zur Verminderung des Juckreizes sind – neben einer systematischen Hautpflege – Kratzalternativen, etwa das Kneifen oder Drücken der juckenden Hautpartien, die Kühlung der Haut durch Umschläge, Wasser oder kalte Gegenstände, Ablenkungen oder Entspannungsübungen sowie bei Säuglingen Handschuhe und Neurodermitis-Overall zur Verhinderung des Kratzens. Gerade nachts fällt es schwer, dem Kratzimpuls zu widerstehen. Kinder haben daher häufig Ein- und Durchschlafprobleme und weniger Tiefschlafphasen als gesunde Kinder (Dahl et al., 1995). Der Schlafmangel zieht häufig Konzentrationsprobleme in der Schule nach sich.

Ernährungsumstellung und Allergenvermeidung

Ernährungsumstellung. Etwa 10 Prozent der erwachsenen Patienten leiden unter Nahrungsmittelallergien und Intoleranzreaktionen (Stangier et al., 1996), bei Kindern wurden bei etwa einem Drittel der Fälle Nahrungsmittelallergien nachgewiesen (Eigenmann et al., 1998). Vor allem Kleinkinder leiden häufig unter einer Hühnereiweiß- oder Milcheiweißunverträglichkeit. Auch Allergien gegenüber Fisch, Obst, Gemüse, Nüssen, Soja und Weizenmehl kommen als Auslöser des atopischen Ekzems in Frage. Wurden symptomauslösende und -verstärkende Nahrungsfaktoren identifiziert, ist oftmals eine umfassende Ernährungsumstellung notwendig, die für alle Familienmitglieder eine Belastung darstellt (Sicherer & Sampson, 1999).
Allergenvermeidung. Die Allergenvermeidung bei einer Überempfindlichkeit gegenüber Inhalationsallergenen wie Hausstaub, Pollen oder Tierhaare stellt hohe Anforderungen an die Kinder und Jugendlichen und ihre Familien und ist meist mit vielfältigen Einschränkungen im Alltag verbunden. Die Allergene müssen im Alltag zuverlässig erkannt und möglichst gemieden werden. Der Kontakt mit Hausstaubmilben kann durch ein adäquates Raumklima verringert werden, nicht selten werden aber auch kostspielige Sanierungsmaßnahmen im Wohn- und vor allem im Schlafbereich notwendig. Bei einer Überempfindlichkeit gegenüber Tierhaaren oder Tierschuppen oder gegenüber pflanzlichen Bestandteilen müssen u. U. lieb gewonnene Haustiere abgegeben bzw. die Zimmerpflanzen entfernt werden. Schwieriger ist die Allergenvermeidung bei multiplen Pollenallergien, da der Kontakt mit Pollen im Alltag kaum ganz zu vermeiden ist. Oftmals kann nur die Einhaltung geeigneter Lüftungszeiten der Innenräume, die an die Schwankungen im Pollenaufkommen der Außenluft angepasst sind, Linderung verschaffen.

Hautpflege und Medikamente

Oftmals sind aufwändige Hautpflegemaßnahmen zur Stärkung der Schutzfunktionen der Haut notwendig, um die trockene Haut vor Flüssigkeitsverlust zu schützen und dem Juckreiz und Infektionen vorzubeugen. Zur Reduzierung des Juckreizes werden zudem Antihistaminika (juckreizstillende Medikamente) eingesetzt, bei schweren Krankheitsverläufen sind topische (d. h. die Anwendung von medizinischen Wirkstoffen dort, wo sie therapeutisch wirken sollen) und systemische (auf den ganzen Körper wirkende) Behandlungen mit Kortison und Cyclosporin indiziert (Stangier et al., 1996). Die Hautpflege erfordert meist einen hohen zeitlichen Aufwand für betroffene Kinder und Jugendliche und – bei jüngeren Kindern – für die Eltern.

Psychosoziale Beeinträchtigungen und Gefährdungen

Gefährdungen von Kindern und Jugendlichen mit atopischer Dermatitis resultieren meist aus Interferenzen zwischen alterstypischen Entwicklungsaufgaben und krankheitsbedingten Anforderungen: Die Auseinandersetzung mit Entwicklungsaufgaben kann die Bewältigung krankheitsbedingter Aufgaben beeinträchtigen (z. B. eine adäquate Hautpflege), ebenso können krankheitsbedingte Anforderungen die Lösung von Entwicklungsaufgaben erschweren (z. B. im Jugendalter die Ablösung von den Eltern). Inwieweit daraus eine Entwicklungsgefährdung resultiert, ist vor allem von den Bewältigungskompetenzen der betroffenen Kinder und Jugendlichen und ihrer Familien abhängig (vgl. Kelsay et al., 2010; Klumpp & Tröster, 2009; Warschburger et al., 2009).

Säuglings- und Kleinkindalter. Gefährdungen im Säuglings- und Kleinkindalter ergeben sich vor allem aus den krankheitsbedingten Anforderungen für die Familie. Mütter von Kindern mit atopischer Dermatitis berichten über vielfältige Belastungen (Daud et al., 1993), zeigen häufig depressive Symptome und eine erhöhte Ängstlichkeit, neigen zur Überfürsorge, erleben ihre Kinder weniger positiv emotional und haben das Gefühl, sie schwerer trösten zu können (Pauli-Pott et al., 1999). Das Ausmaß der mütterlichen Belastung ist vor allem von den krankheitsbedingten Einschränkungen des Kindes und von den mütterlichen Bewältigungskompetenzen (z. B. dem Umgang mit dem Kratzen des Kindes) abhängig (Tröster & Aktas, 2003).

Schulalter. Belastungen im Schulalter sind oftmals Folge einer schnellen Ermüdbarkeit und eingeschränkten Konzentrationsfähigkeit durch Medikamente oder durch Schlafmangel aufgrund nächtlicher Kratzanfälle (Lange, 1996). Eine weitere Belastungsquelle können negative Reaktionen des sozialen Umfeldes auf die sichtbaren Hautveränderungen sein. Auf das Angesprochen- und Angestarrt-Werden, mitunter verbunden mit Hänseleien und offener Ablehnung, reagieren betroffene Jugendliche mit Unsicherheit, sozialem Rückzug, Kontaktangst und Aggressivität (Salewski et al., 1998). Diese Belastungen können den Aufbau freundschaftlicher Beziehungen zu Gleichaltrigen und ihre soziale Integration in den Klassenverband erschweren.

Jugendalter. Das Jugendalter ist durch verschiedene Entwicklungsaufgaben (z. B. Integration in die Peer-Group, Aufbau einer Partnerschaft, Eintritt in das Berufsleben) geprägt, deren erfolgreiche Bewältigung durch die sichtbare und im sozialen Kontakt oftmals im hohen Grade auffällige Symptomatik erschwert sein kann. Abwertende Reaktionen anderer Menschen auf die Hautsymptomatik (z. B. Mitleid, Vorwürfe, Angst vor Ansteckung, Hänseleien) können die Aufnahme und Aufrechterhaltung sozialer Kontakte erschweren (Salewski et al., 1998). Die krankheitsbedingte Abhängigkeit von den Eltern, oft verbunden mit einer elterlichen Überfürsorge und Kontrolle kann zu Ambivalenzkonflikten gegenüber den Eltern führen und den Ablöseprozess vom Elternhaus erschweren. Die durch die Hautkrankheit eingeschränkte Berufswahl stellt viele Jugendliche nach Schulabschluss vor schwierige Entscheidungen (Fartasch & Diepgen, 1999).

4.6 Unterstützungsmöglichkeiten

Aufgrund der ungeklärten Ätiologie ist eine kausale Therapie der atopischen Dermatitis derzeit nicht möglich, die Interventionen müssen sich daher darauf beschränken, die aktuelle Symptomatik zu reduzieren, Hautverschlechterungen vorzubeugen und den Krankheitsverlauf positiv zu beeinflussen. Die medikamentöse Therapie zielt vorrangig auf die Minderung der beiden Hauptsymptome Juckreiz und Entzündungen der Haut ab. Dazu werden Cremes und Salben eingesetzt, die Feuchtigkeit und Fett in die Haut abgeben. Solche Pflegeexterna können mit Wirkstoffen angereichert werden, wie etwa Antibiotika zur Behandlung bakterieller Superinfekte, Virustatika zur Behandlung von viralen Superinfektionen (z. B. Herpesinfektionen) oder Antimykotika zur Behandlung von Überlagerungen mit Mykosen. Zur Entzündungslinderung werden neben topischen Hydrocortison- und Cortisonpräparaten heute auch Calcineurininhibitoren (Pimecrolimus, Takrolimus) eingesetzt, die die Produktion von Botenstoffen, die inaktive T-Zellen in aktive Killerzellen verwandeln, hemmen und so eine verminderte Reaktion des Immunsystems bewirken. Wichtig ist, dass die Zusammensetzung der Grundlage (Creme, Salbe, Lotion) an das Stadium des atopischen Ekzems, den Hauttyp, die betroffene Körperregion und die Jahreszeit angepasst ist.

Patientenschulungen

Angesichts der multifaktoriellen Genese der atopischen Dermatitis versprechen integrative Behandlungskonzepte den größten Erfolg (Bosse, 1991). Dabei sind Patientenschulungen heute ein integraler Bestandteil des Behandlungskonzepts. Ziel der Patientenschulungen, deren Wirksamkeit in Multicenter-Studien an fast 1000 Patienten nachgewiesen werden konnte (Staab et al., 2006), ist die Stärkung des eigenverantwortlichen Umgangs mit der Erkrankung. Dazu werden im Rahmen von Patientenschulungsprogrammen verschiedene Teilziele verfolgt (vgl. Gieler, 2009; Niebel, 1999; Petermann & Warschburger, 1999).

Vermittlung von Krankheits- und Behandlungswissen. Durch die an die Zielgruppe (Kinder, Jugendliche, Eltern) ausgerichtete Vermittlung von handlungsrelevantem Wissen über die Hautkrankheit, über potenzielle Auslöser von Krankheitsschüben, mögliche Ursachen und Risikofaktoren sowie über Diagnostik- und Therapiemöglichkeiten soll die Grundlage für den eigenverantwortlichen Umgang mit der Hauterkrankung geschaffen werden. Die besondere Herausforderung besteht darin, das Krankheits- und Behandlungswissen altersgemäß und alltagsnah zu vermitteln.

Verbesserung von Selbstmanagement-Kompetenzen. Den Betroffenen soll nicht nur ein angemessenes Krankheitsverständnis vermittelt werden, sie sollen auch praktische Fertigkeiten erlernen, die den Umgang mit der atopischen Dermatitis im Alltag erleichtern. Zu den Selbstmanagementfertigkeiten gehören vor allem

(1) Kratzkontrolltechniken (z. B. Kratzalternativen, Entspannungsverfahren),
(2) das Erkennen und Vermeiden von Allergenen im Alltag (z. B. Maßnahmen zur Allergenkarenz, Ernährungsumstellung),
(3) Fertigkeiten zur Hautpflege (z. B. richtiges Eincremen) sowie

(4) Selbstwahrnehmungsfähigkeiten und Selbstkontrolltechniken (z. B. eine genaue Beobachtung der Auslösesituationen, in denen häufig gekratzt wird).

Förderung der Kompetenzen zur Bewältigung psychosozialer Belastungen. Ein weiteres Anliegen der Patientenschulungen ist es, die Fertigkeiten der Kinder und Jugendlichen zur Bewältigung der vielfältigen psychosozialen Belastungen, die sich aus der atopischen Dermatitis ergeben, zu verbessern. Dazu gehören beispielsweise die Förderung ihrer sozialen Kompetenz, um sie in die Lage zu versetzen, stigmatisierenden und diskriminierenden Reaktionen im Alltag zu begegnen, oder die Stärkung ihrer Fähigkeiten, Unterstützung im sozialen Netzwerk zu mobilisieren und Hilfsangebote anzunehmen.

Förderung der Compliance. Der langfristige Erfolg hängt wesentlich davon ab, ob die betroffenen Kinder und Jugendlichen und ihre Familien die erworbenen Kenntnisse und Fertigkeiten auch im Alltag nutzen. Der Aufbau und die Förderung einer langfristigen Motivation zur Risikovermeidung und Lebensstiländerung gehört daher zu den zentralen Zielen von Patientenschulungsprogrammen.

Beispiel

Um angesichts der Komplexität der Erkrankung für Jugendliche, Kinder und Eltern eine adäquate Versorgung sicherzustellen, bedarf es einer längerfristigen Begleitung der Familien, insbesondere einer systematischen Unterstützung im Erkennen der Auslösefaktoren in allergologischer, ernährungstherapeutischer und psychosozialer Hinsicht (Hellermann, 2001). Eine solche Therapieform stellt das *Schwelmer Modell* dar, in dem seit 1987 Erwachsene, Kinder und ihre Eltern von einem interdisziplinären Team (Ernährungswissenschaftler, Allergieberater, Erzieherinnen, (Sozial-)Pädagogen, Psychologen) langfristig ambulant betreut werden. Der Erfolg des Schwelmer Modells konnte in einer fast zehnjährigen Follow-up-Studie belegt werden (Schäfer et al., 2003b). Am Beispiel eines an atopischer Dermatitis erkrankten Kindes soll das Vorgehen im Rahmen dieses integrierten Therapieansatzes veranschaulicht werden.

Das Kind M.S., männlich, wurde im Alter von 17 Monaten im August 2010 vorgestellt. Ärztliche Diagnose: Mittelschweres AE seit dem 6. Lebensmonat, SCORAD-Index aktuell 32, mit besonders stark ausgeprägten subjektiven Symptomen (Pruritus und Schlaflosigkeit je 7); allergologisch wurden Sensibilisierungen auf Kuhmilch und Hühnerei im Prick (Allergietest an der Haut) nachgewiesen und im RAST (Antikörpertest im Blut) belegt (Klassen 2 und 5). Zunächst waren keine inhalativen Sensibilisierungen messbar. Die ärztliche Diagnostik wurde erweitert und ein erhöhtes Ges. IgE von 187 (Referenz < 3,75), Sensibilisierungen auf Kuhmilch, Apfel, Banane und Hühnerei im weiteren Bluttest nachgewiesen. Keine Sensibilisierungen waren messbar auf Dinkel, Hafer, Hefe, Kartoffel, Zucchini, Seelachs, Lamm und Weintraube. Das Kind war in gutem Allgemeinzustand und altersentsprechend in seiner körperlichen und psychischen Entwicklung. Die Mutter-Kind-Beziehung erschien zunächst unauffällig. Dem Konzept Schwelmer Mo- ▶

dell entsprechend geschah die Einbindung von Mutter und Kind in eine therapeutisch geleitete Spielgruppe und die der Mutter in eine Elterngruppe. Die Mutter nahm an allen Elternschulungseinheiten teil. Fortschritte in der Reduzierung der Hautsymptome wurden sehr schnell erkennbar nach Änderung der Hautpflege und Beginn der individuellen Ernährungstherapie mit Elimination der bekannten Nahrungsallergene und sukzessivem Aufbau der individuell verträglichen Kost durch orale Verträglichkeitstestungen. Insgesamt ergab sich so zunächst ein unproblematischer Verlauf, nur die Mutter fiel auf als übermäßig besorgt, übermäßig protektiv und von Zukunftsängsten für das Kind geprägt. Pädagogische Interventionen wiesen auf die vielen Vorzüge des Kindes und seine Stärken hin. Die Hautsymptome hätten an Bedeutung verlieren und Entspannung im Familiensystem entstehen können. Das jedoch geschah nicht. Im interdisziplinären Team verfestigte sich die Hypothese, die Mutter stehe der positiven Entwicklung entgegen. In der Elterngruppe öffnete sich die Mutter nach entsprechender Impulsgabe und verwies auf eigene Erfahrungen als seit frühester Kindheit selbst chronisch krank. Sie berichtete von eigenen vielfachen Operationen, die sie im Alter von 10 Jahren ohne die Unterstützung ihrer Mutter bewältigen musste, da diese an Krebs erkrankte und zwei Jahre nach der Diagnose verstarb. Psychologische Einzelgespräche mit der Mutter konnten ihre Mutterängste für ihren Sohn aufarbeiten. Dabei wurde der Schwerpunkt darauf gelegt, die Fähigkeiten des inzwischen 2,5-jährigen Kindes sehen zu lernen, ihm bereits in diesem Alter auch seinen Fähigkeiten entsprechend Verantwortung zu überlassen (z. B. für die Auswahl der im Einzelfall gewählten Creme, für neu zu testende Lebensmittel oder die Mitbestimmung für Maßnahmen zur Linderung des Juckreizes). Der Junge genoss dieses Zutrauen seiner Mutter sichtlich und entwickelte mehr Selbstvertrauen und Sicherheit. Durch dieses Schlüsselerleben stellte sich auch bei der Mutter Zuversicht ein hinsichtlich der Fähigkeiten des Kindes, mit wachsendem Alter mehr und mehr Verantwortung für sich zu übernehmen und für sich selbst so zur Entlastung zu finden. Insgesamt entspannte die Mutter spürbar, der Sohn konnte Trennungen von der Mutter leichter ertragen und für sich positiv bewerten. Er erfreute sich mehr an den anderen Kindern in der Therapiegruppe und lernte, seine Bedürfnisse anderen Kindern und auch den Therapeutinnen gegenüber zu verdeutlichen und für ihre Beachtung zu sorgen. Dies gelang ihm recht bald auch seiner Mutter gegenüber, die das jetzt gut zulassen und sich daran erfreuen konnte. Parallel wurde ein umfangreiches verträgliches Nahrungsprogramm aufgebaut, die Bedeutung der Hautpflege sank auf ein Normalmaß und die Freude an der so positiven Entwicklung nahm zu und führte zur generellen Entspannung in der Familie. M.S. wurde mit einem SCORAD-Index von 9,4 nach zehn Monaten Therapiezeit entlassen, wobei beide subjektiven Kriterien des SCORAD (Juckreiz und Schlafstörungen) mit Null bewertet waren.

Literatur

Abeck, D. & Ring, J. (1999). Pathophysiologische Grundlagen und Therapie des atopischen Ekzems. In F. Petermann & P. Warschburger (Hrsg.), Neurodermitis (S. 39–51). Göttingen: Hogrefe.

Bosse, K. (1991). Atopic eczema as a psychosomatic disease: A model of integrated treatment. In T. Ruzicka, J. Ring, & B. Przybilla (Eds.), Handbook of atopic eczema (pp. 111–126). Berlin: Springer.

Buske-Kirschbaum, A., Geiben, A. & Hellhammer, D. (2001). Psychobiological aspects of atopic dermatitis: An overview. Psychotherapy and Psychosomatic, 70, 6–16.

Dahl, R.E., Bernhisel-Broadbent, J., Scanlon-Holdford, S., Sampson, H. A. & Lupo, M. (1995). Sleep disturbances in children with atopic dermatitis. Archives of Pediatric & Adolescent Medicine, 149, 856–860.

Daud, L. R., Garralda, M. E. & David, T. J. (1993). Psychosocial adjustment in preschool children with atopic eczema. Archives of Disease in Childhood, 69, 670–676.

Eigenmann, P.A., Sicherer, S.H., Borkowski, T.A., Cohen, B.A. & Sampson, H.A. (1998). Prevalence of IgE-mediated food allergy among children with atopic dermatitis. Pediatrics, 101, E8.

European Task Force on Atopic Dermatitis (1993). Severity scoring of atopic dermatitis: The SCORAD index. Consensus Report of the European Task Force on Atopic Dermatitis. Dermatology, 186, 23–31.

Fartasch, M. & Diepgen, T. (1999). Atopisches Ekzem und Beruf. In F. Petermann & P. Warschburger (Hrsg.), Neurodermitis (S. 99–113). Göttingen: Hogrefe.

Fegert, J. M., Bergmann, R., Bauer, C. P., Forster, J., Zepp, F. Wahn, V., Schmidt, E., Bergmann, K. E. & Wahn, U. (1997). Atopisches Ekzem in den ersten 4 Lebensjahren. Ist diese Konstellation gleichbedeutend mit einer Störung der Mutter-Kind-Beziehung und Verhaltensauffälligkeiten? Pädiatrische Praxis, 52, 233-245.

Gieler, U. (2009). Neurodermitis-Schulung als psychosomatisches Therapiemodell in der Dermatologie. In V. Niemeier, U. Stangier & U. Gieler (Hrsg.), Hauterkrankungen. Psychologische Grundlagen und Behandlung (S. 327–358). Göttingen: Hogrefe.

Hanifin, J.M. & Rajka, G. (1980). Diagnostic features in atopic dermatitis. Acta Dermato-Venerologica, 92 (Suppl.), 44–47.

Hellermann, M. (2001). Praktische Umsetzung wichtiger Aspekte in der Behandlung des atopischen Ekzems am Beispiel der pädagogischen Arbeit mit Eltern erkrankter Kinder im Schwelmer Modell. In D. Abeck & J. Ring (Hrsg.), Atopisches Ekzem im Kindesalter (S. 145–150). Darmstadt: Steinkopff.

Helmbold, P., Gaisbaur, G., Kupfer, L.J., Seikowski, K., Brähler, E. & Haustein, U.F. (1996). Atopisches Ekzem: Der Einfluß von psychischem Stress auf periphere Leukozytenpopulationen und Krankheitsaktivität. Zeitschrift für Medizinische Psychologie, 5, 119–124.

Kelsay, K., Klinnert, M. & Bender, B. (2010). Addressing psychosocial aspects of atopic dermatitis. Immunology and Allergy Clinics of North America, 30, 385–396.

King, R.M. & Wilson, G.V. (1991). Use of a diary technique to investigate psychosomatic relations in atopic dermatitis. Journal of Psychosomatic Research, 35, 697–706.

Kissling, S. & Wüthrich, B. (1993). Verlauf der atopischen Dermatitis nach dem Kleinkindalter. Der Hautarzt, 44, 569–573.

Klumpp, F. & Tröster, H. (2009). Atopische Dermatitis. In C. v. Hagen & H. P. Schwarz (Hrsg.), Psychische Entwicklung bei chronischer Krankheit im Kindes- und Jugendalter (S. 70–82). Stuttgart: Kohlhammer.

Lange, J.-M. (1996). Kinder und Jugendliche mit chronischen Erkrankungen in der Schule – grundsätzliche Überlegungen zum Umgang mit betroffenen Schülerinnen und Schülern. In G.M. Schmitt, E. Kammerer & E. Harms (Hrsg.), Kindheit und Jugend mit chronischer Erkrankung (S. 31–39). Göttingen: Hogrefe.

Langfeld, H.P. (1995). Sind Mütter von Kindern mit Neurodermitis psychisch auffällig? Der Hautarzt, 46, 615–619.

Langfeld, H.P. & Luys, K. (1993). Mütterliche Erziehungseinstellungen, Familienklima und Neurodermitis bei Kindern – eine Pilotstudie. Praxis der Kinderpsychologie und Kinderpsychiatrie, 42, 36–41.

Lauener, R. & Eigenmann, P. (2001). Die Allergiekarriere: Grundlage für Frühdiagnostik, Prävention und Frühtherapie allergischer Erkrankungen. Therapeutische Umschau, 58, 262–265.

Münzel, K. (1999). Psychosoziale Belastung als Einflußfaktor bei der atopischen Dermatitis. In F. Petermann & P. Warschburger (Hrsg.), Neurodermitis (S. 141–155). Göttingen: Hogrefe.

Mutius, E. von, Weiland, S.K. & Keil, U. (1999). Internationale Studie zu Asthma und Allergie im Kindesalter (ISAAC). Forschungsstrategie und Methoden der Phase II. Allergologie, 22, 283–288.

Niebel, G. (1999). Verhaltensorientierte Elternschulung bei Neurodermitis. In F. Petermann & P. Warschburger (Hrsg.), Neurodermitis (S. 289-318). Göttingen: Hogrefe.

Niemeier V., Stangier U. & Gieler U. (2009). Hauterkrankungen: Psychologische Grundlagen und Behandlung. Göttingen: Hogrefe.

Pauli-Pott, U., Darui, A. & Beckmann, D. (1999). Infants with atopic dermatitis: Maternal hopelessness, child-rearing attitudes and perceived infant temperament. Psychotherapy and Psychosomatics, 68, 39–45.

Petermann, F. & Warschburger, P. (1999). Neurodermitis – Grundlagen eines interdisziplinären Anwendungs- und Forschungsgebiets. In F. Petermann & P. Warschburger (Hrsg.), Neurodermitis (S. 9–35). Göttingen: Hogrefe.

Rajka, G. (1989). Essential aspects of atopic dermatitis. Berlin: Springer.

Ring, J., Krämer, U., Schäfer, T. & Behrendt, H. (2001). Why are allergies increasing? Current Opinion in Immunology, 13, 701–708.

Ring, J., Palos, E. & Zimmermann, F. (1986). Psychosomatische Aspekte der Eltern-Kind-Beziehung bei atopischem Ekzem im Kindesalter. Der Hautarzt, 37, 560–567.

Salewski, C., Disch, R., Schöne, D. & Stürmer, S. (1998). Krankheitserleben bei Jugendlichen mit Neurodermitis. Prävention und Rehabilitation, 10, 158–168.

Schäfer, T. (1999). Diagnostik und Epidemiologie des atopischen Ekzems. In F. Petermann & P. Warschburger (Hrsg.), Neurodermitis (S. 51–79). Göttingen: Hogrefe.

Schäfer, T., Krämer, U., Behrendt, H. & Ring, J. (2003a). Epidemiologie des atopischen Ekzems. Interdisziplinäre Zeitschrift für Allergologie und Umweltmedizin, 7, 430–438.

Schäfer, T., Schlenther, U., Lehr, H.J., Hortolani, F. & Wiesner R. (2003b) Therapiekonzept Schwelmer Modell: Ergebnisse einer Verlaufsbeobachtung über 9 Jahre. Allergologie, 26, 87–94.

Schmitt, J., Langan, S. & Williams, H.C. (2007). What are the best outcome measurements for atopic eczema? A systematic review. Journal of Allergy and Clinical Immunology, 120, 1389–1398.

Schubert, H.J. (1989). Psychosoziale Folgen bei Hauterkrankungen. Göttingen: Vandenhoeck & Ruprecht.

Sicherer, S.H. & Sampson, H.A. (1999). Food hypersensitivity and atopic dermatitis: Pathophysiology, epidemiology, diagnosis, and management. Journal of Allergy and Clinical Immunology, 104, 114–122.

Solomon, C.R. & Gagnon, C. (1987). Mother and child characteristics and involvement in dyads in which very young children have eczema. Developmental and Behavioral Pediatrics, 8, 213–220.

Spitz, R.A. (1957). Die Entstehung der ersten Objektbeziehungen. Direkte Beobachtungen an Säuglingen während des ersten Lebensjahres. Stuttgart: Klett-Cotta.

Staab, D., Diepgen, T., Fartasch, M., Kupfer, J., Lob-Corzilius, T., Ring, J., Scheewe, S., Schmidt, R., Schmid-Ott, G., Schnopp, C., Szczepanski, R., Werfel, T., Wittenmeier, M., Wahn U. & Gieler, U. (2006). Age related, structured educational programmes for the management of atopic dermatitis in children and adolescents: Multicentre, randomised controlled trial. BMJ, 232, 933–938.

Stangier, U., Gieler, U. & Ehlers, A. (1996). Neurodermitis bewältigen. Berlin: Springer.

Stumpf-Curio, I. (1997). Klinische und experimentelle Untersuchungen zum unbehandelten atopischen Ekzem. Ergebnisse einer Feldstudie. Lengerich: Pabst.

Tröster, H. & Aktas, M. (2003). Die Bedeutung individueller und familiärer Ressourcen für die Krankheitsbewältigung von Familien mit neurodermitiskranken Kindern. Zeitschrift

für Klinische Psychologie und Psychotherapie, 32, 286–294.
Warschburger, P. (1996). Psychologie der atopischen Dermatitis im Kindes- und Jugendalter. München: Quintessenz.
Warschburger, P., Bahmer, J. & Petermann, F. (2009). Psychosoziale Aspekte bei Hauterkrankungen. In V. Niemeier, U. Stangier & U. Gieler (Hrsg.), Hauterkrankungen. Psychologische Grundlagen und Behandlung (S. 75–93). Göttingen: Hogrefe.
Warschburger, P., Niebank, K., Ulrich, A., Gulyas, A.F. & Petermann, F. (2000). Verhaltensmedizinische Interventionen bei atopischer Dermatitis. In F. Petermann & P. Warschburger (Hrsg.), Kinderrehabilitation, (2. Aufl.). (S. 109–141). Göttingen: Hogrefe.
Werner, S., Buser, K., Kapp, A. & Werfel, T. (2002). The incidence of atopic dermatitis in school entrants is associated with individual lifestyle factors but not with local environmental factors in Hannover, Germany. British Journal of Dermatology, 147, 95–104.
Williams, D.H. (1951). Management of atopic dermatitis in children, control of the maternal rejection factor. Archives of Dermatology and Syphilology, 63, 545–560.
Williams, H.C. & Wüthrich, B. (2000). The natural history of atopic dermatitis. In H.C. Williams (Ed.), Atopic dermatitis: The epidemiology, causes, and prevention of atopic eczema (pp. 41–59). Cambridge: University Press.
Wüthrich, B. (1994). Atopische Dermatitis. Therapeutische Umschau, 51, 45–54.

5 Zystische Fibrose (CF)

Cordula Koerner-Rettberg • Helmut Neumann • Manfred Ballmann

5.1 Beschreibung der chronischen Erkrankungsform

Bei der Zystischen Fibrose (engl. cystic fibrosis, CF; früher im deutschen Sprachgebrauch auch Mukoviszidose) handelt es sich um eine autosomal-rezessiv vererbte Erkrankung. Das bedeutet, dass sowohl vom Vater als auch von der Mutter die jeweils krankmachenden genetischen Anlagen an das Kind weitergegeben werden müssen. Das klinische Bild ist geprägt von der Situation einer Multiorganerkrankung. Betroffen sind Organe mit Drüsen, die Flüssigkeit in Ausführungsgänge abgeben. Dies ist z. B. typischerweise in der Bauchspeicheldrüse der Fall. Da die Verdauungssäfte eingedickt sind, können sie bei der Nahrungsaufnahme nicht in den Dünndarm zum Nahrungsbrei gelangen, und es kommt zu einer Verdauungsinsuffizienz, besonders für Fette und Eiweiß. Symptome dieser Problematik sind das Absetzen von Fettstühlen und Unterernährung. Die früheste Form der Bauchspeicheldrüsenbeteiligung äußert sich als Mekoniumileus (Darmverschluss durch zähen Stuhl). Zäher Darminhalt führt bereits vor Geburt zu einem Darmverschluss. Neugeborene mit dieser Erkrankung setzen typischerweise keinen Stuhl ab. Die Therapie für betroffene Säuglinge ist in der Regel eine Operation.

Neben der Bauchspeicheldrüse, die in 85 Prozent der Fälle bereits bei Geburt weitgehend geschädigt ist, ist es die Beteiligung der Lunge, die das klinische Bild der CF prägt. Hier kommt es durch die zähen Sekrete zu einer Störung der Reinigung der Lunge mit der Folge, dass sie empfänglich für die Ansiedlung von verschiedensten Bakterien wird. Klinisch äußert sich das in wiederholten Bronchitiden, Pneumonien und chronischem Husten. Zähes Sekret und wiederholte Infekte führen zu Gewebsschädigung, Funktionsverlust und Umbau des Lungengewebes. Die Lungenschädigung äußert sich zunächst oft nur in einer eingeschränkten körperlichen Leistungsfähigkeit. Im weiteren Verlauf kommt es zu einer Sauerstoffbedürftigkeit und am Ende zu einer sogenannten globalen respiratorischen Insuffizienz, d. h. zu Schwierigkeiten, Kohlendioxid abzuatmen und genügend Sauerstoff in das Gewebe aufzunehmen. Um dieser chronisch fortschreitenden Lungenschädigung entgegenzuwirken, ist eine umfangreiche tägliche Therapie notwendig, die im Verlauf dieses Kapitels beschrieben wird.

Besonders bei jungen Kindern führt der Verlust von salzangereichertem Schweiß zu metabolischen Störungen. Sie müssen bei heftigem Schwitzen zusätzliches Salz mit der Nahrung zugeführt bekommen. Weitere Störungen liegen im Bereich der Gallengänge. Hier wird zähes Gallensekret gestaut, was zu einer Vergiftung von anliegenden Leberzellen und einem folgenden Leberumbau führt. Zu den Begleiterkrankungen gehören unter anderem CF-Diabetes, CF-Osteopathie und die allergische bronchopulmonale

Aspergillose, bei der es sich um eine allergische Reaktion auf Aspergillen (Pilze) mit Verengung der kleinen Atemwege handelt.

Im Genitaltrakt führt die Eindickung der Sekrete dazu, dass Frauen mit CF zwar eigene Kinder auf natürlichem Weg bekommen können, die Mobilität von Spermien in dem zähen Zervixsekret aber eingeschränkt ist. Bei Männern liegt in über 99 Prozent der Fälle eine Verstopfung der Samengänge vor. Dies bedeutet, dass männliche Patienten zwar eine normale Sexualität erleben, aber ihre Spermien nicht abgeben können. Eine Hodenpunktion kann zu eigenen Kindern verhelfen.

Die Krankheit ist angeboren und somit von Geburt an vorhanden. Im Verlauf nehmen allerdings die klinischen Symptome zu. Insbesondere die Schädigungen der Lunge und Leber sind progredient. Im fortgeschrittenen Krankheitsstadium, das von der Lungenbeteiligung dominiert wird, durchlaufen die Patienten alle Stufen der zunehmenden Ateminsuffizienz.

5.2 Annahmen zur Störungsgenese

Nachdem erkannt worden war, dass die CF eine Multiorganerkrankung ist, hat die Suche nach dem ursächlichen Defekt begonnen. Heute wissen wir, dass der Defekt im CFTR (Cystic Fibrosis Transmembrane Regulator)-Gen auf dem langen Arm von Chromosom 7 liegt. Es ist für den Einbau von Chlorid-Kanälen in Zellwände verantwortlich. Die Gewebezellen, die Flüssigkeit in Gänge (z. B. in der Bauchspeicheldrüse) oder an Oberflächen (z. B. in den Atemwegen) abgeben, sind die Wirkorte des gestörten Chlorid-Kanals. Die dort veränderte Konzentration an Chlorid (das ist das Ion, welches durch diesen Kanal transportiert wird) führt zur Eindickung von Sekreten in den jeweiligen Organen. Diese Sekreteindickung hat zur Folge, dass die betroffenen Organe nicht wie vorgesehen arbeiten können und langsam zerstört werden. Am Beispiel der Lunge sei dies beschrieben: Es kommt zu einer Erniedrigung der sogenannten periziliären Flüssigkeit und einer Veränderung ihrer Zusammensetzung. Dies bedeutet, dass die Flimmerhärchen in unserem Atemwegsepithel, die normalerweise in einer Flüssigkeit schlagen und damit die Reinigung unserer Lunge übernehmen, nicht richtig arbeiten können. Man kann es sich so vorstellen, dass diese periziliäre Flüssigkeit normalerweise die Konsistenz von Tee hat, in der kleine Flimmerhärchen koordinierte und gerichtete Wellenbewegungen ausführen. So werden die in der Flüssigkeit befindlichen Partikel entfernt. Bei der CF hat diese Flüssigkeit nicht die Konsistenz von Tee, sondern eher von Honig. Hier schaffen es die Flimmerhärchen nicht, über eine koordinierte Bewegung eine Reinigung der Lunge herbeizuführen. Der gleiche Mechanismus führt in den Gallengängen dazu, dass es zu lokalem Gallestau kommt. Die Galle, die nun in das Lebergewebe übertritt, führt dort zu einer fokalen Lebersklerose. Zusätzlich zu dieser Störung des Ionentransportes durch Zellwände sind weitere Mechanismen beschrieben, die durch das defekte CFTR-Gen nicht korrekt im Organismus arbeiten. Der veränderte intrazelluläre pH-Wert (Säuregrad) kann z. B. die Mechanismen des Zelltodes beeinflussen und dadurch zu verfrühtem Zelltod führen.

Obwohl die CF eine monogenetische Erkrankung ist, muss man sich vor Augen halten, dass in dem verantwortlichen Gen an verschiedenen Stellen Mutationen (Defekte) auftreten können. Bei der CF sind inzwischen über 1900 Gendefekte bekannt. Diese lassen sich nach funktionellen Gesichtspunkten grob in sechs Klassen einteilen. Diese Klassen enthalten verschieden zahlreiche Mutationen, die im Prinzip jeweils ähnliche Fehlermechanismen auslösen. Dies geht von Klasse-1-Mutationen, bei denen man davon ausgeht, dass das herzustellende Protein erst gar nicht gebaut wird, über Prozessierfehler intrazellulär (Protein fehlerhaft gebaut und intrazellulär abgebaut) und über Störungen der Regulation (Protein erreicht die Zellwand, ist dort aber nicht voll funktionsfähig), zu Störungen, die ein funktionierendes Protein aufbauen, dessen Umsatz aber dereguliert ist. Dieses führt zum Einbau fehlfunktionierender Chlorid-Kanäle in den Membranen der Zielorgane. Die Mutationen im CFTR-Gen allein erklären allerdings nicht komplett den beobachteten unterschiedlichen klinischen Verlauf bei CF (vgl. Ramsey et al., 2011). Modulierende Faktoren außerhalb des Gens bestimmen den Verlauf der Erkrankung mit. Dazu zählen z. B. Gene, die unsere Reaktion auf chronische Entzündungen (bes. in der Lunge) mit regulieren. Zusammenfassend können wir sagen, dass verminderte Anzahl oder fehlende Funktionalität von Chlorid-Kanälen in den Zielorganen das klinische Bild der CF als Multiorganerkrankung prägen.

5.3 Epidemiologie

Die CF ist mit einem Vorkommen von einem Fall auf 3000 bis 3500 Geburten die häufigste Stoffwechselerkrankung mit reduzierter Lebenserwartung in der weißen (kaukasischen) Bevölkerung. Dagegen ist das Vorkommen dieser Erkrankung in anderen Regionen deutlich seltener: von 1 : 7.000 in Südafrika über <1 : 10.000 in der Türkei bis zu <1 : 100.000 in Japan. Der genetische Ursprung dieser Erkrankung wird heutzutage auf die Zeit von ca. 50.000 vor Christus datiert, zu der erste Spontanmutationen in Südwest-Europa und in Vorderasien aufgetreten sein sollen. Wie oben bereits erwähnt, wird die Erkrankung monogenetisch vererbt, d. h., es ist nur ein Gen – das CFTR-Gen – bekannt, welches eine CF verursachen kann. Da der Vererbungsmodus der CF autosomal-rezessiv ist, sind Merkmalsträger mit nur einem veränderten CFTR-Gen symptomfrei; lediglich Merkmalsträger mit beiden betroffenen Genen (homozygoter Zustand) zeigen das Krankheitsbild der CF. Die Merkmalsträger-Häufigkeit (sog. Heterozygoten-Frequenz) in der kaukasischen Bevölkerung liegt bei 1 : 20 bis 1 : 25. Auch die Verteilung der verschiedenen mittlerweile mehr als 1900 bekannten CF-verursachenden Mutationen unterliegt geographischen Unterschieden: Die Mutation DeltaF508 (das Fehlen der Kodierung für die Aminosäure Phenylalanin an Position 508) ist mit 70 bis 75 Prozent mit Abstand die häufigste Mutation in Nord- und Mitteleuropa. In Südeuropa liegt die Häufigkeit dieser Mutation dagegen nur bei 30 bis 60 Prozent. Die Kenntnis der Verteilung der verschiedenen Mutationen in einer Bevölkerung hat auch eine Bedeutung für die Durchführung und Beurteilung der häufig als Stufendiagnostik durchgeführten molekulargenetischen CF-Diagnostik sowie auch beim Neugeborenen-Screening.

5.4 Verlauf und Prognose

Der Verlauf der CF ist von einer allmählichen, aber letztlich trotz umfangreicher Therapiemaßnahmen nicht dauerhaft aufhaltbaren Lungenerkrankung geprägt. In 90 Prozent der Fälle ist die Manifestation an der Lunge auch die Todesursache von CF-Patienten. Die Prognose der CF hat sich in den letzten Jahrzehnten durch Weiterentwicklung der Therapien massiv verändert: Während in den 1960er Jahren noch ein Großteil der CF-Patienten im frühen Kindesalter verstarb und CF daher eine rein pädiatrische Erkrankung schien, erreichten in den 1980er Jahren geborene CF-Patienten nur noch zu 10 Prozent nicht das Erwachsenenalter. Heute ist das Versterben eines CF-Patienten im Kindesalter sehr selten, und die durchschnittliche Lebenserwartung liegt bei knapp 40 Jahren. Diese Entwicklung macht erstens deutlich, dass der Verlauf der CF-Erkrankung durch Verbesserungen und Entwicklungen im therapeutischen Bereich beeinflussbar ist, und dass zweitens CF-Patienten heutzutage ein Leben planen können und müssen, das beruflichen Lebenserwerb und Familienplanung mit einbezieht.

Trotz bereits im frühesten Kindesalter in der Lungenbildgebung nachweisbarer struktureller Lungenveränderung sind CF-betroffene Kinder unter Therapie in der Regel in den ersten Lebensjahren seitens der Lunge relativ symptomarm, und auch die klassische Lungenfunktionsuntersuchung zeigt oft keine wesentliche Einschränkung. Im weiteren Verlauf des Jugendlichen-/jungen Erwachsenenalters kommt es dann zu einem progredienten Lungenfunktionsverlust (s. Abschn. 5.1). Im Endstadium der Lungenerkrankung kann eine nicht-invasive Maskenbeatmung (d. h. eine die Eigenatmung unterstützende maschinelle Beatmung per Maske ohne Intubation) genutzt werden, um Wartezeiten bis zu einer Lungentransplantation zu überbrücken. Die Lungentransplantation stellt die Ultima Ratio bei schwerer Lungenerkrankung im Endstadium dar. Jedoch versterben ca. ein Drittel der zur Transplantation gelisteten (d. h. der auf ein Organ wartenden) Patienten aufgrund der Diskrepanz zwischen Bedarf und zur Verfügung stehenden Organen während der Wartezeit an ihrer CF-Erkrankung.

Bei den ca. 10 Prozent der CF-Patienten mit schwerer, zum Teil bereits vor der Lungenerkrankung die Lebenserwartung begrenzender Lebererkrankung kommt es zum Leberversagen mit allen typischen damit zusammenhängenden Folgeproblemen: Abmagerung, Auftreten von Aszites (freie Flüssigkeit im Bauch) und Ausbildung von Speiseröhren-Krampfadern, die eine hohe Gefahr lebensgefährlicher Blutungen mit sich bringen. Hier besteht eine Indikation zur Lebertransplantation, teilweise schon lange vor dem Auftreten einer kritischen Lungenbeteiligung.

Während das Bestehen einer Bauchspeicheldrüsen-Insuffizienz weitestgehend genetisch durch die Art der CFTR-Mutationen determiniert ist, ist dieses für das

Auftreten einer schweren Leberbeteiligung ebenso wie eines CF-Diabetes nicht der Fall. Vielmehr scheinen Mutationen oder Polymorphismen auf anderen Genen als dem CFTR-Gen einen wichtigen Einfluss zu haben – sog. »krankheitsmodifizierende Gene«. Diese nicht-CFTR-bezogenen genetischen Einflüsse spielen ebenfalls für die Schwere der Lungenbeteiligung eine Rolle. Daneben wird der pulmonale Verlauf durch Umweltfaktoren (Exposition zu inhalativen Noxen, Infektionen), Ernährungsstatus und hormonelle Faktoren mit beeinflusst.

Auch der sozioökonomische Status der Familie des CF-Patienten hat einen nachweisbaren Einfluss auf die Prognose der Erkrankung. Die Ursache scheint in einem unterschiedlichen Zugang zu Versorgungsstrukturen und in unterschiedlichen familiären Ressourcen zur Krankheitsbewältigung und Therapieumsetzung begründet zu sein (s. Abschn. 5.6). Aber nicht nur patientenseitige Faktoren, sondern auch die Art der CF-Betreuung hat einen Einfluss auf den Verlauf der Erkrankung: Eine kontinuierliche Betreuung in einem spezialisierten CF-Zentrum geht mit einer deutlich besseren Prognose einher.

Zwei sich abzeichnende jüngste Entwicklungen versprechen eine weitere Verbesserung der Prognose von CF-Patienten: Zum einen konnte eine Vorverlagerung der Diagnosestellung in das sehr frühe Säuglingsalter mithilfe des Neugeborenen-Screenings über einen möglichst frühen Therapiebeginn eine Verbesserung des Krankheitsverlaufs erzielen. Dieses wird bereits in zahlreichen Ländern flächendeckend durchgeführt; eine Einführung in Deutschland ist demnächst zu erwarten. Zum anderen stehen neuartige Therapien vor der Einführung, die nicht nur Folgen der CF-Erkrankung behandeln (wie es z. B. Antibiotika oder Verdauungsenzyme tun), sondern erstmals auf Basisdefekt-Ebene in die Funktion des beeinträchtigten Chlorid-Kanals eingreifen, indem sie die Anzahl funktionierender Chlorid-Kanäle in den betroffenen Zellen erhöhen (»correctors«) oder deren Funktion selbst partiell korrigieren (»potentiators«) (vgl. Ramsey et al., 2011). Diese Medikamente versprechen einen substantiellen Benefit für CF-Patienten. Die neuen mutationsspezifischen Therapien erreichen jedoch nur diejenigen Patienten, die diese spezielle Mutation auch besitzen.

5.5 Psychosoziale Belastungen, Entwicklungsrisiken und Entwicklungschancen

Im folgenden Überblick wird nur auf einige wesentliche spezifische Belastungsaspekte und Entwicklungsrisiken für den CF-Patienten und das soziale Umfeld eingegangen, da die grundlegenden Überlegungen bereits in Kapitel 1 behandelt wurden. Auch wird bezüglich möglicher Entwicklungschancen, die sich aus der Auseinandersetzung mit der chronischen Erkrankung ergeben können, auf Kapitel 1 verwiesen.

Aufgrund der Art und Schwere der CF-Erkrankung mit ihrer oft ungünstigen Prognose, dem progredienten Verlauf, verkürzter Lebenserwartung und der Notwendigkeit aufwendiger Therapie werden vom betroffenen Patienten und seiner Familie erhebliche psychosoziale Anpassungsleistungen verlangt.

Belastungspotential für den betroffenen Patienten und seine soziale Umgebung. Ein besonderes psychosoziales Belastungspotential ergibt sich für den CF-Patienten und seine Familie vor allem aufgrund folgender Faktoren (vgl. auch Mensing & Petermann, 1990; Schmitt et al., 1996; Ullrich et al., 1996):

- **Alltägliche Therapieanforderungen:** Erfordernis eines hohen Maßes an disziplinierter Mitarbeit durch die notwendigen umfangreichen und zeitaufwendigen Therapiemaßnahmen, die massiv in das Leben und den Alltag des Patienten und seiner Familie einwirken (vgl. auch Petersen, 1991).
- **Akute Krankheitsrisiken bzw. -krisen**: verbunden z. B. mit Symptomen wie Atemnot, Bluthusten, Darmverschluss, Komplikationen an anderen Organen, die evtl. auch lebensbedrohlich sind.
- **Unvorhersehbarkeit des Krankheitsverlaufs**: begrenzte Kontrollierbarkeit und Prognose des Verlaufs; Notwendigkeit regelmäßiger medizinischer Kontrollen, die mit Unsicherheit und Angst verbunden sein können, oder auch der Erfahrung, dass sich der Krankheitsverlauf trotz adäquater Therapiemitarbeit verschlechtert.
- **Phasen beeinträchtigten Allgemeinbefindens**: z. B. aufgrund krankheitsbedingter Schmerzen, bzw. Schmerzen infolge medizinischer Therapie (z. B. Spritzen, Infusionen etc.), eventuell Nebenwirkungen der Medikamente (z. B. bei Antibiotika-Dauertherapie oder Cortisontherapie); krankheitsbedingte körperliche Schwäche, Unlust, Antriebsverlust.
- **Entwicklung körperlicher Stigmata:** äußerlich sichtbare körperliche Veränderungen infolge der CF (z. B. chronischer Husten mit Auswurf, Trommelschlägelfinger, Zyanose, geringes Körpergewicht, Minderwuchs, verspätete Pubertätsentwicklung), die von Betroffenen als Stigmata erlebt werden können, zur Verunsicherung beitragen und eventuell erschwerend im Aufbau und bei der Aufrechterhaltung zufriedenstellender sozialer Beziehungen wirken.
- **Einschränkungen der Lebensgestaltung und beeinträchtigte Zukunftsperspektive:** zunehmende Bedeutung von Einschränkungen der Lebensgestaltung und hinsichtlich der Zukunftsperspektive, vor allem bei älteren Kindern und Jugendlichen; zunehmende Befürchtungen, dass sich die Lebensqualität weiter verringert, z. B. aufgrund einer Verschlechterung der körperlichen Verfassung und dem Bewusstsein, eventuell später auf Hilfen wie einen Rollstuhl oder Sauerstofftherapie angewiesen zu sein oder der eventuellen Notwendigkeit einer Organtransplantation (vgl. auch Bargon & Dittrich-Weber, 2000); Auseinandersetzung mit verkürzter Lebenserwartung und damit verbunden gegebenenfalls das Erleben, dass andere dem Patienten bekannte CF-Kranke zwischenzeitlich verstorben sind; Befürchtungen und Unsicherheiten bezüglich späterer Partnerschaft; Probleme im Zusammenhang mit der durch ihre Erkrankung bedingten Infertilität (bei männlichen Patienten) und damit verbundene Zweifel, ob man in einer Partnerbeziehung überhaupt als vollwertig akzeptiert wird (vgl. auch Firlei, 2011).

Entwicklungsrisiken für den Patienten

Mögliche Auswirkungen der CF auf die *kognitive Entwicklung* des Patienten entstehen in der Regel nicht direkt infolge der Erkrankung (Ausnahme: Kognitive Störungen im Zusammenhang mit chronifizierter pulmonaler Symptomatik und reduzierter Sauerstoffversorgung des Gehirns; vgl. Steinhausen, 2006), sondern, wie bereits im Einleitungskapitel beschrieben, indirekt, aufgrund eventueller krankheitsbedingter emotionaler Belastungen sowie schulischer Fehlzeiten. Wie auch bei anderen chronischen Erkrankungen besteht für CF-Patienten ein deutlich erhöhtes Risiko, *emotionale Probleme* zu entwickeln. So zeigen die Ergebnisse verschiedener Studien bei ihnen ein erhöhtes Auftreten von depressiven Reaktionen und Ängsten (Goldbeck et al., 2010; Smith et al., 2010). Häufig können außerdem auch Krankheitsverleugnung, verbunden mit Complianceproblemen, aggressives Verhalten, Leistungsprobleme in Schule und Beruf oder psychogene Körpersymptome beobachtet werden (Schmitt et al., 1996; Steinhausen, 2006).

Neben den allgemeineren Auswirkungen chronischer Krankheiten auf die soziale Entwicklung können sich für CF-Patienten im *Sozialbereich* Schwierigkeiten durch krankheitsbedingte körperliche Stigmata ergeben, die z. B. mit Selbstwertproblemen, sozialer Unsicherheit sowie Problemen in Beziehung zu Gleichaltrigen verbunden sind (z. B. sozialer Rückzug, soziale Isolation etc.). Auch für die *Berufswahl* jugendlicher Patienten besteht Problempotential: So sollten CF-Betroffene möglichst versuchen, ihren späteren Beruf mit den Erfordernissen ihrer Erkrankung in Einklang zu bringen (z. B. Vermeidung von Infektionsrisiken, Berücksichtigung berufsbedingter körperlicher und psychischer Anforderungen sowie Klärung der Frage, ob berufliche Anforderungen mit den notwendigen Therapiemaßnahmen vereinbar sind; vgl. Dittrich-Weber, 2000; Pfalz, 2011).

Auswirkungen für Eltern und Geschwister

CF ist eine schwere Erkrankung und sie stellt für Eltern eine massive Problematik dar. Bereits die Mitteilung der Diagnose »CF« und der Prognose ist für die Eltern (sowie die Gesamtfamilie) oft eine besondere psychische Belastung und ist verbunden mit einschneidenden Veränderungen des Familienlebens. Nach Dittrich-Weber (2000) erleben viele Eltern auch Schuldgefühle, die entstehen können, weil CF vererbt wird; außerdem zeigen sie »antizipatorische Trauerreaktionen« (Steinhausen, 2006). Bei den Eltern besteht ein deutlich erhöhtes Risiko für das Auftreten von Ängsten und depressiven Reaktionen (vgl. Steinhausen, 2006; Smith et al., 2010; Besier et al., 2011), aber auch weiteren Problemen (z. B. Beziehungsstörungen). Psychische Belastungen können wiederum zu Beeinträchtigungen bei der Umsetzung der notwendigen Therapie führen (Adherence-/Complianceprobleme). Im Falle eines schwierigen Krankheitsverlaufs, mit der Notwendigkeit für Patienten und Familie, intensiv in der Therapie mitzuarbeiten, besteht die große Gefahr, dass Defizite in der Therapiemitarbeit sich wiederum negativ auf den weiteren Krankheitsverlauf des Patienten auswirken, zu erhöhten psychosozialen Belastungen führen sowie die empfundene Lebensqualität beeinträchtigen.

Im Eingangskapitel wurde bereits erwähnt, dass auch Geschwister chronisch kranker Kinder oder Jugendlicher ein erhöhtes Risiko für das Auftreten von emotionalen Problemen aufweisen (Besier et al., 2010). Dies trifft auf die gesunden Geschwister von CF-Patienten aufgrund der Schwere der Erkrankung in besonderer Weise zu. Im Zusammenhang mit den erheblichen elterlichen Anforderungen durch die aufwendige tägliche Therapie kann es zu deutlich ungleich verteilter elterlicher Aufmerksamkeit zwischen krankem Kind und gesunden Geschwistern und zu damit verbundenen Geschwisterkonflikten kommen (vgl. Ullrich et al., 1996). Auch können im häuslichen Alltag CF-spezifische Besonderheiten, die vielleicht von Geschwistern als störend empfunden werden, mit einer Zuspitzung von Geschwisterkonflikten verbunden sein und zu einer Verstärkung bestehender psychosozialer Grundbelastungen führen (z. B. geschwisterliches Störungsempfinden im Zusammenhang mit starkem Husten mit Auswurf, vielleicht auch verbunden mit der Befürchtung, dass soziale Kontakte der Geschwister hierdurch negativ beeinflusst werden könnten). Besondere Probleme können sich in Krankheitskrisen ergeben, die mit massiver emotionaler Belastung des Patienten und der Eltern und vielleicht auch notwendiger längerer elterlicher Anwesenheit in der Klinik verbunden sind. Hier fühlen sich Geschwister gegenüber dem Patienten häufiger besonders stark zurückgesetzt und zeigen erhebliche emotionale Belastungen (Ängste, depressive Reaktionen) oder auch anderes Problemverhalten (wie sozialer Rückzug, Aggression, verbunden mit einer Zuspitzung familiärer Beziehungskonflikte).

5.6 Unterstützungsmöglichkeiten

Die Unterstützungsmöglichkeiten bei CF als chronischer voranschreitender Multiorganerkrankung sind vielschichtig und umfassen medikamentöse und physiotherapeutische Maßnahmen, Ernährungsberatung und psychosoziale Hilfen.

Medizinische Behandlung, Physiotherapie, Sport und Ernährungsberatung

Medizinische Behandlung inkl. Physiotherapie. Ein wesentlicher Pathomechanismus bei der CF ist die beeinträchtigte Selbstreinigung der Lunge von Schleim aus den Atemwegen, mit konsekutiver bronchialer Entzündung, bakterieller Infektion und chronischem Lungenumbau. Diesen Prozess gilt es zu verlangsamen, und dazu ist eine intensive zeitaufwendige multimodale Therapie auf täglicher Basis notwendig. Die Atemwegstherapie umfasst folgende Maßnahmen: Physiotherapie zur physikalischen Sekretmobilisation aus den Atemwegen, Inhalationstherapie mit sekretlösenden Substanzen (rekombinante humane DNAse, hypertone Kochsalzlösung, Mannitol) oder bronchialerweiternden Medikamenten, orale antibiotische Therapie und – im Falle einer chronischen Atemwegsbesiedlung mit Pseudomonas aeruginosa – Inhalation von Antibiotika. Der Umfang der Therapie richtet sich nach der individuellen Schwere der pulmonalen Erkrankung. Nicht selten hat ein CF-Patient vier bis fünf Inhalationen und mehrfache Sekretdrainage-Therapien pro Tag zu bewältigen, was eine erhebliche zeitliche Belastung im Alltag darstellt. Gerade Patienten mit fortgeschrittener pulmonaler Erkrankung erleben oft, dass die umfangreiche Therapie und notwendigen Erholungszeiten mit der Ausübung einer Vollzeit-Berufstätigkeit nicht mehr vereinbar sind. Auf sozialrechtliche Unterstützungsmöglichkeiten wird weiter unten eingegangen.

Einige Therapieentwicklungen vermindern die Therapiebelastung für CF-Patienten: Die Weiterentwicklung von Physiotherapie-Techniken mit Etablierung der sogenannten Autogenen Drainage in den 1980er Jahren ermöglicht den CF-Patienten eine effiziente Selbst-Sekretdrainage unabhängig von der Mithilfe von Therapeuten oder Eltern. Im Fall einer chronischen Pseudomonas-Infektion ist häufig neben der inhalativen Antibiotika-Therapie eine regelmäßige intravenöse antibiotische Therapie (z. B. alle 3 Monate) sinnvoll. Hierbei ist es gängige Praxis, diese Therapie als Heim-iv-Therapie (d. h. häusliche intravenöse Antibiotikatherapie) durchzuführen, um die Belastung der Patienten durch stationäre Klinikaufenthalte zu reduzieren. Für die Inhalation von Antibiotika und Mukolytika stehen moderne hocheffiziente Inhalationsgeräte mit verkürzter Inhalationsdauer zur Verfügung, auch erste Pulver-Trockeninhalationspräparate sind auf dem Markt, die die Therapiezeit für die Patienten weiter verkürzen.

Sport. Gut belegt ist ein positiver Effekt von Sport auf Lebenserwartung, Lebensqualität und körperliche Leistungsfähigkeit bei CF-Patienten. Besonders nützlich ist Ausdauer-und Krafttraining sowie Verbesserung von Beweglichkeit und Koordination. Sport wird von CF-Patienten oft nicht als Therapie im engen Sinne empfunden und ermöglicht ein Praktizieren im sozialen Kontext mit Freunden oder im Sportverein und unter Berücksichtigung eigener Interessen, was die subjektive Belastung durch diesen Therapiebaustein reduziert. Daher sollten CF-Patienten aktiv zu körperlichem Training angehalten werden und Sport als ein regelmäßiger Therapiebaustein in die Dauertherapie integriert sein. Eine verminderte körperliche Aktivität erhöht auch das Risiko für das Auftreten der CF-Knochenerkrankung, einer der Osteoporose ähnlichen Knochenstoffwechselstörung mit verminderter Knochensubstanz und erhöhtem Risiko für Knochenbrüche (für weitergehende Informationen s. Davies et al., 2007 und Ballmann & Smaczny, 2008).

Ernährung. Neben der Behandlung der pulmonalen Manifestation ist die Therapie der Bauchspeicheldrüsen-Insuffizienz und der Mangelernährung ein essentieller Therapieschwerpunkt. Es sind ein lebenslanger Ersatz von Verdauungsenzymen zu jeder Mahlzeit und die Zufuhr von Vitaminen und Spurenelementen notwendig. Zur richtigen Dosierung sind Kenntnisse über Nahrungszusammensetzung sowie Konsequenz in der täglichen Therapie notwendig. Daher ist eine regelmäßige unterstützende CF-spezifische Ernährungsberatung sinnvoll. Aufgrund der gestörten Verwertung von Nahrung und des erhöhten Nährstoffbedarfs durch gesteigerten Energieverbrauch ist eine hochkalorische Ernährung notwendig, die oft nur durch zusätzliche nächtliche Nahrungszufuhr über eine Magensonde (perkutane endoskopische Gastrostomie, PEG) erreicht werden kann. Eine optimierte Bauchspeicheldrüsen- und Ernährungstherapie korreliert mit einer guten Lungenfunktion. Außerdem führt eine ausgeprägte Mangelernährung zu Verzögerung bzw. Ausbleiben der Pubertätsentwicklung und korreliert mit einer deutlich schlechteren Prognose. Diverse häufige CF-spezifische Komplikationen, wie CF-Diabetes oder allergische bronchopulmonale Aspergillose (ABPA), führen zu weiteren komplexen Therapienotwendigkeiten (z. B. Insulin-Therapie, Cortison) und belasten die Lebensqualität.

Psychosoziale Betreuung

Über o. g. therapeutische Hilfen hinaus ist psychosoziale Unterstützung ein weiterer unverzichtbarer Teil der Versorgung. Weil Eltern und gesunde Geschwister ebenfalls erhebliche krankheitsbezogene Belastungen erfahren, sie andererseits aber eine wichtige Stütze für den CF-Patienten sind, ist die Einbeziehung der Familie in psychosoziale Interventionen unbedingt notwendig. Unterstützungsangebote umfassen neben psychologischen/psychotherapeutischen Hilfen sozialrechtliche Hilfen, Maßnahmen zur Integration in Kindergarten, Schule und Beruf, Rehabilitationsmaßnahmen, Patientenschulungen sowie Angebote der Selbsthilfe.

Psychologische bzw. psychotherapeutische Unterstützung. Es ist günstig, dass möglichst frühzeitig Mitarbeiter aus dem psychologischen bzw. psychotherapeutischen Bereich mit dem Patienten und seiner Familie in Kontakt kommen. Dabei geht es nicht darum, Patient und Familie als »psychisch krank« oder »psychotherapiebedürftig« zu definieren (was in der Regel nicht deren Selbstbild und auch nicht der Ausgangssituation entspricht), sondern Ziel ist es, psychologische Unterstützung als normales und niederschwelliges Angebot im Umgang mit einer chronischen Erkrankung im Rahmen der Gesamtbetreuung zu etablieren (vgl. Schmitt & Kammerer, 1996). Allerdings bergen bestimmte Schlüsselsituationen per se erhebliches psychisches Belastungspotential und erfordern eventuell schon sehr früh psychologische bzw. psychotherapeutische Unterstützung: So ist für die Eltern bzw. die Familie schon die Vermittlung der *Diagnose* (die sie in der Regel unvorbereitet trifft) und der *Prognose* eine gravierende psychische Belastung. Günstig ist es deshalb, wenn schon im Erstgespräch, in dem es um Vermittlung der Diagnose und weiterer Grundinformationen zur Erkrankung geht, ein psychotherapeutisch geschultes Teammitglied teilnimmt. So können bei Bedarf schon frühzeitig Hilfen im Umgang mit der akuten Krise gegeben, insbesondere aber die Basis für zukünftig eventuell notwendige psychologische bzw. psychotherapeutische Unterstützung geschaffen werden. Es ist darauf zu achten, dass das Diagnosegespräch nicht durch ein Übermaß an medizinischen und weiteren Informationen überfrachtet wird und die Eltern so überfordert werden. Hier bestünde die Gefahr, dass elterliche Ängste und Sorgen nicht verringert, sondern noch verstärkt werden, eine pessimistische Einstellung der Krankheit gegenüber entsteht und die Krankheitsverarbeitung negativ beeinflusst wird (vgl. Mensing & Petermann, 1990). Falls psychologischer Kontakt beim Diagnosegespräch nicht zustande kommt, sollte dieser aber möglichst zeitnah im Rahmen der anschließenden Weiterbetreuung des Patienten und seiner Familie hergestellt und im weiteren Verlauf gepflegt werden. Auch wenn anfangs für den Patienten und seine Familie keine besonderen psychischen Probleme bestehen, ergibt sich dadurch später, in eventuell auftretenden Problemsituationen, viel leichter die Möglichkeit, die Betroffenen mit psychologischen Hilfeangeboten zu erreichen.

Psychotherapeutische Angebote umfassen

a) regelmäßige Sprechstunden für Patient und Familie (zur Beurteilung des psychosozialen Entwicklungsverlaufs, zur psychologischen Beratung oder auch Therapie) und
b) kurzfristige Hilfen im Krisenfall (individuums- sowie familienzentrierte Krisenintervention; gegebenenfalls Durchführung längerfristiger Psychotherapie bzw. Hilfen bei der Organisation wohnortnaher Weiterbetreuung).

Schmitt et al. (1996) bewerten auch therapeutische Gruppengespräche mit jugendlichen CF-Patienten als hilfreich. Die Keimbesiedlung der Patienten und die daraus resultierende gegenseitige Ansteckungsgefahr ist eine krankheitsspezifische Besonderheit und schränkt die Möglichkeit zur Gruppentherapie ein. Deshalb muss bei solchen Angeboten in jedem Fall der Keimstatus der Patienten berücksichtigt werden. Die in der Gruppe entstehenden Beziehungen der Betroffenen untereinander und zu den Therapeuten sehen die Autoren als wichtige Hilfe für den Umgang mit körperlichen und seelischen Krisen. Auch können sich Patienten gegenseitig ermutigen, ihre Ängste und Sorgen anzusprechen, und es werden Modelleffekte geschaffen (durch das Erleben, wie andere mit Problemen umgehen). Die Jugendlichen erfahren oft auch eine Stärkung ihres Selbstwertgefühls (durch Gelegenheiten, Mitpatienten zuzuhören und gegebenenfalls mit eigenem Rat zu helfen) sowie eine Förderung ihrer sozialen Kompetenzen (u. a. durch kontroverses Besprechen von Problemen und im Umgang mit Konflikten).

Psychotherapeutische Hilfen sollten möglichst frühzeitig angeboten werden, wenn sich im Rahmen von akuten oder chronischen Überforderungen psychische Probleme zeigen. Mögliche Krisensignale für solche Überforderungen können z. B. depressive Reaktionen, sozialer Rückzug, Leistungsversagen, Essstörungen, Complianceprobleme, somatoforme Störungen oder aggressives Ausagieren sein (vgl. Schmitt et al., 1996). Ziel ist es dann, dem Patienten und seiner Familie Hilfen zur emotionalen Entlastung und zur Veränderung bestehender Problemsituationen anzubieten (v. a. Reduktion von Belastungen, Änderung individueller/familiärer Krankheitsbewältigungsstile, Förderung von Selbstvertrauen und Eigenverantwortung im Umgang mit der Erkrankung, Förderung der Autonomieentwicklung des Patienten und gegebenenfalls der Geschwister und Aktivierung und Erweiterung individueller und familiärer Stärken (vgl. Mensing & Petermann, 1990, Schmitt et al., 1996; Hermann, 2008)). Psychotherapeutische Hilfen sind auch im Zusammenhang mit der Frage einer Organtransplantation von großer Bedeutung. Außerdem haben sie ihren Stellenwert – neben seelsorgerischer Begleitung – in der terminalen Phase im Rahmen der Sterbebegleitung bzw. der Nachsorge für die Familie im Falle des frühzeitigen Todes eines Patienten.

Sozialrechtliche Hilfen. Die Eltern sollen schon frühzeitig (möglichst bei Diagnosevermittlung oder kurz danach) über die sozialrechtlichen Möglichkeiten informiert werden, die sich ihnen bieten. Zunächst geht es um den Schwerbehindertenausweis (auf den alle CF-Patienten ein Anrecht haben und der die Eltern erst einmal steuerlich entlastet) und das Pflegegeld (Dittrich-Weber, 2000; Karatzas, 2011).

Hilfen zur Integration in Schule und Beruf. Da es aufgrund der CF-Erkrankung zu häufigeren schulischen Fehlzeiten und der Gefahr von schulischen Leistungsproblemen kommen kann, sollte, wenn krankheitsbedingt solche Fehlzeiten absehbar sind, zur Vorbeugung schulischer Leistungsdefizite die Möglichkeit von schulischem Hausunterricht oder schulischer Betreuung im Krankhaus bedacht werden. Solche Hilfen sollten allerdings nur möglichst kurzzeitig – aber so lange wie nötig – in Anspruch genommen werden, um die soziale Integration des Kindes/Jugendlichen nicht zu behindern. Trotz der CF und des damit verbundenen Therapieaufwandes ist es immer das Ziel, den Patienten zu einem optimalen Schulabschluss zu verhelfen, der ihnen gute Chancen zur Berufsausbildung (Lehre oder Studium) bietet (Dittrich-Weber, 2000; Pfalz, 2011). Leider bestehen für viele Patienten nach der Schule zunehmend Schwierigkeiten, eine Ausbildungs- und Arbeitsstelle zu finden. Hier kann Hilfe von der Bundesagentur für Arbeit in Anspruch genommen werden, zu deren Angeboten auch eine spezielle Berufsberatung für chronisch kranke Menschen gehört.

Rehabilitation. Rehabilitationsmaßnahmen sind für CF-Patienten wichtiger Teil einer umfassenden Behandlung. Ziel ist die Erhaltung bzw. Verbesserung der gesundheitlichen Situation. Nach Lang (2011, S. 32) werden solche Hilfen insbesondere dann empfohlen, »wenn bestimmte Ereignisse und Entwicklungen eingetreten sind, z. B. Neudiagnose, zunehmende Belastungen im Berufsleben, Verminderung der Leistungsfähigkeit … oder bei einer deutlichen Verschlechterung des Gesundheitszustandes«. Rehabilitationsmaßnahmen umfassen den Bereich der medizinischen Rehabilitation (i. d. R. sind dies stationäre, seltener auch ambulante Angebote) sowie die berufliche Rehabilitation (hierzu gehören Hilfen zur Berufsfindung, Arbeitsplatzbeschaffung und Arbeitsplatzerhaltung. Informationen bietet die Bundesagentur für Arbeit). Maßnahmen der stationären medizinischen Rehabilitation beinhalten neben medizinischer Versorgung Patientenschulungen (s. u.), Angebote der Physiotherapie, Ernährungsberatung und psychosoziale Betreuung (vgl. Lang, 2011). Eine Besonderheit stellt die Möglichkeit der stationären familienorientierten Rehabilitation dar, bei der neben den Patienten auch ihre Eltern und Geschwister mit in die Klinik aufgenommen werden und spezielle Unterstützung erhalten. Wichtig bleibt nach Abschluss jeder stationären Rehabilitationsmaßnahme der Transfer der Effekte in den Alltag der Patienten und ihrer Familien.

Patientenschulung. Wie bei anderen chronischen Erkrankungen ist auch bei CF die Schulung von Patienten und ihren Angehörigen ausgesprochen sinnvoll. Bei vielen chronischen Erkrankungen (wie Asthma, Neurodermitis, Diabetes oder Adipositas) sind Schulungen schon seit Jahren Teil eines umfassenden Behandlungskonzeptes. Vermittelt werden hier insbesondere Krankheits- und Behandlungswissen, Verhaltensfertigkeiten für einen angemessenen, selbstständigen und selbstverantwortlichen Umgang mit der Erkrankung sowie Wege zur Bewältigung krankheitsbedingter Belastungen. Unabhängig von der Möglichkeit einer Gruppenschulung, bei der allerdings Einschränkungen aufgrund der Gefahr von gegenseitiger Ansteckung der Patienten mit Problemkeimen bestehen, sind Einzelschulungen immer in Betracht zu ziehen, da oft festzustellen ist, dass es den Betroffenen an notwendigem Wissen, Fertigkeiten und Bewältigungsstrategien im Umgang mit der CF mangelt. Mit dem Berliner Schulungsprogramm für Mukoviszidose liegt ein strukturiertes Schulungskonzept für CF-Patienten und ihre Angehörigen vor (vgl. Gebert & Staab, 2001).

Selbsthilfeorganisationen und Verbände für CF-Patienten. Eine besondere Unterstützung für CF-Betroffene und ihre Familie ist auch der Kontakt zu Selbsthilfeorganisationen und Verbänden für CF-Patienten. Deshalb ist es wichtig, Patienten und Eltern über entsprechende Möglichkeiten zu informieren (Dittrich-Weber, 2000). Für Deutschland ist dies *Mukoviszidose e.V.* (In den Dauen 6, 53117 Bonn, Tel. 0228/98780-0; Homepage: www.muko.info). Selbsthilfeorganisationen gibt es in nahezu allen europäischen Ländern.

Fazit. Ein CF-Patient steht aufgrund der Multiorganbeteiligung und des progredienten Krankheitsverlaufes einer Vielzahl von Gesundheitsproblemen gegenüber, die einer spezifischen und umfangreichen Therapie bedürfen. Für eine optimale Betreuung und Unterstützung von CF-Patienten ist daher ein CF-erfahrenes Team aus Ärzten, Psychologen, Ernährungsberatern, Sozialarbeitern und Physiotherapeuten erforderlich. Diese Anforderung erfüllen in der Regel nur spezialisierte CF-Zentren. Ständig wechselnde Therapeuten sollten vermieden werden; vielmehr sollten CF-Patienten und ihre Familien feste, ihnen vertraute Ansprechpartner haben.

Beispiel

Beispiel 1: Erwachsene Patientin mit unzureichender Compliance

Bei Frau A., einer 20-jährigen CF-Patientin mit klassischem CFTR-Defekt (Homozygotie für del F508) mit exokriner Pankreasinsuffizienz, wurde im Alter von 4 ½ Jahren die Diagnose einer Mukoviszidose gestellt. Im Säuglingsalter bestand ein chronischer Husten und eine Neigung zu Atemwegsinfekten, außerdem seit Geburt dünne Stühle und eine zunehmende Untergewichtigkeit und Minderwuchs. Nach der Etablierung einer CF-Therapie mit Verdauungsenzym- und Vitamin-Ersatz, Inhalationen und großzügigem Einsatz von Antibiotika-Therapien durch Betreuung in einem CF-Zentrum kam es zu einer Stabilisierung der klinischen Situation. Im Alter von 6 Jahren wurde bei der Patientin eine Pseudomonas-Besiedlung nachgewiesen, die trotz intravenöser und inhalativer Antibiotika-Therapie zu dem Zeitpunkt bereits chronisch war. Die Patientin führt nun entgegen der ärztlichen Empfehlungen seit Jahren keine regelmäßige Pseudomonas-wirksame Inhalationstherapie und nur eingeschränkt sekretmobilisierende Physiotherapie durch. Sie geht ihrem Hochschulstudium nach, welches neben alterstypischen ►

Freizeitaktivitäten einen großen Raum in ihrem Leben einnimmt; dem Thema CF wird eher wenig Raum im Alltag gegeben, was aus Behandlersicht unvorteilhafte Auswirkungen auf die Akzeptanz sinnvoller Therapiemaßnahmen hat. Hierunter bestehen bei der Patientin jedoch eine relativ stabile Lungenfunktion mit einem FEV1 um 80 Prozent und seltene Exazerbationen. Eine höhere Compliance ließe jedoch einen noch besseren klinischen Verlauf erwarten.

Beispiel 2: Patientin im Säuglingsalter mit schwieriger psychosozialer Hintergrundproblematik

Die kleine Patientin wurde in der 36. Schwangerschaftswoche nach einer unauffälligen Schwangerschaft spontan entbunden. Bei zunächst sehr schlechter Gewichtszunahme entstand früh der Verdacht auf das Vorliegen einer CF. Mittels Schweißtest wurde die Diagnose dann im Alter von 3 Wochen gestellt. Eine Pankreasenzymsubstitution und Vitamingabe wurden begonnen. Zudem wurde als leberschützende Therapie eine Ursodesoxycholsäurebehandlung gestartet. In der Klinik wurde die Patientin dann im Alter von 2 Monaten mit einer akuten Pneumonie vorgestellt. Zu diesem Zeitpunkt erhielt sie bei Staphylokokkennachweis im Rachenabstrich eine orale antibiotische Therapie. Die kleine Patientin lebte mit ihrer Mutter und der dreijährigen Schwester wegen erheblicher familiärer Hintergrundprobleme in einer Mutter-Kind-Einrichtung. Die alleinerziehende Mutter bedurfte zur Unterstützung der Betreuung ihrer beiden Kinder selbst einer zusätzlichen Stabilisierung. Im Rahmen des stationären Klinikaufenthaltes fanden auch eine Beratung der Mutter durch die Sozialarbeiterin der Klinik über sozialrechtliche Fragen sowie ein psychologisches Erstgespräch statt. Hier berichtete sie über erhebliche psychische Eigenbelastungen nach der Feststellung der Erkrankung ihrer Tochter (Schock, Ängste, Sorgen). Im Verlauf hatte sich die psychische Belastungssituation der Mutter aber wieder deutlich reduziert und sie zeigte sich von ihrer psychischen Verfassung zum Zeitpunkt des psychologischen Erstgespräches wieder relativ ausgeglichen und stabil. So bestand für sie erst einmal kein weiterer psychotherapeutischer Unterstützungsbedarf. Nach erfolgreicher medizinischer Behandlung der Pneumonie und Anpassung der sonstigen CF-spezifischen Therapie konnte die kleine Patientin in die ambulante Weiterbetreuung entlassen werden. Diese Betreuung erfolgte in den folgenden Monaten mit Unterstützung der Mutter-Kind-Einrichtung. Hier zeigte es sich, dass die Stützung der Mutter durch die Einrichtung ein wesentliches Element für die Therapie der kleinen Patientin wurde. Man vereinbarte u. a. wöchentliche Telefonkontakte bezüglich der initial schlechten Gewichtsentwicklung des Kindes. Im Alter von 6 Monaten befindet sich die kleine Patientin nun auf einer normalen Längen- und Gewichtsperzentile. Die zwischenzeitlich zusätzlich wegen eines Keimnachweises notwendigen stationären Klinikaufenthalte wurden sowohl von Mutter als auch Kind gut toleriert. Auch die weitere psychosoziale Entwicklung der Patientin und ihrer Familie wird im Rahmen der Klinikkontakte engmaschig im Blick behalten, sodass abhängig von der weiteren ►

Entwicklung gegebenenfalls zeitnah zusätzliche psychotherapeutische Unterstützung der Mutter/Familie erfolgen kann.

Dieses Beispiel zeigt, dass die initiale Therapie der Patienten nicht nur die üblichen medizinischen Gesichtspunkte zu beachten hat, sondern es auch extrem wichtig ist, die Familie zu stützen und zu stärken. Dies kann im Einzelfall auch dazu führen, dass z. B. eine Eltern-Kind Einrichtung von alleinerziehenden, von der Situation überlasteten Eltern genutzt werden kann.

Literatur

Ballmann, M. & Smaczny, C. (2008). CF-Manual. (2. Aufl.). Bremen: UNI-MED Verlag.

Bargon, J. & Dittrich-Weber, H. (2000). Lungentransplantation. In G. Dockter & H. Lindemann (Hrsg.), Mukoviszidose (S. 89–93). Stuttgart: Thieme.

Besier, T., Hölling, H., Schlack, R., West, C. & Goldbeck, L. (2010). Impact of family oriented rehabilitation programme on behavioural and emotional problems in healthy siblings of chronically ill children. Child: Care, Health and Development, 36, 686–695.

Besier, T., Born, A., Henrich, G., Hinz, A., Quittner, A.L., Goldbeck, L. & TIDES Study Group (2011). Anxiety, depression, and life satisfaction in parents caring for children with cystic fibrosis. Pediatric Pulmonology, 46, 672–682.

Davies, J.C., Alton, E.W. & Bush, A. (2007). Cystic fibrosis. BMJ, 335, 1255–1259.

Dittrich-Weber, H. (2000). Psychosoziale Aspekte. In G. Dockter & H. Lindemann (Hrsg.), Mukoviszidose (S. 133–141). Stuttgart: Thieme.

Firlei, N. (2011). Sexualität, Fertilität, Kontrazeption, Reproduktion und CF. In T.O. Hirche & T.O.F. Wagner (Hrsg.), Update Mukoviszidose. Band 4: Psychische, soziale und rechtliche Fragen & der schwerkranke und sterbende Patient (S. 10–16). Stuttgart: Thieme.

Gebert, N. & Staab, D. (2001). Besonderheiten der Schulung von Patienten mit Mukoviszidose und ihren Angehörigen. Psychomed 13/1, 3, 28–34.

Goldbeck, L., Besier, T., Hinz, A., Singer, S., Quittner, A.L. and the TIDES Group (2010). Prevalence of symptoms of anxiety and depression in German patients with cystic fibrosis. Chest, 138, 929–936.

Hermann, C. (2008). Umgang mit chronischen Krankheiten. In G.W. Lauth, F. Linderkamp, S. Schneider & U. Brack (Hrsg.), Verhaltenstherapie mit Kindern und Jugendlichen (2. Aufl.) (S. 667–681). Weinheim: Beltz.

Karatzas, A. (2011). Sozialrechtliche Aspekte bei Mukoviszidose. In T.O. Hirche & T.O.F. Wagner (Hrsg.), Update Mukoviszidose. Band 4: Psychische, soziale und rechtliche Fragen & der schwerkranke und sterbende Patient (S. 36–39). Stuttgart: Thieme.

Lang, S. (2011). Rehabilitationsmaßnahmen. In T.O. Hirche & T.O.F. Wagner (Hrsg.), Update Mukoviszidose.Band 4: Psychische, soziale und rechtliche Fragen & der schwerkranke und sterbende Patient (S. 32–35). Stuttgart: Thieme.

Mensing, H. & Petermann, F. (1990). Psychosoziale Folgen und Beratung von Familien mit an Mukoviszidose erkrankten Kindern und Jugendlichen. In F. Petermann, U. Bode & H.G. Schlack (Hrsg.), Chronisch kranke Kinder und Jugendliche (S. 68–76). Köln: Deutscher Ärzte-Verlag.

Petersen, S. (1991). Der CF-Patient. Antworten auf ungestellte Fragen. Ratgeber für Ärztinnen und Ärzte, Betroffene und Eltern. Hrsg. von der Deutschen Gesellschaft zur Bekämpfung der Mukoviszidose und CF-Selbsthilfe Bundesverband. Tübingen: Attempto.

Pfalz, A. (2011). Berufsplanung und Berufswünsche. In T.O. Hirche & T.O.F. Wagner (Hrsg.), Update Mukoviszidose. Band 4: Psychische, soziale und rechtliche Fragen &

der schwerkranke und sterbende Patient (S. 27–31). Stuttgart: Thieme.

Ramsey, B.W., Davies, J., McElvaney, N.G., Tullis, E., Bell, S.C., Dřevínek, P., Griese, M., McKone, E.F., Wainwright, C.E., Konstan, M.W., Moss, R., Ratjen, F., Sermet-Gaudelus, I., Rowe, S.M. Dong, Q., Rodriguez, S., Yen, K., Ordoñez, C., Elborn, J.S. & VX08-770-102 Study Group (2011). A CFTR potentiator in patients with cystic fibrosis and the G551D mutation. New England Journal of Medicine, 365, 1663–1672.

Schmitt, G.M. & Kammerer, E. (1996). Zusammenfassende Gedanken zu einer psychosozialen bzw. psychotherapeutischen Betreuung chronisch kranker Kinder und Jugendlicher sowie ihrer Familien. In G. M. Schmitt, E. Kammerer & E. Harms (Hrsg.), Kindheit und Jugend mit chronischer Erkrankung. Verstehen und Bewältigen von Belastung und Bedrohung (S. 93–109). Göttingen: Hogrefe.

Schmitt, G.M., Koch, H.G. & Schulze-Everding, A. (1996). Leben mit Mukoviszidose. In G.M. Schmitt, E. Kammerer & E. Harms (Hrsg.), Kindheit und Jugend mit chronischer Erkrankung. Verstehen und Bewältigen von Belastung und Bedrohung (S. 185–198). Göttingen: Hogrefe.

Smith, B.A., Modi, A.C., Quittner, A.L. & Wood, B.L. (2010). Depressive symptoms in children with cystic fibrosis and parents and its effects on adherence to airway clearance. Pediatric Pulmonology, 45, 756–763.

Steinhausen, H.-C. (2006). Psychische Störungen bei Kindern und Jugendlichen. Lehrbuch der Kinder- und Jugendpsychiatrie und -psychotherapie (6. Aufl.). München: Urban & Fischer.

Ullrich, G., Hellmann-Backhaus, U. & Bartig, H.J. (1996). Behandlung und Rehabilitation? Überlegungen zum Stellenwert und zur Eigenart psychosozialer Versorgung bei Mukoviszidose/Cystischer Fibrose (CF). In H.-P. Michels (Hrsg.), Chronisch kranke Kinder und Jugendliche. Psychosoziale Betreuung und Rehabilitation (S. 125–144). Tübingen: DGVT-Verlag.

6 Angeborene Herzerkrankungen

Elisabeth J. Sticker • Sabine Schickendantz

6.1 Beschreibung der chronischen Erkrankungsform

Die Geburt eines Kindes mit einem angeborenen Herzfehler stellt für Eltern ein stressvolles Ereignis dar. Sie müssen Abschied nehmen von ihrer Vorstellung, ein gesundes Kind zu haben, und erleben oftmals eine Achterbahn von Gefühlen zwischen Hoffen und Bangen. Auch die betroffenen Kinder und Jugendlichen sind vor große Herausforderungen gestellt, müssen sie sich doch zusätzlich zu den »normalen« Entwicklungsaufgaben mit ihren gesundheitlichen Problemen auseinandersetzen. Bei Herzerkrankungen des Kindes- und Jugendalters handelt es sich ganz überwiegend um *angeborene* Fehlbildungen (s. Tab. 6.1).

Einige Fehlbildungen würden unbehandelt innerhalb von wenigen Stunden bis Tagen zum Tod führen (z. B. Transposition der großen Gefäße, s. a. http://www.herz-

Tabelle 6.1 Vielfältigkeit des Krankheitsbildes nach Lokalisation und Ausprägung angeborener Fehlbildungen des Herzens (zum besseren Verständnis von Aufbau und Funktion des Herzens siehe http://www.herzklick.de/)

Herzfehler	Lokalisation	Ausprägungen
Leckagen	► zwischen rechter und linker Herzseite ► auf Vorhof-, Ventrikel(=Kammer)- und Gefäßebene ► an den Klappen	von winzigen Defekten bis hin zum völligen Fehlen einer Trennung
Verengungen (Stenosen)	von Klappen-, Gefäß- und Ventrikelstrukturen	von geringfügigen Verengungen bis hin zu völligen Verschlüssen (Atresien)
Fehlanschlüsse	auf Vorhof-, Ventrikel- und Gefäßebene	von unbedeutenden partiellen bis hin zu totalen Fehleinmündungen
Komplexe Fehlbildungen	Kombinationen der oben angeführten Fehlbildungen	
Rhythmusstörungen	ausgehend von Vorhöfen und Kammern	von einzelnen Extraschlägen bis hin zu Herzflattern und -flimmern

klick.de/), bei anderen verursacht die Herzschwäche z. T. erhebliche Entwicklungsstörungen (s. Abschn. 6.5). Bei einer Vielzahl von Kindern mit angeborenen Fehlbildungen des Herzens kommt es zu einer spontanen Remission (Rückgang von Krankheitserscheinungen), vor allem bei Kammerscheidewand-Defekten (hier bis über 60 %; Apitz, 1998). Bei Verengungen kann es dagegen allein schon wegen der vermehrten Blutdurchflussmengen durch das Wachstum zu einer Zunahme kommen. In vielen Fällen sind daher medizinische Maßnahmen erforderlich, um zu einer Zustandsbesserung zu gelangen (s. Abschn. 6.6).

6.2 Annahmen zur Störungsgenese

Die Ursachen sind meist multifaktoriell, d. h. mehrfach bedingt, bisher ist aber wenig Genaueres darüber bekannt. Meist handelt es sich um eine »Laune« der Natur ohne feststellbare Verursachung. Eine Chromosomenanomalie liegt bei 5 bis 10 Prozent vor, wenn der Herzfehler isoliert vorkommt, und bei 12,5 bis 22,5 Prozent, wenn weitere Fehlbildungen vorliegen (Enders, 1998). Die frühe und sehr komplizierte Entwicklung des Herzens (Sadler, 2008) kann aber auch durch Alkohol- oder Drogenkonsum sowie Infektionen (z. B. Rötelnembryopathie) in der Schwangerschaft gestört werden.

6.3 Epidemiologie

Fehlbildungen des Herzens kommen bei etwa 1 Prozent der Neugeborenen vor. Bei knapp 50 Prozent dieser Patienten handelt es sich um ein Loch (Leckage) zwischen den Herzkammern (Ventrikelseptumdefekt, VSD), dagegen bei nur 2,2 Prozent um eine Transposition der großen Gefäße (D-TGA), d. h. einen Fehlanschluss (Lindinger et al., 2010). In Abhängigkeit von der Ausprägung der Fehlbildungen kommt es zur Beeinträchtigung der Funktion. Die Mehrzahl der Fehlbildungen zeigt eine nur geringe (60 %), wenige eine moderate (27 %) und nur 12 Prozent eine schwere Beeinträchtigung der Herzfunktion. Dabei führt eine Überlastung durch Leckagen oder Verengungen (Stenosen) zu Herzschwäche und eine Rezirkulation (Rückfluss) sauerstoffarmen Blutes zu Blausucht (Sauerstoffmangel, Zyanose). So werden angeborene Herzfehler auch danach unterschieden, ob sie zyanotisch (10,5 %) oder azyanotisch (89,5 %) sind (Lindinger et al., 2010).

6.4 Verlauf und Prognose

Aufgrund der großen Fortschritte in der Kinderkardiologie und Kinderherzchirurgie überleben inzwischen ca. 85 Prozent der Betroffenen bis ins Erwachsenenalter (ACC/AHA, 2008) – vor ca. 20 Jahren verstarben noch 90 Prozent vor dem 18. Geburtstag (ACC/AHA, 2008). Einige Betroffene erreichen dies allerdings nur mit wesentlichen Beeinträchtigungen des Herz-Kreislauf-Systems und damit der körperlichen Leis-

Tabelle 6.2 Postoperative Restbefunde und körperliche Einschränkungen bei verschiedenen angeborenen Fehlbildungen des Herzens (unbekannte Begriffe siehe Glossar in www.Corience.org)

Schweregrade	Körperliche Einschränkungen	Postoperative Restbefunde
Nicht gegeben (A) oder leicht (B)	Keine Einschränkungen	▶ unbedeutende Veränderungen der Herzstromkurve ▶ kleine (Rest-)Ventrikelseptumdefekte ▶ unbedeutende Herzklappen(-Rest-)stenosen/-insuffizienzen ▶ Aortenisthmusstenose-OP ohne anschließende arterielle Hypertonie ▶ unbedeutende Anomalien im Herzrhythmus
Bedeutungsvoll (C)	Maximalbelastbarkeit eingeschränkt; begrenzte Anpassung der Herzarbeit bei Belastung	▶ Funktionsstörung der Kammern ▶ Gefäßklappen-(Rest)-Stenosen (Druckdifferenz > 30 mmHg) ▶ bedeutungsvolle (Rest)-Insuffizienzen/-Stenosen der Herzklappen in den Kammern ▶ Herzklappenersatz (biologisch und mechanisch) mit Behandlung mit »Blutverdünnern« ▶ Aortenisthmusstenosen-OP mit anschließender arterieller Hypertonie (Bluthochdruck) ▶ herzschrittmacherabhängige Rhythmusstörungen ▶ Herzrasen
Schwer (D)	Belastbarkeit im Alltagsleben eingeschränkt	▶ komplexe Herzfehler nach Palliation ▶ inoperable Herzfehler ▶ bedeutsame chronische Myokarderkrankungen ▶ Zyanose und/oder schwere Herzschwäche ▶ Notwendigkeit einer gegen die Herzschwäche wirkenden medikamentösen Therapie
Lebensbedrohliche Gefährdung unter körperlicher Belastung (E)		▶ Long QT-Syndrom ▶ Lungenhochdruck ▶ seltene Muskelverdickung in der linken Kammer (HOCM)

tungsfähigkeit. Tabelle 6.2 gibt das breite Spektrum der funktionellen Situation herzkranker Kinder wieder und macht deutlich, dass der postoperative Restbefund entscheidender ist als die ursprüngliche Diagnose.

Eine Studie im Kölner Herzzentrum zur Sporttauglichkeit von 63 Schulanfängern mit einem angeborenen Herzfehler zeigte folgende Verteilung der Sporttauglichkeit (Bjarnason-Wehrens et al., 2007):

(1) uneingeschränkte Sporttauglichkeit: 85 Prozent der Kinder (Schweregrad A: 21 %, Schweregrad B: 64 %)
(2) bedeutsame Beeinträchtigung der Sporttauglichkeit (Schweregrad C: 11 %)
(3) schwere Beeinträchtigung der Sporttauglichkeit (Schweregrad D: 2 %)
(4) lebensbedrohliche Gefährdung unter körperlicher Belastung (Schweregrad E: 2 %).

Die medizinische Situation von Kindern und Jugendlichen mit angeborenen Herzfehlern stellt sich zusammenfassend sehr heterogen dar, sodass von der Kenntnis der Diagnose allein noch keine Schlüsse auf die Belastbarkeit gezogen werden können. Daher sollte in jedem Fall der Kontakt mit den Eltern und ggf. (nach entsprechender Entbindung von der Schweigepflicht durch die Eltern) auch mit dem behandelnden Kinderkardiologen gesucht werden, wenn es z. B. um Sporttauglichkeit oder das Beherrschen einer Notfallsituation geht. Personen, die mit herzkranken Kindern zu tun haben, müssen auch wissen, ob die Kinder durch problematische Dauertherapien, wie z. B. das Tragen eines Schrittmachers oder die Einnahme von Gerinnungshemmern, besonders gefährdet sind.

6.5 Psychosoziale Belastungen, Entwicklungsrisiken und Entwicklungschancen

Speziell mit angeborenen Herzfehlern zusammenhängende psychosoziale Belastungen können vor allem in sechs Bereiche eingeteilt werden. Diese stellen schwerpunktmäßig Risiken für die sozio-emotionale Entwicklung dar, vor allem was internalisierende Störungen (de Koning et al., 2008; Spijkerboer et al., 2008) wie z. B. gesteigerte Ängste angeht.

Zunahme pränataler Diagnosen

Inzwischen werden 12,1 Prozent (Lindinger et al., 2010) aller angeborenen Herzfehler schon vor der Geburt erkannt. Dies minimiert einerseits die Risiken unter der Geburt, da die Mutter in einer Spezialklinik entbinden und das Kind dort optimal versorgt werden kann, es erzeugt aber andererseits auch Ängste, die die Schwangerschaft stark belasten können. Wenn der Herzfehler sehr komplex ist oder in Verbindung mit einer Chromosomenabweichung auftritt, die schwere Schäden bei dem Kind erwarten lässt, kann ein Konflikt über das Austragen bzw. Abbrechen der Schwangerschaft entstehen. Eltern sollten sich in dieser Situation umfassend über die Behandlungsmöglichkeiten und die Prognose informieren. Da die gynäkologische Ausbildung keine Inhalte zur

Kinderheilkunde vorsieht, kennen Gynäkologen, Pränataldiagnostiker und Genetiker häufig nicht die möglichen Auswirkungen und Behandlungen pädiatrischer Erkrankungen. Um eine informierte Entscheidung treffen zu können, sollte daher immer ein Kinderkardiologe zu Rate gezogen werden (Geyer et al., 2011).

Schlechtes Gedeihen im Säuglingsalter

Viele Säuglinge mit angeborenem Herzfehler gedeihen schlecht und haben Untergewicht, weil sie trotz meist erhöhten Kalorienbedarfs oft unter Trinkschwäche und Erbrechen leiden (Kogon et al. 2007). Teilweise müssen die Kinder über einen längeren Zeitraum hinweg durch eine Magensonde ernährt werden. All dies stellt eine starke Belastung für die Eltern dar. Es kommt häufig vor, dass diese sich als unzulänglich empfinden und von den Ärzten unter Druck gesetzt fühlen, ihr Kind müsse ausreichend zunehmen, z. B. um das Risiko für eine Herzoperation zu minimieren. Auf das ständige Drängen der Eltern reagiert das Kind häufig mit einer verstärkten Verweigerungshaltung. Aus diesem Teufelskreis auszusteigen, ist ohne professionelle Hilfe (z. B. Esstraining zur Entwöhnung von der Magensonde) außerordentlich schwierig.

Frühe Kenntnis der Wichtigkeit des Herzens

Kinder erkennen meist schon im Vorschulalter die große Bedeutung des Herzens als »Motor des Körpers«. Liegt ein angeborener Herzfehler vor, wird dem Herzen ein besonders hoher Stellenwert zugewiesen (Busch, 2002). Somit besteht in dieser Gruppe ein erhöhtes Risiko, dass besondere Ängste entwickelt werden, wenn das Herz einen »Bau- oder Funktionsfehler« aufweist und operiert werden muss. Dies kann daher nicht nur von den Eltern, sondern auch schon von jüngeren Kindern als existenziell bedrohlich erlebt werden.

Hohe Symbolträchtigkeit des Herzens

Zu keinem anderen Körperorgan wie zum Herzen gibt es so viele metaphorische Ausdrücke (z. B. das Herz ausschütten, das Herz rutscht in die Hose; Bonzel, 2005). Dies liegt daran, dass das Herz als Sitz des Gefühlslebens und der Lebenskraft gilt, weil es das Organ ist, an dem die durch das Gehirn gesteuerten Gefühlsregungen wahrnehmbar werden. Durch diese hohe Symbolträchtigkeit kann es zu einer Vermischung zwischen vitaler und übertragener Funktion des Herzens kommen, was sowohl bei Eltern als auch bei Kindern zusätzliche Ängste auslösen kann (Sticker, 2004).

Problematische Dauertherapien

Problematische Dauertherapien (s. hierzu Abschn. 6.6) wie die Behandlung mit Gerinnungshemmern und die Schrittmachertherapie, insbesondere bei zusätzlicher Defibrillatorfunktion (Elektroschockbehandlung des Herzens), sind mit hohen psychosozialen Belastungen verbunden: So sind die Betroffenen in ihren Alltagsaktivitäten eingeschränkt und können vor allem bei manchen sportlichen Aktivitäten nicht mithalten, was in unserer sportbetonten Jugendgesellschaft das Risiko von Ausgrenzung und sozialer Isolation erhöht.

Option einer Transplantation

Nur bei zwei weiteren der übrigen zwölf in diesem Buch dargestellten Erkrankungen kommt eine Transplantation in Frage (Nierenerkrankungen, Mukoviszidose). Weltweit wird bei etwa 450 Kindern pro Jahr eine Herztransplantation durchgeführt (Bauer, 2009; Behnke-Hall et al., 2011), bei 77 Prozent davon in Nordamerika. In Deutschland können aufgrund des Spenderorganmangels nur etwa 30 bis 40 Kinder und Jugendliche pro Jahr herztransplantiert werden. Zum Vergleich: Bei dieser Zielgruppe gibt es in Deutschland etwa 100 Nierentransplantationen pro Jahr (davon 25–50 % Lebendspenden; Offner, 2009). Die Belastungen einer Herztransplantation beginnen schon auf der Warteliste mit der Unsicherheit, ob überhaupt ein passendes Organ gefunden wird. Nach der Transplantation geht es den Patienten körperlich meist erheblich besser, jedoch müssen sie in der ersten Zeit deutliche Alltagseinschränkungen in Kauf nehmen, um die Infektions- und Abstoßungsgefahr möglichst gering zu halten. Die nebenwirkungsträchtigen Medikamente zur Verhinderung von Abstoßungsreaktionen müssen ein Leben lang genommen werden, was hohe Anforderungen an die Compliance (Befolgen von Therapieregeln) bzw. – wie es inzwischen auch heißt – Adherence (auf eigenen Überzeugungen basierendes selbstverantwortliches Handeln; Otto, 2011) stellt.

Fazit zu psychosozialen Belastungen

Drei der sechs erwähnten psychosozialen Belastungen (Zunahme pränataler Diagnosen, problematische Dauertherapien, Option einer Transplantation) resultieren aus dem medizinischen Fortschritt und stellen quasi iatrogene, d. h. durch die Behandlung erzeugte »Nebenwirkungen« dar, die durch die erhöhte Überlebensrate »erkauft« werden. Auf die besondere Krisenhaftigkeit solcher Probleme wird von Peter und Richter (2009) hingewiesen.

Entwicklungsrisiken

Eingehenden Analysen von Hövels-Gürich (2012) zufolge zeigte sich bei Kindern und Jugendlichen nach Operation eines angeborenen Herzfehlers »ein signifikant erhöhtes Risiko für das Auftreten psychomotorischer, kognitiver, sprachlicher und psychosozialer Entwicklungsstörungen« (S. 1); dies betrifft weniger das formale Denken, sondern exekutive Funktionen, also das Planen und Ausführen von Bewegung. Vor allem fanden sich Probleme in der Fein-, Visuo- und Grobmotorik, Koordination sowie eine motorische Langsamkeit. Die Störungen waren allerdings häufig subtil und daher nur durch spezielle neuropsychologische Untersuchungsverfahren zu erkennen. Die Ursachen sind multifaktoriell zu sehen; neuerdings werden auch Einwicklungs- und Reifungsstörungen des Zentralnervensystems vermutet, die zu kongenitalen Hirnerkrankungen führen können (Hövels-Gürich, 2012).

Insgesamt hängt das Entwicklungsergebnis nach Hövels-Gürich (2012) mit dem Schweregrad des Herzfehlers zusammen. So finden sich Entwicklungsstörungen nur bei 10 Prozent der Kinder mit einem leichten Herzfehler, aber bei 70 Prozent der Kinder mit einem sehr schweren Herzfehler. Hieraus ergibt sich die Notwendigkeit einer besonders engmaschigen Begleitung und Betreuung dieser von Entwicklungsrisiken bedrohten Kinder. Wichtig für eine gezielte Prävention von Folgeproblemen erscheint vor allem ein über die kinderärztlichen Vorsorgeuntersuchungen hinausgehendes Screening auf drohende Störungen im Kleinkind- und im Vorschulalter (2 und 5 Jahre). Dies könnte zum Beispiel anhand der normbasierten Erweiterten Vorsorgeuntersuchung (EVU) erfolgen (Melchers et al., 2003).

Entwicklungschancen

Mit einem angeborenen Herzfehler aufzuwachsen, kann neben den beschriebenen Entwicklungsrisiken auch Entwicklungschancen beinhalten. Hier ist zum Beispiel zu denken an

- hohe Selbstdisziplin und gute Selbstmanagement-Fähigkeiten, weil viele Betroffene regelmäßig Medikamente einnehmen und ihren eigenen Körper gut einschätzen können müssen, um sich vor Überlastung zu schützen (Sticker et al., 2011);
- gute Strukturierungsfähigkeit, damit trotz teils aufwändiger Therapie und Krankenhausaufenthalten noch genügend Zeit für Schule und Freizeit bleibt;
- verminderte Anspruchshaltung und dadurch erhöhte Lebenszufriedenheit durch die Strategie, sich mit anderen Betroffenen zu vergleichen, denen es noch schlechter geht (»Abwärtsvergleiche«);
- durch Krankheitserfahrungen beschleunigte psychische Reifung, z. B. in Form von
  - hoher Feinfühligkeit, resultierend aus der Erkenntnis, dass zwischenmenschliche Kontakte für die Lebensqualität besonders wichtig sind,
  - veränderter Prioritätensetzung (d. h. Abkehr von Oberflächlichkeit, Hinwendung zu dem, was wirklich wichtig erscheint) als Folge von Grenzerfahrungen,
  - besonderem sozialem Engagement z. B. in der Selbsthilfe und/oder durch Wahl eines entsprechenden Berufes.

Die genannten Faktoren können zur Erklärung des überraschenden Befundes beitragen, dass sich die durchschnittliche Lebensqualität im Erwachsenenalter trotz angeborenen Herzfehlers verglichen mit gesunden Menschen als höher darstellt, wie Moons (2011) anhand mehrerer groß angelegter Befragungen feststellen konnte.

6.6 Unterstützungsmöglichkeiten

Medizinische Therapiemaßnahmen

Therapeutische Maßnahmen werden notwendig, wenn der Zustand des Kindes lebensbedrohlich ist bzw. wenn schwere körperliche Leistungsschwächen vorliegen oder drohen. In Frage kommen hier

(1) medikamentöse Behandlungen
   - zur Wiederherstellung der fetalen Kreislaufverhältnisse (z. B. lebensrettend bei der Transposition der großen Gefäße),
   - zur Behandlung von Herzschwäche oder Herzrhythmusstörungen; hierzu zählen auch entwässernde Medikamente, die zu häufigen Toilettengängen führen, sowie Betablocker; hier muss besonders Rücksicht genommen werden,

da die Kinder häufig unter den Nebenwirkungen wie Müdigkeit und Konzentrationsschwierigkeiten leiden,
- zur Vermeidung von Thrombosen, d. h. »Blutverklumpungen« (Blutverdünner, z. B. ASS); Kinder, die mit blutverdünnenden Medikamenten behandelt werden, sind auch bei leichten Verletzungen gefährdet, lebensbedrohliche – auch innere – Blutungen zu erleiden. Hier sollte Kontaktsport vermieden werden.

(2) Interventionen per Herzkatheter (z. B. Einsatz von sogenannten Schirmchen zum Schließen von Löchern zwischen den Vorhöfen oder den Hauptkammern oder Erweitern von Verengungen mit Ballon und Gitterröhrchen, sogenannten Stents).

(3) Operationen (bei knapp drei Viertel der Kinder mindestens einmal, häufiger auch mehrfach erforderlich):
- korrigierend (z. B. Verschluss eines Defektes),
- vorbereitend (Beseitigung lebensbedrohlicher Fehlfunktionen bei noch ausstehender Korrektur),
- palliierend (die Beschwerden lindernd, wenn die Ursache nicht beseitigt werden kann).

Hierzu gehört auch die Herztransplantation: Diese Kinder müssen ihre Medikamente besonders zuverlässig und regelmäßig einnehmen. Dies gilt besonders für Immunsuppressiva, die eine Abstoßung des Spenderherzens unterdrücken.

(4) Herzschrittmachertherapie: Hier ist vor allem beim Kontaktsport und übermäßigen Dehnübungen Vorsicht geboten, so kann z. B. das Schrittmachersystem beschädigt werden und die nicht mitwachsenden Kabel können ausreißen. Eine besondere Herausforderung stellen Schrittmacher mit eingebautem Defibrillator dar, weil es bei den im Kindes- und Jugendalter höheren Herzfrequenzen zu Fehlfunktionen kommen kann (Abgabe eines Elektroschocks ohne Bewusstlosigkeit). Dies wird von den Betroffenen als »Vernichtungsschmerz« erlebt.

Einige komplexe Fehlbildungen werden in mehreren Schritten über mehrere Jahre hinweg operativ behandelt. Als inoperabel gelten heute nur noch etwa 3 Prozent der Kinder; ihre Zahl nimmt durch die Behandlungsfortschritte ständig ab. Die Mehrzahl der erforderlichen operativen Eingriffe ist bereits im Säuglingsalter nötig und erfolgt, bevor sich die hämodynamischen (den Blutfluss betreffenden) Verhältnisse verschlechtern. In weniger gravierenden Fällen wird versucht, die Operation so spät wie möglich zu terminieren, weil das Operationsrisiko bei zunehmendem Körpergewicht absinkt. Bei Eingriffen im Kindes- und Jugendalter handelt es sich meist um Re-Operationen, wenn z. B. eingesetzte, nicht mit wachsende Ersatzmaterialien ausgetauscht werden müssen.

Für den Sportunterricht sollte grundsätzlich eine ausführliche Information über den Schweregrad und die medikamentöse Behandlung vorliegen, um einerseits Gefährdungen und andererseits unnötiges Ausschließen vom Sportunterricht zu vermeiden. Ein Handbuch zum Sportattest sowie ein Programm zur Erstellung einer ausführlichen individuellen Sporttauglichkeitsbescheinigung finden sich auf der Homepage der Deutschen Gesellschaft für Pädiatrische Kardiologie (www.kinderkardiologie.org/).

Psychosoziale Unterstützungsmaßnahmen

Inzwischen gibt es vielfältige Unterstützungsmöglichkeiten für chronisch kranke Kinder und Jugendliche. Die erste Anlaufstelle ist meist der Kinderarzt oder die Kinderärztin. Von hier aus kann bei Vorliegen eines entsprechenden Förderbedarfs zum Beispiel an sozialpädiatrische Zentren oder Frühförderzentren weiterverwiesen werden. Folgende weitere Unterstützungsmöglichkeiten erscheinen bei angeborenem Herzfehler allgemein wichtig:

(1) **Schwangerschaftskonfliktberatung:** Den Eltern steht die Möglichkeit der unentgeltlichen Schwangerschaftskonfliktberatung durch eine staatlich anerkannte Beratungsstelle zur Verfügung. Die Beratung muss ergebnisoffen und nichtdirektiv sein, auch wenn sie von einer konfessionsgebundenen Beratungsstelle durchgeführt wird.

(2) **Psychosoziale Dienste der Herzzentren:** Für kinderherzchirurgische Zentren gibt es inzwischen dank der Initiative des Bundesverbands Herzkranke Kinder (BVHK) durch den Gemeinsamen Bundesausschuss (G-BA) erlassene Strukturrichtlinien. Diesen zufolge müssen herzkranke Kinder und Jugendliche durch ein interdisziplinäres Expertenteam versorgt werden. Hierzu gehören auch psychosoziale Kräfte, deren Aufgabe es ist, die Familien bei der Bewältigung der schwierigen Phase z. B. durch professionelle Krisenintervention zu unterstützen.

(3) **Selbsthilfegruppen:** Hier sind zunächst regionale Elternvereine zu nennen, die sich überwiegend im **B**undes**v**erband **H**erzkranke **K**inder (*www.BVHK.de*) zusammengeschlossen haben (2012: 19 Vereine). Der BVHK bietet u. a. eine Hotline zur sozialrechtlichen Beratung und unter *www.herzklick.de* neben verschiedenen Filmen animierte Darstellungen des gesunden Herzens und verschiedener Herzfehler an. Betroffene und Eltern erhalten Unterstützung, z. B. wenn es um das Finden einer passenden Schule, um die Aufklärung und Sensibilisierung von Erzieherinnen und Lehrkräften oder um die Beantragung einer familienorientierten Rehabilitation (FOR) geht. Flankiert werden die Angebote durch die Europäische Informations- und Kommunikationsplattform *www.corience.org*; sie wurde mit EU-Mitteln in englischer Sprache ins Leben gerufen und inzwischen auch ins Spanische und Deutsche übertragen. Außerdem gibt es als Sprachrohr für die Betroffenen selbst die Bundesvereinigung **J**ugendliche und **E**rwachsene **m**it **a**ngeborenem **H**erzfehler (JEMAH), die bundesweit Regionalgruppen unterhält (*www.JEMAH.de*) und eng mit dem BVHK kooperiert.

Beispiel

Simona kommt 1985 in einer größeren Stadt der ehemaligen DDR zur Welt. Sie ist das erste Kind einer 17-jährigen Mutter und eines 26-jährigen Vaters. Die Schwangerschaft ist weitgehend unauffällig, das Geburtsgewicht beträgt 2.400 Gramm. Bei der Geburt hat Simona eine Nabelschnurumschlingung und wird zyanotisch. Wenige Tage später wird eine Fallot'sche Tetralogie festgestellt (zyanotischer Vierfach-Herzfehler). Die Ärzte geben das Kind auf. Ab dem Alter von ▶

fünf Monaten treten häufige Ohnmachten auf (ca. 20 Mal am Tag). Auf Drängen der Eltern erfolgt im Alter von 1 ½ Jahren die Korrekturoperation. Sechs Tage später ist wegen eines Pleuraergusses (Flüssigkeitsansammlung zwischen den Schichten des Rippen-Lungenfells) eine erneute Operation nötig.

Im Kindergarten wird Simona aufgrund ihrer Brille und ihres Herzfehlers ausgegrenzt, sodass die Eltern beschließen, einen Ausreiseantrag zu stellen. Im Frühjahr 1989 erfolgt der Umzug in eine westdeutsche Großstadt. Es sind keine weiteren Herzoperationen mehr nötig, aber es kommt häufiger zu stationären Aufenthalten, u. a. wegen unklaren Fiebers.

Die sehr am Wohlergehen ihrer Tochter interessierten Eltern greifen 1995 ein Sportangebot für herzkranke Kinder auf. Simona hat zwar einen bedeutungsvollen postoperativen Restbefund, ist aber ansonsten normal entwickelt. Sie besucht zu der Zeit die vierte Klasse einer Grundschule und nimmt an allen Aktivitäten normal teil. Bei der Eingangsuntersuchung für die Sportgruppe gibt der Vater an, dass Simona in den ersten Schuljahren »mächtige Schwierigkeiten« gehabt habe. Sie sei wegen ihrer Brille und ihrer großen Verschlossenheit viel gehänselt worden. Die Lehrerin habe nichts dagegen unternommen. Simona selbst schreibt später rückblickend dazu: »Nach einem ersten Gespräch meiner neuen Klassenlehrerin mit der Klasse nannte mich jeder Schüler eine ›Behinderte‹, keiner wollte mehr mit mir Freundschaft schließen. Ich war alleine, wurde gemobbt, von der Klasse ausgeschlossen oder ausgelacht. Das hat mich zu einem stillen, zurückhaltenden und ängstlichen Mädchen gemacht. Ich hatte nie Lust zur Schule zu gehen, hatte sogar Angst vor meinen Klassenkameraden!«

Trotz dieser schlechten Ausgangsbedingungen gibt Simona im Vorgespräch zu dem Sportprojekt an, zehn Freundinnen zu haben, davon fünf in ihrer Klasse, zwei davon seien ihre »besten« Freundinnen. Mit ihrer jüngeren (gesunden) Schwester verstehe sie sich gut. Ihr Berufswunsch sei Malerin oder Krankengymnastin. Sie beurteilt ihren Gesundheitszustand als gut. In ihrer Freizeit treibt sie gern Sport, z. B. Schwimmen und Radfahren. Auf mögliche Befürchtungen angesprochen äußert sie, dass sie ein bisschen Angst vor den anderen Kindern habe.

Simona nimmt gemeinsam mit ihrer Schwester regelmäßig am wöchentlichen Sportprogramm teil. Im Verlauf des Programms integriert sie sich immer besser in die Gruppe und entwickelt zunehmend Selbstvertrauen. Simona schätzt die Sportgruppe und deren Wirkung auf ihr eigenes Leben (hier rückblickend als junge Erwachsene) sehr positiv ein: »Beim Herzsport hatte ich den Vorteil, dass mich keiner auslachte, ganz im Gegenteil. Hier traf ich endlich auch Kinder, die meine Probleme mit mir teilen konnten, die mir zuhörten. Ich wurde zum ersten Mal in einer Gruppe akzeptiert, sie wählten mich bei Spielen mit Freude in die Gruppe. Für viele Kinder in meinem Alter war das normal, aber für mich ging ein lang ersehnter Wunsch in Erfüllung: einfach dazuzugehören, mit Kindern lachen, Spaß haben!! Ich wünschte mir so sehr, dieses Klima und das Umfeld auch in meiner Klasse zu haben. [...] Seit ich den Herzsport angefangen habe, habe ich mich total verändert! Ich wurde freier, habe zuhause, bei Verwandten und beim Herzsport immer mehr geredet. Ich hatte keine Angst mehr, dass mich irgendeiner auslacht, konnte meine Meinung ohne Probleme äußern. Und eine der wichtigsten Veränderungen für mich und meine Familie war, meine Angst zu überwinden.«

Ab 1996 nimmt Simona mit ihrer Schwester kontinuierlich einmal wöchentlich an dem Anschlusskurs »Bewegung, Spiel und Sport« und von 1998 bis 2002 an der neu eingerichteten Inline-Skating-Gruppe teil. Simona scheint sehr gut in ihr soziales Netz integriert und beteiligt sich auch mit Freude an Sportführungen. Schon seit dem Jugendalter setzt sich Simona aktiv für die Anliegen herzkranker Kinder und deren Familien ein. Sie äußert sich zu ihrer Lebenssituation selbstbewusst vor größeren fremden Gruppen, u. a. auch im Juli 2000 vor dem Staatssekretär im Landesministerium Düsseldorf anlässlich einer Protestaktion gegen die drohende Schließung der Kölner Kinderkardiologie. Seit 2010 gehört sie einer Gruppe von aktiven JEMAH in Köln an, die gezielt Veranstaltungen zu ihren Problemfeldern organisiert, z. B. Berufseinstieg, Schwangerschaft, Sport.

Simona macht 2001 die Mittlere Reife. Sie absolviert eine Ausbildung als IT-Systemkauffrau und erhält 2005 ihr Fachabitur (Bereich Wirtschaft). Anschließend studiert sie an der Fachhochschule Bioinformatik. Danach ist sie als Support Engineer in einem Computercenter beschäftigt.

Aktuell hat der Herzfehler für Simona kaum noch Bedeutung, außer dass sie bei Krankheiten besonders Acht geben muss und man ihre Narbe sieht. Es bleibt festzuhalten, dass Simona die Herausforderungen ihres Lebens trotz eines anfänglich dramatischen Verlaufs sehr gut meistert. Sie kann sogar Entwicklungsgewinne daraus ziehen, indem sie sich z. B. schon früh darüber klar wird, was im Leben wirklich wichtig ist. Daher gestaltet sie ihr Leben besonders bewusst und setzt sich auch für andere Betroffene ein. Zu diesem positiven Verlauf haben wohl die große familiäre Unterstützung und – unserer und ihrer eigenen Einschätzung nach – auch das Sportförderangebot beigetragen.

Eine ausführlichere Version dieser Fallbeschreibung bis zum Jahr 2001 findet sich in Sticker et al. (2001).

Literatur

ACC/AHA (2008). Guidelines for the Management of Adults with Congenital Heart Disease. A Report of the American College of Cardiology/American Heart Association Task Force on Practice Guidelines (Writing Committee to Develop Guidelines on the Management of Adults With Congenital Heart Disease. Circulation, 118, 7th November 2008, e714-e833 http://circ.ahajournals.org/cgi/reprint/CIRCULATIONAHA.108.190690 (Stand: 12.07.2012)

Apitz, J. (1998). Ventrikelseptumdefekte. In J. Apitz (Hrsg.), Pädiatrische Kardiologie. Erkrankungen des Herzens bei Neugeborenen, Säuglingen, Kindern und Heranwachsenden (S. 266–279). Darmstadt: Steinkopff.

Bauer, J. (2009). Schwerpunkt: Herztransplantation im Kindesalter. Kinder- und Jugendarzt, 7, 445–448.

Behnke-Hall, K., Bauer, J., Thul, J., Akintürk, H., Valeske, K., Logeswaran,T. & Schranz, D.

(2011). Pädiatrische Herztransplantation 2011. Transplantationsmedizin, 23, 16–25.

Bjarnason-Wehrens, B., Dordel, S., Schickendantz, S., Drumm, C., Bott, D., Sreeram, N. & Brockmeier, K. (2007). Motor development in children with congenital cardiac diseases compared to their healthy peers. Cardiology in the Young, 17, 487–498.

Bonzel, H. (2005). Herzklopfen. In H. Bonzel (Hrsg.), Die Kinder-Akademie für kleine Forscher und große Entdecker (S. 8–43). Berlin. Ullstein.

Busch, St. (2002). Konzepte von Kindern über Aufbau, Funktion und Bestandteile des menschlichen Körpers – Vergleich von gesunden und herzkranken Kindern. Unveröffentlichte Diplomarbeit, Universität zu Köln.

de Koning, W.B., van Osch-Gevers, M., Ten-Harkel, A.D., van Domburg, R.T., Spijkerboer, A.W., Utens, E.M., Boger, A.J. & Helbing, W.A. (2008). Follow-up outcomes 10 years after arterial switch operation for transposition of the great arteries: comparison of cardiological health status and health-related quality of life to those of a normal reference population. European Journal of Pediatrics, 167, 995–1004.

Enders, H. (1998). Ätiologie angeborener Herzfehler und genetische Beratung. In J. Apitz (Hrsg.), Pädiatrische Kardiologie. Erkrankungen des Herzens bei Neugeborenen, Säuglingen, Kindern und Heranwachsenden (S. 23–30). Darmstadt: Steinkopff.

Geyer, S., Sticker, E. & Nock, H. (2011). Der emotionale Stress der Eltern. Deutsche Hebammenzeitung, 7, 12–14.

Hövels-Gürich, H.H. (2012). Psychomotorische Entwicklung von Kindern mit angeborenem Herzfehler – Ursachen, Prävalenz und Prävention von Entwicklungsstörungen nach Herzoperation im Säuglingsalter. Monatsschrift für Kinderheilkunde, 2, 118–128.

Kogon, B.E., Ramaswamy, V., Todd, K., Plattner, C., Kirshbom, P.M., Kanter, K.R. & Simsic, J. (2007). Feeding difficulty in newborns following congenital heart surgery. Congenital Heart Disease, 2, 332–337.

Lindinger, A., Schweler, G. & Hense, H.W. (2010). Prevalence of congenital heart defects in newborns in Germany: Results of the first registration year of the PAN study (July 2006 to June 2007). Klinische Pädiatrie, 222, 321–326.

Melchers, P., Floß, St., Brandt, I., Esser, K.J., Lehmkuhl, G., Rauh, H. & Sticker, E. (2003). EVU. Erweiterte Vorsorgeuntersuchung. Entwicklungsneurologische und entwicklungspsychologische Ergänzung zur pädiatrischen Vorsorge bei U4 bis U9. Testkoffer und Manual. Leiden: PITS.

Moons, P. (2011). Better than expected?! Why persons with congenital heart disease can have a better quality of life than healthy people. Herent: Heart vzw.

Offner, G. (2009). Nierentransplantation bei Kindern. Der Urologe, 48, 1464–1467.

Otto, A. (2011). Begriffsbestimmung. In C. von Hagen & H.P. Schwarz (Hrsg.), Selbstmanagement bei chronischen Krankheiten im Kindes- und Jugendalter (S. 19–29). Stuttgart: Kohlhammer.

Peter, C. & Richter, M. (2009). Chronische Erkrankungen und Beeinträchtigungen im Kindes- und Jugendalter. In D. Schaeffer (Hrsg.), Bewältigung chronischer Krankheit im Lebenslauf (S. 297–319). Bern: Huber.

Sadler, T.W. (2008). Medizinische Embryologie: Die normale menschliche Entwicklung und ihre Fehlbildungen. Stuttgart: Thieme.

Spijkerboer, A.W., Utens, E.M., Bogers, A.J., Verhulst, F.C. & Helbing, W.A. (2008). Long-term behavioural and emotional problems in four cardiac diagnostic groups of children and adolescents after invasive treatment for congenital heart disease. International Journal of Cardiology, 125, 66–73.

Sticker, E.J. (2004). Sport macht stark – auch bei angeborenem Herzfehler. Ergebnisse einer interdisziplinären Follow-up Studie zur Entwicklungsoptimierung. Aachen: Shaker-Verlag.

Sticker, E.J., Bjarnason-Wehrens, B., Dordel, S., Leurs, S. & Schickendantz, S. (2001). Kölner Modell »Sport mit herzkranken Kindern«. Die langfristige Bedeutung des Sportprogramms – Einzelfallbeschreibung »Simona«. In B. Bjarnason-Wehrens & S. Dordel (Hrsg.), Motorische Förderung von Kindern mit angeborenen

Herzfehlern (S. 121–127). Sankt Augustin: Academia Verlag.
Sticker, E.J., Schickendantz, S., Bjarnason-Wehrens, B., Dordel, S. & Leurs, S. (2011). Selbstmanagement durch Sport bei Kindern und Jugendlichen mit angeborenem Herzfehler. In C. von Hagen & H.P. Schwarz (Hrsg.), Selbstmanagement bei chronischen Krankheiten im Kindes- und Jugendalter (S. 223–236). Stuttgart: Kohlhammer.

7 Chronische Niereninsuffizienz

Ingrid Hirte • Dominik Müller

7.1 Beschreibung der chronischen Erkrankungsform

Der Begriff *chronische Niereninsuffizienz* beschreibt den dauerhaften Verlust der Nierenfunktion. Im Allgemeinen ist der Funktionsverlust fortschreitend, gelegentlich ist er aufzuhalten oder zu verlangsamen, aber er ist nicht umkehrbar. Die chronische Niereninsuffizienz (chronic kidney disease, CKD) wird in Stadien eingeteilt, die für Therapie und Prognose bedeutsam sind (s. Tab. 7.1). CKD 5 beschreibt das endgültige, terminale Nierenversagen, CKD 5D das Stadium, in dem die Nierenfunktion mittels Dialyse dauerhaft ersetzt werden muss bzw. eine Nierentransplantation erforderlich wird (Eckardt et al., 2009).

Tabelle 7.1 Stadieneinteilung des chronischen Nierenversagens. GFR: Glomeruäre Filtrationsrate, angegeben im Milliliter pro Minute pro 1.73 Quadratmeter Körperoberfläche

Stadium	GFR (ml/min/1,73m²)	Erklärung
1	> 89	Nierenkrankheit mit normaler Nierenfunktion
2	60–89	milde Nierenfunktionseinschränkung
3	30–59	Nierenkrankheit mit moderater Nierenfunktionseinschränkung
4	15–29	Nierenkrankheit mit schwerer Nierenfunktionseinschränkung
5	< 15	terminales Nierenversagen
5D	< 15	terminales Nierenversagen und Dialyse

7.2 Annahmen zur Störungsgenese

Die Ursachen der chronischen Niereninsuffizienz im Kindes- und Jugendalter unterscheiden sich grundlegend von denen im Erwachsenenalter. Während im Erwachsenenalter die chronische Niereninsuffizienz vor allem durch den Diabetes Typ 2 bedingt ist, kommt diese Ursache im Kindes- und Jugendalter überhaupt nicht vor. Hier sind es überwiegend angeborene, genetisch bedingte Störungen der Uro-Genitalentwicklung, die zu Fehlbildungen und damit zu Fehlfunktionen der Nieren und der ableitenden Harnwege führen. Das Ausmaß und der Verlauf dieser Störungen sind individuell oft nicht eindeutig vorhersagbar. Häufig sind diese Störungen hochkomplex, da sie neben den Nieren und den Harnwegen auch andere Organsysteme betreffen können, beispielsweise das Zentralnervensystem. Daher erfordern diese Erkrankungen eine dauerhafte Betreuung und Behandlung durch hoch spezialisierte und interdisziplinäre Zentren. Daneben gibt es weitere angeborene Erkrankungen als Ursache der chronischen Niereninsuffizienz wie Stoffwechseldefekte (z. B. Zystinose) oder verschiedene Formen des nephrotischen Syndroms (z. B. kongenitale und infantile nephrotische Syndrome). Auch hier wird die überragende Bedeutung der Genetik deutlich. Als weitere Ursachen kommen Infektionen (z. B. durch EHEC bedingtes hämolytisch-urämisches Syndrom) und rheumatische Erkrankungen in Betracht. Schließlich kann eine Niereninsuffizienz auch durch die nephrotoxische Wirkung verschiedener Pharmaka bedingt sein, auf die die Patienten aus anderen Gründen dringend angewiesen sind (z. B. immunsuppressive Medikamente nach Organtransplantation). Eine zunehmende Gruppe bilden die Patienten, die über einen längeren Zeitraum intensivmedizinische Maßnahmen benötigten und als Folge chronische Schäden verschiedener Organsysteme, unter anderem der Nieren, erleiden (z. B. Frühgeborene, Herzpatienten).

7.3 Epidemiologie

Zuverlässige und detaillierte epidemiologische Daten über Kinder und Jugendliche mit Niereninsuffizienz existieren für Deutschland nicht. Für Kinder und Jugendliche mit terminaler Niereninsuffizienz, CKD 5D, existieren frühere Daten des mittlerweile

Tabelle 7.2 Überblick über die Epidemiologie von Kindern und Jugendlichen mit Nierenersatztherapie in Deutschland 2006 (*inkl. simultanen Mehrorgantransplantationen, wie z. B. Herztransplantationen und Nierentransplantationen). Quelle: Frei & Schober-Halstenberg (2007)

Behandlungsart	**< 15 Jahre**	**15–18 Jahre**	**Gesamt**
HD-Verfahren	37	49	86
PD-Verfahren	104	25	129
Transplantations-Nachsorge	321	226	647
Prävalenz (gesamt)	**462**	**400**	**862**
Neu gemeldet mit HD/PD	76	35	111
Präemptive Transplantation	19	4	23
Inzidenz (gesamt)	**95**	**39**	**134**
Nierentransplantation*	88	37	125
Verlust der Transplantat-Funktion	6	7	13
Verstorben	6	0	6

geschlossenen Registers QUASI Niere (s. Tab. 7.2). Danach erreichen pro Jahr etwa 100 Kinder und Jugendliche das Stadium CKD 5 und benötigen eine Nierenersatztherapie: Hämodialyse (HD), Bauchfell- oder Peritonealdialyse (PD) oder Nierentransplantation (NTx). Da pro Jahr etwa genauso viele Nierentransplantationen stattfinden wie neue Patienten das Stadium CKD 5 erreichen, bleibt die Anzahl in dieser Patientengruppe in etwa konstant. Diese Patientenanzahl verteilt sich auf weniger als 20 Kinderdialyse- und Transplantationszentren in Deutschland. Berücksichtigt man die vielen möglichen Ursachen der Niereninsuffizienz unter dem Aspekt der relativ niedrigen Patientenanzahl, so ist erkennbar, dass die Betreuung der Patienten individuell angepasst sein muss. Umfangreiche Studien können aufgrund der niedrigen Patientenzahlen nur mit großem Aufwand multizentrisch durchgeführt werden. So erfolgt oft die Adaptation von medizinischen Maßnahmen aus der Erwachsenenmedizin. Es ist davon auszugehen, dass die Patientenzahlen umso größer sind, je niedriger das CKD Stadium ist. Genaue Daten existieren dazu jedoch nicht.

7.4 Verlauf und Prognose

Verlauf

In höheren Stadien der CKD ist die Progression der Erkrankung oftmals zwar zu verzögern, aber nicht aufzuhalten. In den meisten Fällen beträgt dieser Zeitraum Jahre bis Jahrzehnte, jedoch gibt es auch Verläufe, die innerhalb von Wochen zum terminalen Nierenversagen führen. Spätestens ab dem Stadium CKD 4 treten sekundäre Komplikationen der chronischen Niereninsuffizienz auf. Durch den progredienten Untergang von funktionsfähigem Nierengewebe kommt es kompensatorisch zur Erhöhung des Blutdruckes, um die Filtrationsaufgabe der Niere zu gewährleisten. Der hohe Blutdruck führt zu einer vermehrten Belastung des Herzens und kann unbehandelt das Herz und andere Organe schwer schädigen. Die Progression der CKD wird durch den hohen Blutdruck noch beschleunigt. Patienten mit CKD benötigen daher nicht selten eine Kombination aus mehreren blutdrucksenkenden Medikamenten. Aus der abnehmenden Produktion von Erythropoetin, einem Hormon, das für die Bildung von roten Blutkörperchen wichtig ist, resultiert eine Blutarmut (Anämie), die sich zunächst durch verminderte Leistungsfähigkeit und Müdigkeit bemerkbar macht, aber unbehandelt letal verläuft. Die Therapie erfolgt durch rekombinantes Erythropoetin sowie durch die zusätzliche Gabe von Eisenpräparaten. Weiterhin kommt es durch den Ausfall der Vitamin D-Produktion in der Niere zu einer verminderten Aufnahme von Kalzium in den Körper, sodass Kalzium aus dem Knochen gelöst wird. Die Folgen sind vermindertes Wachstum und Knochenbrüche. Generell sind Kinder mit hochgradiger chronischer Niereninsuffizienz dadurch in ihrem körperlichen Wachstum verzögert. Eine mögliche Therapie besteht in der Behandlung mit einem rekombinanten Wachstumshormon, das täglich subkutan verabreicht werden muss. Zusätzlich müssen die Patienten Medikamente einnehmen, um den Phosphathaushalt zu kontrollieren, einen erhöhten Kaliumspiegel zu senken und einer Übersäuerung des Blutes entgegenzuwirken. Mit zunehmendem CKD-Stadium muss die Dosierung und damit meist auch die Anzahl der Medikamente erhöht werden. Im weiteren Verlauf geht meist auch die Ausscheidung von Urin zurück, sodass eine bestimmte Trinkmenge pro Tag nicht überschritten werden darf. Meist muss auch die Aufnahme von Kalium, Phosphat und Eiweiß reduziert werden. Mit zunehmender Niereninsuffizienz reichern sich Giftstoffe im Körper an und führen zu einer inneren Blutvergiftung (Urämie). Das sich bei Kindern noch entwickelnde Nervensystem ist davon besonders betroffen. Müdigkeit, Konzentrationsstörungen und Verlust bereits erworbener kognitiver Fähigkeiten sind oft die Symptome, die zur Diagnose der Niereninsuffizienz führen. Wenn diese Komplikationen konservativ nicht mehr kontrollierbar sind, stellt sich die Indikation zur Dialyse. Allgemein wird beim chronischen Nierenversagen eine Dialyse nicht begonnen, wenn nicht die mittel- bis langfristige Aussicht auf eine Nierentransplantation besteht. Mit Beginn der Dialyse ändert sich aber an der gesamten Situation meist nur wenig, da die Dialyse nur etwa 10 Prozent der exkretorischen Nierenfunktion ersetzen kann. Der Patient befindet sich immer noch im Stadium CKD 5, die medikamentöse Therapie bleibt daher unverändert, ebenso die diätetischen Restriktionen. Im Säuglings- und Kleinkindalter ist die Bauchfelldialyse (Peritonealdialyse) die Methode der Wahl, da sie den Kreislauf nicht belastet und zuhause automatisiert durchgeführt werden kann. Über einen permanenten Katheter wird eine zuckerhaltige Lösung in den Bauchraum geleitet und über das Bauchfell Giftstoffe und Wasser dem Körper entzogen. Die Behandlung dauert etwa zehn Stunden pro Tag und kann während des Schlafs durchgeführt werden. Eine häufige Komplikation sind Bauchfellentzündungen. Wenn sie häufiger auftreten, ist dieses Verfahren nicht mehr durchführbar. Für Jugendliche kommt meist die Hämodialyse in Betracht, bei der das Blut des Patienten über einen Filter geleitet und dadurch gereinigt wird. Zusätzlich kann damit Wasser entzogen werden. Da hohe Blutflüsse benötigt werden, wird dieses Verfahren mittels eines Katheters oder über einen Shunt durchgeführt. Bei der Shuntanlage werden eine Arterie und eine Vene am Unterarm durch einen gefäßchirurgischen Eingriff verbunden. Die Behandlung dauert mindestens 3 × 5 Stunden pro Woche und erfolgt in einem speziellen Kinderdialysezentrum.

Prognose

Die Prognose an der Dialyse ist ungünstig. Beim Beginn der Dialyse im Säuglingsalter versterben etwa 30 Prozent innerhalb von zwei Jahren, bei Kleinkindern und Schulkindern ist dieser Anteil geringer, aber immer noch hoch. Daher ist die Nierentransplantation die Methode der Wahl bei terminaler Niereninsuffizienz. Nur diese Methode ermöglicht neben der Entgiftung und Entwässerung auch den Rückgang bzw. das Verschwinden der sekundären Komplikationen sowie den Wegfall der dietätischen Restriktionen. Wenn im frühen Kleinkindalter eine Nierentransplantation durchgeführt wird, beträgt die Überlebensrate zwei Jahre später fast 100 Prozent. Organe werden über das Allokationssystem von Eurotransplant vergeben, dem neben Deutschland die Beneluxstaaten, Österreich, Slowenien und Kroatien angehören. Je nach Alter des Patienten und in Abhängigkeit von einigen weiteren Faktoren beträgt die Wartezeit etwa zwei bis vier Jahre. Daher bietet eine Nierenspende durch Eltern oder Verwandte eine hervorragende Möglichkeit, die oben genannten Probleme weitestgehend zu umgehen, ja sogar oft auch die Dialyse selbst zu vermeiden (präemptive Nierentransplantation). In Abhängigkeit vom Alter des Transplantates und der Gewebsverträglichkeit kann von einer durchschnittlichen Transplantatfunktion von zehn bis 15 Jahren ausgegangen werden. Zur Vermeidung einer Abstoßung des Transplantates durch das Immunsystem des Empfängers muss dieser dauerhaft Medikamente einnehmen, die das Immunsystem unterdrücken (Immunsuppressiva). Die Nebenwirkungen dieser Medikamente sind zahlreich. Infektionen können häufiger auftreten, sie können schwerer verlaufen und auch länger dauern als bei Gesunden. Immunsuppressiva begünstigen auch die Entwicklung von malignen Erkrankungen. Als Nebenwirkung kann auch eine übermäßige und unproportionierte Gewichtszunahme auftreten, meist verursacht durch die Verabreichung von Cortison.

7.5 Psychosoziale Belastungen, Entwicklungsrisiken und Entwicklungschancen

Psychosoziale Belastungen

Wie viele Erkrankungen geht die chronische Niereninsuffizienz mit einer Vielzahl von psychischen Belastungen für das betroffene Kind und die gesamte Familie einher, die sich oft über die gesamte Lebenszeit erstrecken und deren Bewältigung verschieden gut gelingt.

Diagnosemitteilung. Werdende Eltern erfahren heute oft schon bei der Feindiagnostik (21. Schwangerschaftswoche), dass »etwas mit den Nieren ihres Kindes nicht in Ordnung ist«. Manchmal wird aufgrund der diagnostischen Befunde eine Unterbrechung der Schwangerschaft empfohlen, manchmal wird versucht, die Eltern zu beruhigen. Zu diesem Zeitpunkt werden nur selten Kindernephrologen hinzugezogen, die den Eltern mehr darüber sagen könnten, welche Auswirkungen auf die Nierenfunktion zu erwarten sind und welche Risiken und Chancen das Leben mit einer chronischen Nierenerkrankung hat. Dies ist auch dadurch bedingt, dass es diese Spezialisierung nur an wenigen universitären Zentren in Deutschland gibt. Manche werdenden Mütter durchleben eine belastende Schwangerschaft und entbinden ein Kind, das entgegen aller Prognosen auch ohne sofortige Dialyse zunächst überlebt. Andere Eltern sind nach der Geburt von der starken Einschränkung der Nierenfunktion ihres Kindes, die sofort oder manchmal erst nach Tagen oder Wochen festgestellt wird, überrascht und schockiert. In seltenen Fällen sind Eltern schon kurz nach der Geburt mit der Entscheidung über den Beginn einer chronischen Dialyse konfrontiert. Zur Frage des Dialysebeginns bei Neugeborenen mit endgültigem Nierenversagen gibt es keine einheitliche Meinung. Bei der Entscheidung zu berücksichtigen sind das Gewicht des Kindes, die Flüssigkeitsausscheidung und andere Organbeteiligungen wie etwa Lunge oder Gehirn. Alle Eltern, mit denen die Entscheidung für oder gegen die Dialyse getroffen wird, brauchen Wertschätzung und Unterstützung. Immer wieder gibt es auch unerwartete Verläufe. Sehr schwierig sind auch Entscheidungen über den Beginn der Nierenersatztherapie bei schwerstbehinderten Kindern (Bulla, 2000). Auch wenn die chronische Nierenerkrankung erst im Verlauf der Kindheit diagnostiziert wird oder später akut auftritt, ist es für alle Familien schwer, die Diagnose zu akzeptieren. Angst, Trauer, Enttäuschung und Ohnmacht werden oft erlebt. 72 Prozent der Eltern nannten als Reaktionen auf die Erkrankung Schuldzuweisungen gegen die Ärzte und 40 Prozent Schuldzuweisungen gegen sich selbst (Strehlau, 1996). Die meisten Familien wünschen sich Informationen über das, was auf sie zukommen wird. Manche Familien lehnen Informationen aber eher ab, weil sie die unrealistische Hoffnung auf Genesung nicht aufgeben können. Oft wird nach einer zweiten oder dritten Meinung gesucht, nicht nur bei Ärzten.

Leben mit chronischer Niereninsuffizienz. Leben mit einem chronisch nierenkranken Kind bedeutet zunächst, regelmäßig ambulante Kontrollen wahrzunehmen. Oft sind auch stationäre Aufenthalte nicht zu vermeiden. Da es nur 16 kindernephrologische Zentren in Deutschland gibt, sind zum Teil lange Anfahrtswege erforderlich. Längere Trennungen sind manchmal nicht zu vermeiden, wenn z. B. Geschwisterkinder zuhause versorgt werden müssen. Bei deutlich eingeschränkter Nierenfunktion haben die Kinder oft keinen Appetit sowie Übelkeit und Völlegefühl. Säuglinge und Kleinkinder müssen dann über Magen- oder PEG (Perkutane-Endoskopisch-Gastrostomie)-Sonden ernährt werden. Da diese Kinder auch häufig erbrechen, stehen Eltern unter dem Druck, eine ausreichende Kalorienzufuhr zu gewährleisten, die meist höher ist als bei gesunden Kindern. Selbst wenn es Eltern gelingt, eine adäquate Nahrungszufuhr zu gewährleisten, entwickeln sich nierenkranke Kinder oft nicht altersgerecht. Sie müssen viele Medikamente einnehmen oder spritzen, die das Wachstum, die Blutbildung, den Blutdruck und den Knochenstoffwechsel regulieren. Bei den meisten Kindern muss auch auf eine kalium- und phosphatarme Ernährung geachtet werden.

Dialysebeginn. Bereits bei einer Nierenfunktion von 20 Prozent sollte über die therapeutischen Optionen gesprochen werden, um allen Beteiligten genügend Zeit zu geben, die verschiedenen Nierenersatztherapien individuell zu reflektieren. Wenn keine präemptive Transplantation möglich ist und nicht durch das Alter oder bestehenden Kontraindikationen die Dialyseart feststeht, müssen Eltern die Entscheidung zwischen zwei ungewollten Alternativen treffen (Hämodialyse versus Bauchfelldialyse). Dazu bedarf es neben vielen Informationen auch ein Erkunden der Einstellungen und der Belastbarkeit aller beteiligten Familienmitglieder. Je älter die Patienten sind, umso mehr sind sie in die Entscheidung einzubeziehen. Für sie kann z. B. das notwendige Punktieren die Hämodialyse oder der Schlauch im Bauch die Bauchfelldialyse nicht akzeptabel erscheinen lassen. Auf jeden Fall sollte die Entscheidung rechtzeitig getroffen werden, weil eine chirurgische Shuntanlage für die Hämodialyse mindestens vier Wochen vor Dialysebeginn notwendig ist. Auch wenn Eltern und Patienten schon vor Jahren informiert wurden, dass eine Dialyse unausweichlich ist, wird der Beginn der Dialyse oft sehr schmerzlich erlebt. Es ist das Ende der Hoffnung, dass die Nierenfunktion doch erhalten bleiben könnte. Viele Eltern wollen den

Dialysebeginn hinauszögern, weil sie den Eindruck haben, dass es dem Kind doch noch gut gehe. Manche vermeiden dann sogar ärztliche Kontrollen, sodass die Patienten erst in einem schlechten Zustand in die Klinik kommen, in dem Komplikationen oft nicht mehr vermeidbar sind. Wenn die unangenehmen Prozeduren (Shuntanlage und -punktion oder Kathetereinlage und Bauchfelldialyse-Training) überstanden sind, sind Patienten und Eltern meist erstaunt, dass die Dialyse nicht so schlimm ist wie befürchtet. Viele Patienten fühlen sich sogar deutlich besser, weil der Körper wieder mehr entgiftet und entwässert wird. Für Patienten, die keine Flüssigkeitsausscheidung mehr haben, ist der Durst aufgrund der Trinkmengeneinschränkung meist das größte Problem. Auch der Verzicht z. B. auf normale Mengen von Obst und Gemüse, Fast Food und Chips (kaliumreich) fällt vielen schwer. Eine deutlich bessere Lebensqualität kann mit einer intensivierten Dialyse erreicht werden. Bei diesen Formen der Hämodialyse wird entweder die Dialysezeit verlängert (z. B. 8 Stunden, verlagert in die Nacht), oder die Frequenz erhöht (z. B. 2–3 Stunden, 6 mal pro Woche). Dadurch gelingt eine bessere Entgiftung, die Patienten benötigen weniger Medikamente und brauchen keine Diät mehr einzuhalten. Bei der nächtlichen Dialyse können die Patienten jeden Tag die Schule besuchen oder eine Ausbildung aufnehmen (Hoppe et al., 2011).

Warten auf ein Spenderorgan. Auf die Warteliste können Patienten gesetzt werden, wenn sie weniger als 20 Prozent Nierenfunktion haben. Es ist aber äußerst selten, dass ein Organ von Eurotransplant zur Verfügung steht, bevor eine Dialyse notwendig wird. Kleinkinder, die mit Gewichtsbegrenzung gemeldet werden, warten oft länger als zwei Jahre. Jugendliche, die erst nach der Vollendung des 16. Lebensjahres auf die Warteliste kommen, haben wie Erwachsene eine durchschnittliche Wartezeit von sechs Jahren. Niemand kann genau sagen, wie lange ein konkreter Patient auf eine Niere warten muss und ob die Transplantation erfolgreich sein wird. Patienten und Eltern fragen oft, warum sie länger warten müssen als andere. Von Eurotransplant wird für jedes zur Verfügung stehende Organ in Abhängigkeit von sechs genetischen Merkmalen eine eigene Liste erstellt, sodass die Wartezeit sehr verschieden ist. Auch wenn für manche der Gedanke belastend ist, dass sie auf den Tod eines anderen Menschen warten müssen, sehnen die meisten den entscheidenden Anruf herbei. Bei einem Anruf aus der Klinik, dass ein Organ bereit steht, ist die Freude meist groß, aber nicht immer kann dann auch transplantiert werden (Antikörper, ungeeignetes Organ u. a.). Wenn es dann endlich so weit ist, teilen die Kinder nicht immer die Freude der Ärzte und Eltern über ein Angebot, weil es für sie Operation und Krankenhausaufenthalt bedeutet. Auch Eltern sind manchmal sehr ambivalent, wenn sie eine funktionierende Dialyse gegen eine ungewisse Zukunft eintauschen sollen.

Lebendspende. Die einzige Möglichkeit, eine längere Wartezeit mit Dialyse zu umgehen, ist die Lebendspende. Die Möglichkeit der Lebendspende ergibt sich aus der Tatsache, dass ein potentieller Spender sehr gut mit einer Niere leben kann. Ein weiterer Vorteil der Lebendspende ist die optimale Transplantatqualität und damit ein längeres Transplantatüberleben. Dagegen steht der Fakt, dass einem gesunden Menschen ein funktionierendes Organ entnommen wird und Risiken nicht ausgeschlossen werden können. Eine Lebendspende zwischen emotional verbundenen Menschen ist möglich, wenn die Blutgruppen kompatibel sind, keine Antikörper vorhanden sind und der Spender gesund ist. Für Eltern ist es oft sehr entlastend, wenn sie wissen, dass sie als potentielle Spender in Frage kommen und etwas für ihr Kind tun können. Manche Eltern lassen sich eher von der Überlegung leiten, ihre Niere in Reserve zu halten. Ältere Kinder und Jugendliche erleben eine Lebendspende oft zwiespältig, weil sie Angst davor haben, ihre Eltern zu gefährden oder noch mehr in Abhängigkeit zu geraten. Auch ein Organverlust ist belastender als bei einer Verstorbenenspende. Deshalb ist es im Vorfeld wichtig, Informationstand, Motivation, Sorgen und Ängste bezüglich der Lebendspende bei Spender und Empfänger zu thematisieren. Die Vorladung vor eine Kommission, die die Freiwilligkeit der Lebendspende bestätigen muss, ist bei Elternspenden nur ein formaler Termin.

Transplantation. Die Zeit nach der Transplantation wird von der Funktionsaufnahme der neuen Niere bestimmt. Wenn die Nierenfunktion wie erwartet einsetzt (in mehr als 90 % der Fälle), überwiegen Freude und Dankbarkeit, auch wenn die Schläuche und Schmerzen das Wohlbefinden zunächst noch beeinträchtigen. Bei fehlender oder eingeschränkter Funktionsaufnahme werden belastende Tage oder Wochen durchlebt. In den meisten Fällen können frühe Komplikationen gut behandelt werden. Nach einer erfolgreichen Nierentransplantation ist die regelmäßige und zeitgerechte Einnahme der Medikamente die wichtigste Voraussetzung für den Erhalt der Nierenfunktion. Das kann besonders bei Jugendlichen zum Problem werden, wenn sie die Verantwortung für die Medikamenteneinnahme selbst übernehmen müssen. Ein Transplantatversagen kann auftreten sowohl durch wiederholtes Vergessen, weil andere Dinge wichtiger werden, als auch durch bewusstes Weglassen der Medikamente, weil Jugendliche unabhängig sein wollen oder die Nebenwirkungen als belastend erleben (Gewichtszunahme, Pausbacken, Haarwachstum, Zahnfleischentzündungen). Die meisten Transplantatverluste gibt es zwischen dem 16. und 21. Lebensjahr, oft in Zusammenhang mit dem Übergang in die Erwachsenenbetreuung (Wolff et al., 1998). Wichtig sind nach der Transplantation auch ausreichende Trinkmengen und Infektionsschutz. Trotzdem gibt es häufiger Krankenhausaufenthalte z. B. durch Abstoßungskrisen und schwere Infektionen. Die Angst vor dem Transplantatverlust schwebt immer wie ein Damoklesschwert über den Familien. Schon während der Kindheit erleben manche Patienten ihre zweite oder sogar dritte Transplantation. Trotz allem ist die Lebensqualität nach der Transplantation in der Regel deutlich höher als während der Dialysezeit (Reichwald-Klugger et al., 2001).

Entwicklungsrisiken und Entwicklungschancen

Nierenkranke Kinder haben heute die Chance, ein hohes Alter zu erreichen, beruflich erfolgreich zu sein und eine Familie zu gründen. Aber die Entwicklungsrisiken sind deutlich höher als bei gesunden Kindern. Einige Kinder überleben nur wenige Jahre oder Jahrzehnte, oft spielen dabei zusätzliche Erkrankungen eine Rolle. Die chronische Niereninsuffizienz führt grundsätzlich nicht zu einer Beeinträchtigung der Intelligenzentwicklung, aber etwa 30 Prozent der nierenkranken Kinder haben zusätzlich neurologische, sensorische, kognitive oder motorische Einschränkungen (Rosenkranz et al., 2007). Die Ursache dafür kann in angeborenen Syndromen liegen, aber auch ohne nachgewiesene Schädigungen entwickeln sich nierenkranke Kleinkinder oft langsamer als gesunde Kinder – u. a. infolge von Essstörungen, häufigen Infektionen, geringerer körperlicher Belastbarkeit und langen Krankenhausaufenthalten. Schon früh sollten deshalb Förderungen einsetzen (Krankengymnastik, Ergotherapie, Logopädie). Jedes chronisch nierenkranke Kind sollte spätestens ab dem vierten Lebensjahr einen Kindergarten besuchen, wenn möglich einen Integrationskindergarten. Beim Besuch der Schule kann eine Rückstellung um ein Jahr sinnvoll sein. Die meisten Kinder können Regelschulen besuchen (mit oder ohne Integration). Für manche Kinder bieten Schulen für Körperbehinderte bessere Förderbedingungen. Im Durchschnitt benötigen nierenkranke Kinder ein bis zwei Jahre länger bis zum Schulabschluss. Die meisten Patienten können später einer Berufstätigkeit nachgehen (Rosenkranz & Reichwald-Klugger, 2000). Die soziale und emotionale Entwicklung wird beeinflusst von der Sonderrolle in der Familie. Die Angst der Familien vor Komplikationen und Transplantatverlust führt oft zu einer Überfürsorglichkeit und verstärkter Kontrolle, die die Autonomieentwicklung behindern kann. Kinder und Jugendliche mit Dialyse sind durch die Erkrankung mehr als Gleichaltrige von der Behandlung und von den Eltern abhängig. Scham und Selbstzweifel können die Folge sein, wenn sich Kinder als Belastung für ihre Eltern erleben. Nierenkranke Kinder erleben häufiger die Ausgrenzung von Gleichaltrigen, besonders, wenn sie äußerlich sichtbare Krankheitszeichen (Kleinwuchs, äußere Harnableitung, Pausbacken u. a.) oder längere Fehlzeiten haben. Die Zeit für soziale Kontakte wird durch die Dialyse stark eingeschränkt. Auf der anderen Seite haben nierenkranke Kinder und Jugendliche oft auch eine besondere emotionale und soziale Reife, da sie mehr existentielle Erfahrungen machen als gesunde Gleichaltrige (Wolff, 1996).

7.6 Unterstützungsmöglichkeiten

Schon in den 1970er Jahren begannen Aktivitäten, um die psychosoziale Versorgung nierenkranker Kinder zu gewährleisten. In Paris konstituierte sich 1973 die Europäische Arbeitsgruppe für psychosoziale Aspekte von Kindern mit chronischer Niereninsuffizienz (Ewopa), die bis heute jedes Jahr Tagungen in verschiedenen europäischen Städten organisiert. In der Bundesrepublik werden seit 1990 jährlich Symposien zur psychosozialen Betreuung chronisch nierenkranker Kinder und Jugendlicher durchgeführt, die den Austausch zwischen den kindernephrologischen Zentren fördern. Das Kuratorium für Heimdialyse (KfH), zu dem jetzt 16 kindernephrologische Zentren gehören, finanziert auch psychosoziale Mitarbeiter, die gemeinsam mit dem Behandlungsteam die Eltern und die Patienten unterstützen.

Information und Begleitung. Große Bedeutung bei der Vorbereitung der Patienten und Familien auf verschiedene Phasen und Behandlungsformen der Erkrankung hat die Information der Eltern und Patienten. Dazu gehören auch verständliche Informationsmaterialien für Eltern (z. B. die Broschüre »Chronische Niereninsuffizienz bei Kindern«) und für Kinder (»Mein Buch über Nierenerkrankungen«) oder Internetangebote (www.medizin-fuer-kids.de, nephro.tv). Kleine Kinder profitieren von einem spielerischen Heranführen an Operationen oder medizinische Maßnahmen. Wenn Kinder länger in der Klinik sind, ist es wichtig, dort auch positive Erlebnisse zu ermöglichen (Spiel, kreatives Gestalten, Kontakte). In den Gesprächen mit Eltern und Kindern, manchmal auch mit Großeltern und Geschwistern, geht es nicht nur um Informationen. Ebenso wichtig ist, sich ausreichend Zeit zu nehmen und zuzuhören, was die Familien bewegt. Eltern brauchen Wertschätzung und Anerkennung für das, was sie leisten, z. B. wenn sie ihre Kinder mit Dialyse und Sondierung fast rund um die Uhr betreuen.

Vermittlung und Organisation von Hilfen. Familien mit chronisch kranken Kindern profitieren von konkreten Hilfen. Das betrifft sowohl finanzielle Hilfen (Pflegegeld, Schwerbehindertenausweis), familienentlastende Hilfen (Pflegedienst, sozialmedizinische Nachsorge, Verhinderungspflege, Einzelfall- oder Familienhilfe) oder Eltern-Kind-Reha-Maßnahmen in Einrichtungen mit Kindernephrologen (Kinderrehazentrum Usedom, Rehazentrum Ederhof Stronach). Neu betroffene Eltern profitieren von der Vermittlung von Kontakten zu anderen Familien, die schon ähnliche Erfahrungen gemacht haben. In allen kindernephrologischen Zentren gibt es Elternvereine, die als Ansprechpartner zur Verfügung stehen und gemeinsame Veranstaltungen organisieren (z. B. Elternwochenenden, Informationsveranstaltungen, Kinderfeste). Auch für die Kinder und Jugendlichen ist der Austausch untereinander von enormer Bedeutung. Einige kindernephrologische Zentren bieten eigene Gruppen- und Ferienfreizeiten für Kinder und Jugendliche an (Zimmering et al., 1998). Für viele Familien ist das die einzige Zeit, in der sie die Verantwortung für die Dialyse und die Medikamentengabe auch mal abgeben können. Deutschlandweit werden beispielsweise Familienfreizeiten und Camps für Organtransplantierte angeboten. Das Ziel aller Aktivitäten ist die Förderung von Selbstbewusstsein, Selbstständigkeit und sozialen Kompetenzen.

Förderung der Therapiemitarbeit. Die dauerhafte und zuverlässige Einhaltung medizinischer Behandlungsaufgaben ist eine schwierige Aufgabe, die nicht immer umgesetzt werden kann. Die Häufigkeit von Noncompliance in der Kindernephrologie wird mit 8 bis 70 Prozent angegeben (Reichwald-Klugger, 2011). Manche Anordnungen sind nicht praktikabel. Was sollen Eltern tun, wenn das Kind nicht trinken will, das Essen wieder erbricht oder der Durst unerträglich ist? Es sollte immer aktiv nachgefragt werden, ob die Informationen aufgenommen und verstanden wurden und welche Schwierigkeiten in der Umsetzung aufgetreten sind. Wichtig ist es, Vertrauen zu schaffen und Probleme zu erkennen und anzusprechen. Eine gute Zusammenarbeit kann nur gelingen, wenn Noncompliance nicht mit Schuldvorwürfen belegt wird und Vorstellungen von Eltern und Patienten einbezogen werden. Die Verantwortung von Jugendlichen sollte früh gefördert werden über die zunehmende Einbeziehung in die Behandlung (Eigenpunktion bei Hämodialyse, Vorbereitung der Bauchfelldialyse, Dosierung der Medikamente).

Unterstützung bei der schulischen und beruflichen Rehabilitation. Schulausfälle machen bei Kindern und Jugendlichen mit chronischer Niereninsuffizienz bis zu 40 Prozent des regulären Unterrichts aus (Rosenkranz & Reichwald-Klugger, 2000). Es sollte immer versucht werden, die Dialysezeiten so zu legen, dass möglichst wenig Unterricht ausfällt (Spät- oder Nachtdialyse). Während notwendiger Klinikaufenthalte und bei Tagdialyse sollte Unterricht angeboten und der Kontakt zu den Heimatschulen hergestellt werden. Schul- und Einzelfallhelfer können ebenfalls hilfreich sein. Auch wenn ein Schulabschluss geschafft wird, sind die Chancen auf dem Ausbildungsmarkt geringer. Die Rehabilitationsberater der Arbeitsagenturen können Ausbildungsplätze in Berufsbildungswerken vermitteln und finanzielle Hilfen für Ausbildungen gewähren. Nicht geeignet sind Berufe mit körperlicher Schwerarbeit und höherer Infektionsgefahr. Abiturienten können über die Härtefallregelung schneller den gewünschten Studienplatz bekommen.

Transition. Der Schritt in ein Erwachsenenzentrum ist für die Patienten oft nicht einfach, weil sie die über Jahre vertraute Umgebung verlassen müssen. Oft muss das mit Vollendung des 18. Lebensjahres erfolgen, weil die höheren Kosten in der Pädiatrie von den Kassen nicht mehr übernommen werden. Das ist immer dann problematisch, wenn schulische und berufliche Ausbildungen noch nicht abgeschlossen bzw. begonnen sind und wenn es Entwicklungsverzögerungen oder anhaltende familiäre Konflikte gibt. Organverluste durch Noncompliance sind um das 19. Lebensjahr am häufigsten. Deshalb ist ein flexiblerer Übergang wünschenswert (Reichwald-Klugger, 2011). Eine Unterstützung der Transition ist wichtig, das KfH-Projekt »Endlich erwachsen« bietet Schulung und Begleitung an.

Fazit. Die psychosoziale Betreuung umfasst eine Vielzahl von Aufgaben, manchmal auch die Begleitung sterbender Kinder und ihrer Familien. Wichtig ist das aktive Zugehen auf die Familien, da nicht alle Eltern und Patienten das Angebot von psychologischer Hilfe von sich aus in Anspruch nehmen, weil sie sich als normal und nur somatisch krank erleben. Der Erfolg ist ganz wesentlich abhängig von der Einbindung von Psychologen, Diätassistenten, Sozialarbeitern und Pädagogen in das medizinische Behandlungsteam und von der personellen Kontinuität.

Beispiel

»Ich kann mich an die Zeit damals nicht erinnern. Irgendwann bekam ich Fieber und Durchfall. Für ein 15 Monate altes Kind eigentlich nichts Besonderes, doch meine Eltern machten sich Sorgen, als das Fieber nicht runtergehen wollte. Der Kinderarzt fand in meinen Urin rote Blutkörperchen, weshalb er mich sofort ins Krankenhaus schickte. Zunächst standen die Ärzte dort wohl vor einem Rätsel, aber ein Kindernephrologe wusste sofort, was ich habe, weil meine Blutwerte schlecht und meine Nierenwerte erhöht waren. Ich benötigte eine Blutwäsche, wenn ich überleben wollte. Ich glaube, zu diesem Zeitpunkt war meinen Eltern Dialyse noch kein Begriff, für Eltern muss es ein Schock sein, so eine Nachricht zu bekommen. Ich bekam damals ca. zwei Monate Bauchfelldialyse. Das ist keine lange Zeit, aber ich ▶

glaube, zwei Monate können sich hinziehen wie Kaugummi, wenn man nicht sieht, dass es wieder besser wird, was alle gehofft hatten. Nur, um für mich da zu sein, hat meine Mutter ihr Studium unterbrochen und mein Vater seinen ganzen Urlaub genommen. Meine zweieinhalb Jahre ältere Schwester musste für diese Zeit zu meinen Großeltern, die weit weg wohnten. Es muss doch echt schlimm für ein Kind sein, abgeschoben zu werden, während die Eltern sich nur um das kranke Geschwisterkind kümmern. Ich komme mir ganz schäbig dabei vor, wenn ich daran denke, obwohl ich mich selbst nicht daran erinnern kann und ja auch nichts dafür kann. Es war einfach diese Krankheit, die so viel kaputt gemacht hat. Irgendwann wurde es dann aber doch besser, ich musste zwar noch künstlich ernährt werden, weil ich absolut nichts essen wollte, aber immerhin benötigte ich vorerst keine Dialyse mehr. Meine Nieren hatten sich erholt, aber die Ärzte sagten meinen Eltern damals schon, dass ich nie ganz gesund werden würde. Ich müsse jetzt immer einen Haufen Medikamente einnehmen und irgendwann würde ich auch wieder eine Dialyse benötigen. Aber meine Eltern waren wahrscheinlich erst mal froh, dass das Allerschlimmste vorbei und ich außer Lebensgefahr war. Eine ganze Zeit lief dann alles wieder seinen gewohnten Gang. Ich wurde eingeschult und etwa ein Jahr später kam dann bei einer der üblichen Kontrolluntersuchungen im Klinikum die Schreckensnachricht für meine Eltern, dass meine Nieren nicht mehr lange ausreichend arbeiten werden. Sie sollten sich schon mal über Dialyse informieren, und ich müsste jetzt für eine mögliche Nierentransplantation vorbereitet werden. Das war wieder so ein Faustschlag mitten ins Gesicht. Meinen Eltern war zwar klar, dass ich irgendwann eine neue Niere brauchen würde, aber wenn es dann soweit ist, ist es einfach hart. Ich denke nicht, dass mir damals bewusst war, was das alles bedeutete, aber für meine Eltern war es sicherlich keine einfache Zeit. Meine Eltern wollten mir damals beide mit einer Lebendnierenspende helfen. Meine Mutter wurde ziemlich schnell aufgrund einer nicht passenden Blutgruppe abgelehnt und mein Vater schied aus, weil er an den Nieren zu viele Arterien hatte. Nach Weihnachten verschlechterte sich mein Zustand weiter und die Routineuntersuchungen wurden häufiger, sodass ich einiges an Fehlzeiten einstecken musste. Doch ich wollte in der Schule nicht versagen und meiner Schwester in nichts nachstehen, also bemühte ich mich, jede verpasste Stunde bestmöglich nachzuholen. Im Januar kam dann mitten in der Nacht der alles entscheidende Anruf, dass eine Niere für mich da sei. In der Klinik angekommen wurde ich schnell verkabelt, bekam einen Zugang für Medikamente und dann ging es auch schon in den Operationssaal. Etwa sechs Stunden später war die OP vorbei, und ich wurde in den Aufwachraum geschoben. Meine Mutter fragte mich, wie ich mich fühlen würde und ich hätte wohl geantwortet: ›Wie ein frisch gewaschener Teppich‹. Es ist kein Wunder, dass man sich so frisch fühlt, wenn plötzlich die Niere sofort auf Hochtouren arbeitet und das ganze Gift aus dem Körper kommt. Sechs Wochen musste ich dann noch im Klinikum bleiben. Ganz langsam durfte ich die ersten Schlucke trinken, die erste feste Nahrung zu mir nehmen und selbstständig auf die Toilette gehen. Mit viel Physiotherapie kam ich ▶

dann wieder auf die Beine. Um gegen eine mögliche Abstoßung vorzubeugen, musste ich Tabletten einnehmen, die das eigene Immunsystem schwächen. Das hieß für mich dann immer aufzupassen, damit ich nicht krank würde. Ich wurde beim Kinderarzt immer in einen anderen Raum gebracht zum Warten, damit ich nicht angesteckt werde. Nachdem ich gesundheitlich wieder vollends genesen war, bin ich wieder zur Schule gegangen. Mit relativ geringem Aufwand bekam ich das Lernpensum schnell mit. Anfangs lief auch alles ganz normal ab. Je älter ich wurde, umso mehr merkte ich aber, wie ich mich von den anderen Kindern unterschied. Zum einen war ich ein ganzes Stück kleiner als die anderen, und dann hatte ich von den Medikamenten Pausbacken und einen Bart. Ich kam mir hässlich vor, wenn ich mich mit den anderen verglich und viele meiner Mitschüler distanzierten sich von mir. Deshalb ging ich nicht mehr gern in die Schule. Zur fünften Klasse wechselte ich dann aufs Gymnasium. Die neue Schule war deutlich besser, aber je mehr ich fehlte, umso mehr kamen wieder heimliche Sticheleien, dass ich nur schwänzen würde und gar nicht wirklich krank wäre. Deshalb versuchte ich, auch mit Schmerzen und Fieber in die Schule zu gehen und alles einfach wegzustecken, was teilweise nicht so ganz einfach war. Irgendwann bekam ich Schmerzen im Bereich der Spenderniere, und etwas später wies mein Blutbild eine Verschlechterung der Werte auf. Ich wurde stationär aufgenommen, um die Niere zu retten. Eine Ultraschalluntersuchung zeigte dann das Ausmaß der Katastrophe, eine etwa tennisballgroße Entzündung hatte einen großen Teil der Niere schon zerstört. Meine neue Ärztin meinte, ich solle mir mit meiner Entscheidung, ob Bauchfelldialyse oder Hämodialyse, Zeit lassen. Es müsse meine Entscheidung sein, denn ich müsse damit leben. Meine Eltern wollten lieber die Hämodialyse, weil man den ganzen Kram dann nicht zuhause hat, aber ich wollte lieber Bauchfelldialyse, weil ich panische Angst vor den Nadeln hatte. Und dann ging alles schneller als gedacht. Mir wurde in einer kleinen Operation der Schlauch in den Bauch gelegt und kurze Zeit später lief darüber auch schon die erste Dialyse. Im ersten Moment kam ich überhaupt nicht mit der neuen Situation klar. Ich wollte mir die Schläuche vom Leib reißen, abhauen und sterben. Ich habe das alles gehasst. Ich nehme an, dass dies oft so ist in den ersten Schreckminuten, aber dann lernte ich alles ganz genau. Ich wollte wissen, wie alles funktioniert, um Auswege zu finden. Meine Eltern mussten so ein Training machen, um die Dialyse zuhause durchführen zu können, aber weil ich immer überall dabei war, kannte ich mich schnell viel besser aus als meine Eltern, denn ich sog es alles in mich auf. Als ich dann so langsam klar kam und auch verstanden hatte, von welchen Lebensmitteln ich wenig bis gar nichts anrühren sollte und weshalb ich nicht mehr als einen Liter am Tag trinken durfte, konnte ich endlich nach Hause. Wieder in der Schule kam ich mit dem Lernpensum nicht mehr so gut mit und verschlechterte mich. Meine Eltern fanden das nicht schlimm, es wäre ja kein Wunder bei meinen Fehlzeiten, aber ich suchte alle Fehler bei mir und irgendwann hatte ich nicht mehr die Kraft, alles nachzuholen. Da meine Werte trotz Dialyse immer schlechter wurden, musste ich nach zwei Jahren auf die Hämodialyse ►

umgestellt werden. Der Vorteil war, dass man sich nicht mehr jeden Abend anschließen musste, dafür waren drei Nachmittage in der Woche ›weg‹. An die Punktion hat man sich mit der Zeit gewöhnt. Besonders belastend während der Hämodialyse war aber die Trinkmenge. Die betrug nur noch 500 ml, weil ich keine Ausscheidung mehr hatte. Das war natürlich sehr schwer, besonders im Sommer bei Hitze. Man bekam total Durst. Man trinkt und weiß genau, dass man das nicht soll und hat ein schlechtes Gewissen. Es ist eigentlich ein Teufelskreis. Dann sagt man, was soll es, ich habe sowieso schon mehr als ich darf, und trinkt weiter. Bei der Dialyse muss dann mehr entzogen werden, wodurch man wieder mehr Durst bekommt, und so geht es weiter. Es ist ja nicht nur die reine Trinkmenge, es ist ja die ganze Flüssigkeitszufuhr, wenn man Obst isst oder eine Suppe. Es gab immer solche und solche Tage, manchmal hatte man so einen Durst, dass man verrückt wurde. Das war für mich nicht gut und für meine Umwelt auch nicht. Da wurde ich manchmal richtig unerträglich. Man hatte Durst und sagte sich dauernd, reiß dich zusammen, oder man trank, aber das hat auch nicht geholfen. Ich habe vieles ausprobiert, Eiswürfel und Zitronenscheiben. Aber nach meinen Erfahrungen hilft das alles nichts, wenn man Durst hat. Ich habe mir dann angewöhnt, nur jeweils 50 ml zu trinken. Damit ging es etwas besser und vor allen dann auch mit der Nachtdialyse, die in unserer Klinik damals erstmalig auch für Jugendliche eingeführt wurde. Durch die längere Dialysezeit konnte man etwas mehr trinken und musste nicht mehr so auf die Diät achten. Und man hatte die Nachmittage wieder frei. Und dann kam an einem späten Nachmittag der lang ersehnte Anruf, der mein Leben wieder völlig aus der Bahn werfen sollte. Natürlich hat man auch Angst vor der Transplantation, aber die Freude über die neue Niere war größer. Ich weiß noch, dass man mir nach dem Aufwachen gleich gesagt hat, dass die Niere gleich los gepinkelt hat. Als mir der Operationsbereich nach dem Nachlassen der Schmerzmittel auf einmal höllisch weh tat, hat man mir auch erklärt, dass ich eine eigene Schmerzmittelpumpe habe, bei der ich nur drücken müsse, um eine neue Ladung Schmerzmittel zu bekommen. Damit kam ich gut zurecht. Das erste Aufstehen nach drei Tagen war furchtbar, aber es war ja notwendig, denn ich wollte ja schnell wieder auf die Beine kommen. Ich hatte mit der Zeit eine Abneigung gegen Krankenhäuser entwickelt. Das lag nicht am Personal, das war immer hervorragend, aber der Geruch, das schlechte Essen und das Gefühl des Ausgeliefertseins machten mich ganz schön fertig. Und vier Wochen nach der Transplantation durfte ich dann endlich gehen. Ich war ein neuer Mensch, ich konnte wieder halbwegs normal leben. Ich verließ die Station mit dem Gefühl des puren Glücks. Nach einem guten Heilungsprozess ging ich dann wieder in die Schule, aber es war sehr hart für mich, den versäumten Stoff nachzuholen. Ich habe mich zusammengerissen, um nicht völlig zu versagen. Manchmal hatte ich von allem die Nase voll, auch von den Medikamenten. Ich wusste nun genauestens Bescheid über die Nebenwirkungen, dass die wichtigen Immunsuppressiva diese Pausbacken und das Haarwachstum machten. Da ich mich um die Medikamente allein kümmerte, ließ ich auch mal was ►

weg, um die Nebenwirkungen einzudämmen. Klar kannte ich theoretisch die Folgen, aber ich glaube, man muss erst selbst spüren, was passiert, wenn man seine Medikamente schlecht einnimmt und zu wenig trinkt. Man landet dann wieder im Krankenhaus, hat Schuldgefühle und bekommt noch mehr Cortison. Also nahm ich dann weiter regelmäßig das Zeug ein. Ganz wichtig waren für mich die Dialyseferienlager. Es war eine tolle Zeit, einfach großartig. Es wurde niemand ausgegrenzt und alle hatten mit den gleichen körperlichen Problemen zu kämpfen. Es war eine Zeit, in der ich einfach mal loslassen konnte und ich endlich wusste, dass ich mit all dem nicht allein dastand. Das gab mir wieder Kraft. Ich habe dort Freunde gefunden, die mir ganz wichtig wurden. Auch die Jugendwochenenden waren ganz toll, weil ich Jugendliche und Erwachsene kennen lernte, die das gleiche Problem hatten, die teilweise schon arbeiteten und von denen man einfach eine ganze Menge lernen konnte. Mein Leben mit der Krankheit ist schon etwas anders. Wichtig ist wohl, dass man nicht im Selbstmitleid erstickt, sondern dass man rausgeht, auf andere Leute zu, sich Freundschaften aufbaut. Ganz wichtig ist es, eine Vertrauensperson zu finden. Mit so einer Krankheit denkt man öfter nach über das Leben. Es reicht schon, wenn jemand einfach nur zuhört. Die Krankheit hat man das ganze Leben, man muss das eben so hinnehmen. Ich versuche jetzt, die Zeit zu genießen, in der es keine Probleme gibt. Wenn man sich ständig Gedanken macht, ob es so bleibt, dann steht man immer unter Druck. Man sollte die Zeit nutzen und nicht an das Negative denken, sondern das Beste daraus machen.«

Literatur

Bulla, M. (2000). Dialyse im Kindesalter. In E. Renner & E. Streicher (Hrsg.), Grenzen der Dialysebehandlung. Berlin: Springer.

Eckardt, K.U., Berns, J.S., Rocco, M.V. & Kasiske, B.L. (2009). Definition and Classification of CKD: The debate should be about patient prognosis – A position statement from KDOQI and KDIGO. American Journal of Kidney Diseases, 53, 915–920.

Frei, U. & Schober-Halstenberg, H.J. (2007). Nierenersatztherapie in Deutschland. Bericht über Dialysebehandlung und Nierentransplantation in Deutschland 2006–2007. http://www.bundesverband-niere.de/files/QuaSi-Niere-Bericht_2006-2007.

Hoppe. A., Müller, D. et al. (2011). A hospital-based intermittent nocturnal hemodialysis program for children and adolescents. Journal of Pediatrics, 158, 95–99.

Reichwald-Klugger, E. (2011). Psychosoziale Begleitung von chronisch nierenkranken Kindern und Jugendlichen. Zeitschrift für Nieren- und Hochdruckkrankheiten, 7, 281–290.

Reichwald-Klugger, E., Rosenkranz, J. & Bethe, D. (2001). Lebenszufriedenheit erwachsener Patienten bei seit dem Kindesalter bestehender chronischer Niereninsuffizienz. Zeitschrift für Nieren- und Hochdruckkrankheiten, 30, 101–103.

Rosenkranz, J. & Reichwald-Klugger, E. (2000). Psychosoziale Rehabilitation chronisch nierenkranker Kinder und Jugendlicher in Deutschland. Monatszeitschrift für Kinderheilkunde, 2, 2002–2003.

Rosenkranz, J. et al. (2007). Cognitive development in children with chronic renal disease. Vortrag auf dem 14. Congress of the International Pediatric Nephrology Association. Budapest.

Strehlau, C. (1996). Langzeitrehabilitation terminal niereninsuffizienter Kinder und Ju-

gendlicher an der Uniklinik Hamburg. Dissertation, Hamburg.
Wolff, G. (1996). Die seelischen und sozialen Auswirkungen lebensbedrohlicher Nierenerkrankungen und ihrer Behandlung auf die betroffenen Kinder, Jugendlicher und ihren Familien. In G.M. Schmitt, H. Kammerer & E. Harms (Hrsg.), Kindheit und Jugend mit chronischer Erkrankung (S. 312–329). Göttingen: Hogrefe.
Wolff, G., Strecker, K. et al. (1998). Noncompliance following renal transplantation in children und adolescents. Pediatric Nephrologie, 12, 703–708.
Zimmering, M., Ehrich, J.H.H. & Hirte, I. (1998). Ferienlager der Charité Kinderklinik für Kinder mit chronischer Niereninsuffizienz 1996 bis 1998, Konzepte und Durchführung. Der Kinderarzt, 4, 444–450.

8 Juvenile idiopathische Arthritis

Angelika Thon • Gerald Ullrich

8.1 Beschreibung der chronischen Erkrankungsform

Beschwerden am Bewegungsapparat sind nach den Infektionserkrankungen der zweithäufigste Grund, warum Kinder und Jugendliche einem Arzt vorgestellt werden. 5 bis 10 Prozent aller Schulkinder klagen gelegentlich oder häufiger über Gelenkschmerzen (sog. Arthralgien) bzw. über Muskel- oder Knochenschmerzen (Horneff, 2009). Hiervon abzugrenzen sind akute Gelenkentzündungen, die deutlich seltener auftreten, sowie chronisch-entzündliche rheumatische Gelenkerkrankungen, die auch als juvenile idiopathische Arthritis bezeichnet werden. Das chronische Gelenkrheuma umfasst eine Gruppe sehr heterogener Erkrankungen, deren Gemeinsamkeit die chronische Entzündung der Gelenkschleimhaut (Synovialitis) eines oder mehrerer Gelenke darstellt. Da die Ätiologie letztlich unbekannt ist (was durch den Zusatz »idiopathisch« zum Ausdruck gebracht wird), handelt es sich nach wie vor um eine Ausschlussdiagnose. Dementsprechend wird die juvenile idiopathische Arthritis (JIA) definiert als Gelenkentzündung (Arthritis) eines oder mehrerer Gelenke mit

- einem Beginn vor dem 16. Geburtstag,
- einer Krankheitsdauer von mindestens sechs Wochen sowie
- dem Ausschluss anderer definierter Erkrankungen.

Zur Abgrenzung klinisch relevanter Untergruppen wird heutzutage die Klassifikation der ILAR (International League of Associations for Rheumatology) verwendet (Petty et al., 1998; 2004). Die ILAR-Klassifikation basiert auf klinischen Charakteristika und Laborbefunden der ersten 6 Krankheitsmonate und umfasst sieben Subgruppen unter Berücksichtigung von Ausschlusskriterien (s. Tab. 8.1). Neben den chronisch-rheumatischen Gelenkerkrankungen gibt es noch zahlreiche weitere rheumatische Erkrankungen, wie Kollagenosen und Vaskulitiden, die noch seltener sind und hier nicht behandelt werden. Die verschiedenen Untergruppen der JIA unterscheiden sich durch den Krankheitsbeginn, die Art des Gelenkbefalls, die mögliche Beteiligung weiterer Organe und den Krankheitsverlauf. Die klinischen Besonderheiten veranschaulicht Tabelle 8.1.

Eine ausführliche Beschreibung aller Subgruppen der juvenilen idiopathischen Arthritis würde den vorgegebenen Rahmen unseres Beitrages deutlich überschreiten. Um die große Variabilität der Erkrankung zu verdeutlichen, wollen wir zwei Unterformen ausführlicher darstellen, die zudem besonders klar die Unterschiede zum typischen Gelenkrheuma des Erwachsenen zeigen: die juvenile idiopathische Oligoarthritis und die systemische juvenile Arthritis.

Tabelle 8.1 Subgruppen der JIA und ihre Charakteristika

Subgruppe	Relativer Anteil (%)*	Mädchen (%)*	Gelenkbefall	Besonderheiten
Systemische JIA	6	50	variabel, oft viele Gelenke	häufig zunächst ohne Gelenkbeteiligung
Oligoarthritis	52	70	1–4, meist große Gelenke	Risiko der chronischen Regenbogenhautentzündung
RF-Polyarthritis	13	76	5 oder mehr große und kleine Gelenke, symmetrisch	häufig schleichender Beginn
RF+Polyarthritis	2	83	5 oder mehr große und kleine Gelenke, symmetrisch, Rheumaknötchen	erosive Gelenkerkrankung
Arthritis mit Enthesitisneigung	12	30	oft asymmetrisch, Entzündung der Sehnenansätze (Enthesitis)	überwiegend Knaben, Assoziation mit dem HLA-System (Gen-Lokus B27)
Psoriasisarthritis	8	64	oft Beginn als Oligoarthritis	Hauterscheinungen mit Arthritis verbunden
Andere Arthritis	7	64	variabel	keiner oder mehr als einer Kategorie zuzuordnen

* Daten der bundesweiten kinderrheumatologischen Kerndokumentation (Minden & Niewerth, 2008)

Juvenile idiopathische Oligoarthritis

Die Oligoarthritis, in Europa die häufigste Form des kindlichen Gelenkrheumas, ist eine Erkrankung der frühen Kindheit. Überwiegend erkranken Mädchen im Alter von 2 bis 5 Jahren. Definitionsgemäß sind in den ersten sechs Monaten ein bis maximal vier und zumeist große Gelenke betroffen. Häufig manifestiert sich die Erkrankung zunächst nur in einem Kniegelenk, oft mit einem schleichenden Beginn. Die Gelenkentzündung äußert sich durch Schwellung, Überwärmung und Bewegungseinschränkung. Schmerzen können begleitend auftreten, werden aber gerade von jüngeren Kindern oft nicht angegeben. Die Eltern beobachten eher Verhaltensveränderungen wie Weinerlichkeit oder Entwicklungsrückschritte (das Kind will wieder getragen werden) oder auch eine Schonhaltung. Typisch sind eine ausgeprägte Steifheit am Morgen oder Anlaufschwierigkeiten nach Ruhephasen. Die Tatsache, dass Schmerzen oft fehlen, nur ein oder wenige Gelenke betroffen sind und es sich um junge Kinder handelt, führt nicht selten dazu, dass eine rheumatische Erkrankung nicht in Erwägung gezogen wird und diese Kinder und ihre Familien oft über Monate viele Ärzte unterschiedlicher Fachrichtungen aufsuchen und sich bis zur endgültigen Klärung mit sehr unterschiedlichen Verdachtsdiagnosen auseinandersetzen müssen. Bleibt die Erkrankung auch im weiteren Krankheitsverlauf auf maximal vier Gelenke beschränkt, spricht man von einer persistierenden Oligoarthritis. Bei etwa der Hälfte der Kinder erkranken im Verlauf mehr als vier Gelenke. Es handelt sich dann um eine erweiterte oder »extended« Oligoarthritis mit ungünstigerer Prognose. Als Folge der Gelenkentzündung und der resultierenden Schonhaltung können Gelenkfehlstellungen, Muskelatrophie der betroffenen Extremität und im Falle des Kniegelenkes eine Beinlängendifferenz auftreten, da das erkrankte Bein durch die Entzündung schneller wächst. Die wesentliche Komplikation stellt aber eine Organbeteiligung (bei bis zu 40 %) fernab der Gelenke dar, eine chronisch-rheumatische Entzündung der Regenbogenhaut des Auges (Iridozyklitis). Da diese Augenbeteiligung zunächst keine subjektiven Beschwerden wie Rötung des Auges oder Sehstörungen hervorruft, ist das Risiko für Komplikationen hoch. Jedes dritte betroffene Kind entwickelt als Folge von Linsentrübung, Augendruckerhöhung und Hornhautveränderungen eine relevante Minderung der Sehleistung. Da Augenentzündung und Gelenkerkrankung häufig nicht parallel verlaufen, müssen diese Kinder über viele Jahre mit besonderer Sorgfalt vierteljährlich augenärztlich mit einer Spaltlampenuntersuchung überwacht werden (Heiligenhaus et al., 2007).

Systemische juvenile Arthritis

Bei der systemischen Form, im deutschen Sprachraum nach der Erstbeschreibung 1897 durch den Kinderarzt George F. Still noch häufig als Morbus Still bezeichnet, stehen Gelenkprobleme zunächst meist gar nicht im Vordergrund. Die Erkrankung kann in jeder Altersstufe auftreten, eine Geschlechtsdisposition besteht nicht. Der Krankheitsbeginn ist gekennzeichnet durch hohes intermittierendes Fieber, d. h. auf hochfieberhafte Temperaturen über 40 °C folgen Normal- bis Untertemperatur am selben Tag. Meist ist im Fieberanstieg ein flüchtiger, lachsfarbener Hautausschlag (»Rash«) zu sehen. Häufig findet man eine Leber- und Milzvergrößerung, eine generalisierte Lymphknotenschwellung, etwas seltener eine Herzbeteiligung im Sinne einer Perikarditis (Herzbeutelentzündung). Da in dieser Phase die Gelenkbeteiligung oft noch fehlt, müssen viele andere Erkrankungen, vor allem Infektionen und maligne Erkrankungen, ausgeschlossen werden. Eine chronische Arthritis entwickelt sich in der Regel innerhalb der ersten sechs Monate, der Gelenkbefall ist variabel. Bei ca. 50 Prozent der Kinder verläuft die Erkrankung chronisch-progredient mit einer schweren destruierenden Polyarthritis und signifikanten Funktionseinschränkungen. Bedingt durch die hohe Krankheitsaktivität, aber auch als Nebenwirkung der oft erforderlichen Kortisontherapie, wiesen diese Kinder zumindest in der Vergangenheit vor Einführung der modernen Medikamentengruppen (Biologika) sehr häufig eine systemische Wachstumsstörung im Sinne eines Kleinwuchses auf.

8.2 Annahmen zur Störungsgenese

Die JIA gilt als Autoimmunerkrankung. Eine Ausnahme bildet lediglich die systemische Form, die heute als »autoinflammatorisches Syndrom« (gekennzeichnet durch rezidivierende Fieberepisoden und Entzündungen) angesehen wird. Auch wenn unser Verständnis der Pathogenese von Autoimmunerkrankungen deutliche Fortschritte gemacht hat, bleibt letztlich die Ursache immer noch unklar. Eine wesentliche Aufgabe des Immunsystems ist es, den Organismus gegen Infektionen zu schützen. Dazu muss das Immunsystem eine fast unüberschaubare Zahl von fremden Antigenen erkennen und gegen sie reagieren, dabei aber körpereigene Antigene davon abgrenzen können, um Schäden am eigenen Organismus zu vermeiden. Der Verlust dieser »Selbst-Toleranz« führt zur Autoimmunität und löst Autoimmunerkrankungen aus, die im Falle rheumatischer Erkrankungen systemisch sein können, wie beim Lupus erythematodes oder organspezifisch wie bei der juvenilen idiopathischen Arthritis. Damit Autoimmunerkrankungen ausgelöst werden, müssen verschiedene Faktoren wie Umweltfaktoren einerseits und eine genetische Disposition (Glass & Giannini, 1999) andererseits zeitgleich oder konsekutiv zusammentreffen (Dannecker & Wagner, 2007). An der Schädigung des Gewebes sind in einem komplexen Zusammenspiel eine Vielzahl von Zellen, aber auch »Botenstoffe« der Entzündung, sog. Zytokine beteiligt (s. Abb. 8.1).

Annahmen zur Psychogenese rheumatischer Erkrankungen haben sich nicht verifizieren lassen, können aber in den Mutmaßungen von Eltern eine Rolle spielen. Dies umso mehr, als Lebensereignisse als Auslöser für die Erstmanifestation oder für neue Krankheitsschübe dem Kliniker sehr wohl bekannt sind. Diese auslösende Rolle ist jedoch nicht mit einer Verursachung zu verwechseln.

8.3 Epidemiologie

Die juvenile idiopathische Arthritis ist die häufigste chronisch-rheumatische Erkrankung des Kindes- und Jugendalters. Demgegenüber sind die anderen rheumatischen Erkrankungen deutlich seltener. Die juvenile idiopathische Arthritis tritt weltweit auf, in Europa und USA häufiger als in Asien, in Europa im Norden häufiger als im Süden. Die Angaben zur Inzidenz (Neuerkrankungen/Jahr) und Prävalenz (Krankheitshäufigkeit) schwanken erheblich und liegen für die Neuerkrankungsraten zwischen 0.8 und

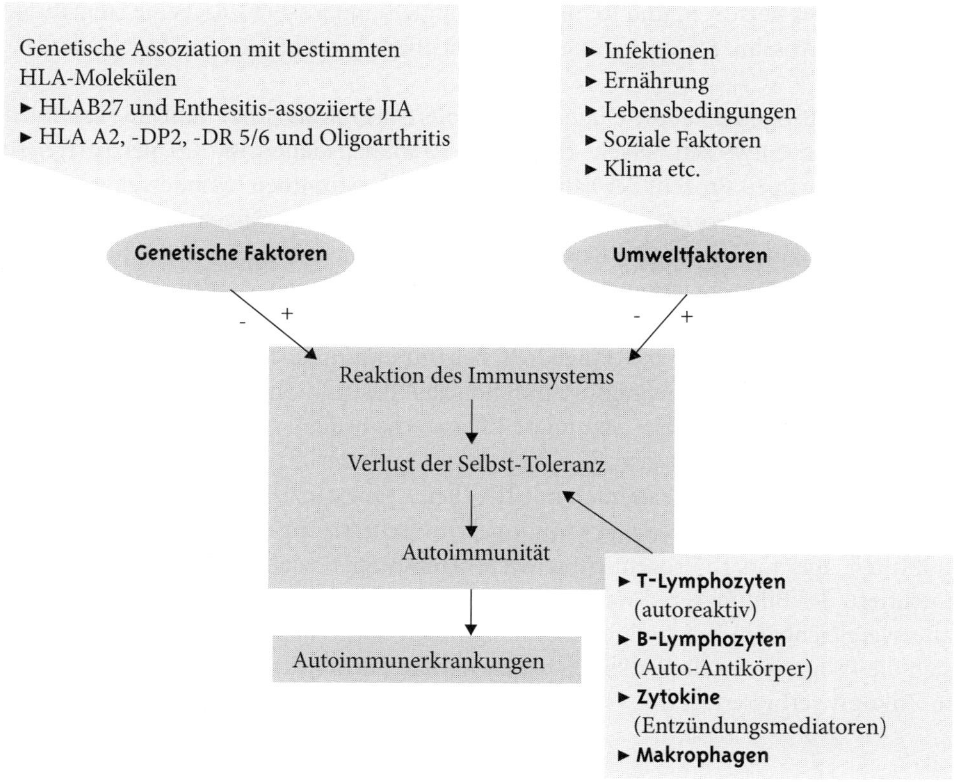

Abbildung 8.1 Pathogenese von Autoimmunerkrankungen

22.6 auf 100.000, für die Prävalenz zwischen 7 und 401 auf 100.000 Kinder unter 16 Jahren (Manners & Bower, 2002).

Für europäische Bevölkerungen wird heute eine Neuerkrankungsrate von etwa 10 pro 100.000 sowie eine Erkrankungshäufigkeit von 100 pro 100.000 angenommen. Nach diesen Zahlen gehen wir in Deutschland von etwa 1.400 Neuerkrankungen pro Jahr und 14.000 betroffenen Kindern und Jugendlichen unter 16 Jahren aus (Minden, 2007).

8.4 Verlauf und Prognose

Der Verlauf der JIA ist einerseits abhängig von der Subgruppe. Andererseits ist die Variabilität aber auch innerhalb einer Subgruppe sehr groß, sodass vor allem bei Diagnosestellung die Individualprognose nur schwer einschätzbar ist. Dies ist für die betroffenen Eltern und je nach Alter auch für die Kinder und Jugendlichen schwer zu ertragen, da sie möglichst genau wissen wollen, worauf sich das Kind und die Familie einstellen muss. Für alle Formen gilt aber, dass es sich um eine chronische Erkrankung mit möglichen Rezidiven und Remissionen handelt und in aller Regel eine langjährige Therapie (s. Abschn. 8.6), mindestens aber rheumatologische Überwachung erforderlich ist.

Die beste Prognose hat die Oligoarthrits, sofern sich nicht im Verlauf eine extended Oligoarthritis entwickelt. Nach 15 Jahren Krankheitsdauer ist die persistierende Oligoarthritis in 80 Prozent der Fälle zum Stillstand gekommen (Minden et al., 2002). Dagegen haben 75 Prozent der Patienten mit einer extended Oligoarthritis noch eine aktive Erkrankung im jungen Erwachsenenalter. Immerhin zeigen auch heute noch 25 Prozent infolge einer Augenbeteiligung relevante Sehminderungen als Erwachsene (Zak et al., 2003). Bei der systemischen Form der JIA zeigt ein großer Anteil der Patienten unter den bisher verfügbaren Behandlungsmöglichkeiten einen therapieresistenten Verlauf, der geprägt ist durch Gelenkdestruktion mit funktionellen Einschränkungen im Alltag. Der sekundäre Kleinwuchs bedeutet für viele Betroffene eine zusätzliche psychische Belastung. Nach Daten aus der Kinderkerndokumentation hatte die Hälfte von 215 Patienten mit JIA (keine Differenzierung nach Subgruppen) nach 15 Jahren Krankheitsdauer funktionelle Einschränkungen und/oder Gelenkkontrakturen, aber nur 10 Prozent ein schweres Handicap. Sozial waren die Patienten gut integriert, der Bildungsgrad war höher und die Arbeitslosenrate niedriger als in einer altersvergleichbaren Kontrollpopulation (Minden et al., 2002). Es ist zu erwarten, dass sich die Prognose für die Patienten durch weitere Fortschritte der Pharmakotherapie in Zukunft verbessert.

8.5 Psychosoziale Belastungen, Entwicklungsrisiken und Entwicklungschancen

Unserer Antwort auf die Frage nach Entwicklungsrisiken und krankheitsspezifischen Beeinträchtigungen bei JIA möchten wir vorausschicken, dass alle in der Einleitung (s. Kap.1) erwähnten Schwierigkeiten und Auffälligkeiten auch bei rheumakranken Kindern und Jugendlichen beobachtet wurden und vorkommen können (abgesehen von den dort erwähnten direkten kognitiven Auswirkungen, also die Intelligenz betreffend). Gleichwohl ist die Frage, wie regelhaft und wie ausgeprägt Entwicklungsrisiken auftreten, gerade für rheumakranke Kinder schwer zu beantworten. Denn wie wir einleitend deutlich gemacht haben, verbergen sich hinter der Diagnose »Rheuma« – anders als etwa bei der Diagnose Typ-1-Diabetes oder Mukoviszidose – Erkrankungen mit einer außerordentlichen klinischen Variationsbreite. Im folgenden Kasten sind einige typische Symptome und Einflüsse aufgelistet, die psychologisch beeinträchtigend sein können und die seelische Gesundheit gefährden.

Krankheits- und therapiebezogene Symptome und Einflüsse, die psychologische Beeinträchtigung zur Folge haben können (adaptiert von Packham & Hall, 2002)

Körperbild, Zufriedenheit mit dem Körper

- Wachstumsverzögerung
- Pubertätsverzögerung
- Gelenkdeformierung (inklusive Längendifferenz der Beine)
- medikamentös bedingte Gewichtszunahme
- Auffälligkeiten an der Haut (krankheitsbedingt als Rash oder als Therapienebenwirkung mit Akne, Hypertrichose, Striae oder Cushing-Syndrom)
- OP-bedingte Narben

Selbstbild, Selbstwertgefühl, psychosoziale Kompetenz

- Beeinträchtigung bei alltäglichen Verrichtungen
- vermehrte Abhängigkeit/Angewiesenheit auf elterliche Hilfe
- reduzierte körperliche Belastbarkeit und Fitness
- funktionelle Beeinträchtigungen (z. B. morgendliche Steifigkeit wegen Gelenkveränderungen und/oder Schmerz, Seheinschränkung)

Seelische Gesundheit

- Beeinträchtigungen im Körperselbstbild, Selbstwertgefühl und der psychosozialen Entwicklung
- Schmerz
- Kontrollverlust/Hilflosigkeit
- elterliche Überbehütung
- Mangel an verständnisvollen Gleichaltrigen/Anerkennung

Entwicklungsrisiken und Entwicklungschancen

Medikamentenbedingte Beschwerden ebenso wie gravierende funktionelle Beeinträchtigungen sind mit schweren Krankheitsverläufen assoziiert, die man eher bei der JIA vom systemischen oder polyartikulären Verlaufstyp erwartet. Funktionelle Beeinträchtigungen sind nicht nur im Alltagsleben und in zwischenmenschlichen Kontakten relevant, sondern können auch die Beschulung erschweren, weshalb zum Beispiel verlängerte Zeiten für Prüfungen wegen der größeren Mühe beim Schreiben oder ein doppelter Satz Schulbücher (für Zuhause und die Schule) gewährt werden. Im Vergleich etwa zum Typ-1-Diabetes und anderen gut kontrollierbaren Erkrankungen fällt als Risikofaktor bei JIA ins Gewicht, dass der Krankheitsverlauf auch bei korrekter Therapieumsetzung nur bedingt zu kontrollieren ist, also z. B. auch unter der Therapie Rezidive auftreten können. Dies unterminiert die Compliance (Befolgen des Behandlungsplans), die (auch) bei JIA ein »Problemthema« ist (vgl. Rapoff & Lindsley, 2007), und kann beschädigende Gefühle von Hilflosigkeit und Kontrollverlust begünstigen. Belastungen durch Mangel an Verständnis der Umgebung resultieren typischerweise aus Hänseleien, etwa weil die Vorstellung besteht, dass Rheuma nur als Krankheit alter Menschen auftritt, und mit Blick auf die bei JIA typischen Schwankungen der Befindlichkeit und Funktionstüchtigkeit im Tagesverlauf (morgendliche Steifigkeit), die irrtümlich als Erschleichen von Krankheitsgewinn aufgefasst werden können. Umgekehrt wirkt eine gute soziale Einbindung (bzw. Unterstützung durch die Mitschüler) als wichtiger protektiver Faktor (Weiss et al., 2002).

Wie der Kasten zeigt, ist das Potenzial der krankheits- und therapiespezifischen psychosozialen Beeinträchtigungen also beträchtlich. Gleichwohl sprechen die Daten aus systematischen Studien eher dafür, die JIA als ein gutes Beispiel für Resilienz aufzufassen, also die Aufrechterhaltung von Normalität trotz widriger Umstände. Zwar haben kürzlich veröffentlichte Meta-Analysen (Pinquart & Shen, 2011a–c) zur Beeinträchtigung chronisch kranker Kinder und Jugendlicher die geläufige Annahme einer mehrfach erhöhten Rate von insbesondere internalisierenden Störungen scheinbar bestätigt, schaut man bei diesen Analysen jedoch auf die krankheitsspezifischen Effekte, so zeigt sich, dass dies für die rheumatischen Erkrankungen gerade nicht oder wenig gilt. Schon in einer frühen und viel zitierten Übersichtsarbeit von Pless und Nolan (1991) hieß es, dass eine besondere Vulnerabilität zwar pauschal bei chronischer Krankheit bestehe, vor allem aber, wenn die chronische Krankheit das ZNS oder die Sinnesfunktion betreffe. Blickt man auf die aktuellen Meta-Analysen, so findet man dazu passend die ausgeprägtesten Effekte bei Epilepsie, Kopfschmerz (und Fibromyalgie), aber nicht bei Rheuma, Mukoviszidose, Typ-1-Diabetes oder Krebserkrankungen, die man vielleicht »typischerweise« mit chronischen Erkrankungen assoziieren würde. Es ist also notwendig, hier nach dem Krankheitstyp zu differenzieren.

Eine ausschließlich auf rheumakranke Kinder und Jugendliche bezogene Meta-Analyse (LeBovidge et al., 2003) sieht zumindest in den auf Elternangaben beruhenden Daten einen Hinweis auf ein leicht erhöhtes Risiko für internalisierende Störungen (Ängste, Depressionen), wobei die Autoren allerdings die Erfassung über Selbstberichte der Kinder und Jugendlichen anmahnen.

Auch eine der sorgfältigsten Untersuchungen zu den psychologischen Implikationen bei JIA stützt eher den Aspekt der Resilienz als den der krankheitsspezifischen Beeinträchtigung. Die amerikanische Arbeitsgruppe um die pädiatrischen Psychologen Robert Noll und Cynthia Gerhardt hatte im Rahmen eines longitudinalen Projekts mit Matched Pairs (Paarvergleichen) sowie Einbezug verschiedener Informanten (Selbstbericht, Mütter, Väter, Lehrer) in mehreren Veröffentlichungen zeigen können, dass sich die erkrankten Kinder und Jugendlichen bei sorgfältigem Vergleich hinsichtlich der seelischen Gesundheit nicht von Gesunden unterscheiden (Noll et al., 2000; Reiter-Purtill et al., 2003) und dass das weitgehend auch für die Herkunftsfamilien dieser Kinder gilt, wenngleich Mütter in der Gruppe der rheumakranken Kinder etwas häufiger den Grenzwert (im SCL-90-R) überschritten als in der Vergleichsgruppe (Gerhardt et al., 2003). Eine Nachbefragung zu der Frage, ob diese Jugendlichen auch den Übergang in das Erwachsenenalter vergleichbar bewältigen, zeigte mit Blick auf die Schulabschlüsse, gewählten Berufsausbildungen und Zukunftsvorstellungen der nach ihrem 18. Geburtstag befragten jungen Erwachsenen, dass sich die Gruppe der Rheumakranken auch hier nicht von der Kontrollgruppe unterschied (Gerhardt et al., 2008). Die Autoren schlussfolgern, dass ein genereller psychologischer Hilfebedarf wegen Vorliegen einer rheumatischen Erkrankung nicht bestehe, stattdessen der Fokus mehr auf die Identifikation von Risikogruppen und/oder Risikofaktoren gelegt werden müsse (Gerhardt et al., 2008; Reiter-Purtill et al., 2003).

Während also Patienten mit JIA eher als Beispiel für Resilienz aufgefasst werden können, zeigen Untersuchungen zu psychosozialen Belastungen von jungen Erwachsenen mit seit Kindheit bekannter rheumatischer Erkrankung sehr wohl beträchtliche Probleme und Beeinträchtigungen (vgl. im Überblick Packham, 2008). Denkbar ist, dass diese Diskrepanz die zwischenzeitlichen medizinischen Therapiefortschritte reflektiert. Ebenso denkbar ist, dass die Beschwerden und Beeinträchtigungen überwiegend oder zumindest über lange Zeit auf einem subklinischen Niveau bleiben, also (im Einzelfall durchaus gravierende) Beeinträchtigungen der Lebensqualität darstellen (Shaw et al., 2006) und am Anfang der Entwicklung weniger in Kategorien der seelischen Gesundheit (bzw. Psychopathologie) gefasst werden können.

Während der Gesichtspunkt der Resilienz zunächst einmal nur Faktoren und Prozesse beschreibt, um an widrigen Umständen zumindest mittel- und langfristig keinen Schaden zu nehmen (Olsson et al., 2003), geht der Gesichtspunkt der Krankheit als Entwicklungschance darüber hinaus und schließt Prozesse der Umdeutung und des Sinnerlebens ein (vgl. Calhoun & Tedeschi, 2006). Zwar deuten zum Beispiel LeBovidge et al. (2005) in ihrer Studie an, dass 80 Prozent der Befragten auch Angaben zu positiven Aspekten der JIA gemacht hätten (auf die sie nicht näher eingehen), es liegen aber zu diesem Thema anders als etwa zur Mukoviszidose (vgl. Schmitt et al., 2007) keine eigenständigen Studien vor.

8.6 Unterstützungsmöglichkeiten

Die primären Unterstützungsmöglichkeiten bei JIA sind medizinische Therapien. Da es bei unbekannter Ursache des kindlichen Gelenkrheumas bis heute keine kausale Therapie gibt, sind folgende Therapieziele vorrangig:

- Beseitigung der Schmerzen
- Unterdrückung der Gelenkentzündung
- Erhaltung der Gelenkfunktion
- Prävention von Komplikationen (Kleinwuchs, Sehminderung u. a.)
- Minimierung von Nebenwirkungen der Therapie
- altersgemäße psychosoziale Entwicklung

Pharmakotherapie

Die medizinische Behandlung orientiert sich an der vorliegenden Subgruppe der JIA sowie am Schweregrad des Einzelfalles. Es ist hier nicht möglich, die Therapie der Subgruppen im Einzelnen zu beschreiben, ein kurzer Abriss der Grundzüge der Behandlung soll aber gegeben werden. Zur Behandlung von Schmerz und aktiver Entzündung sind sogenannte nicht-steroidale Antirheumatika geeignet. Kortikosteroide wiederum sind stark wirksame antiinflammatorische Substanzen. Sie sind zur Daueranwendung ungeeignet, da sie bei systemischer Anwendung und abhängig von Dosis und Dauer zu erheblichen unerwünschten Wirkungen führen können, wie

Gewichtszunahme mit Fettumverteilung, Behinderung des Längenwachstums, Osteoporose und sekundärem Diabetes mellitus. Unter bestimmten Bedingungen wie Herzbeteiligung bei systemischer Form oder drohendem Sehverlust bei Regenbogenhautentzündung sind aber hochdosierte Kortikosteroide auch heute noch unverzichtbar. Ohne den Nachteil systemischer Nebenwirkungen kommen Kortikosteroide (Depotpräparate mit geringer Löslichkeit) heute frühzeitig lokal als Injektionen in Gelenke zum Einsatz. Diese Behandlung führt vor allem bei der Oligoarthritis, wenn nur eines oder wenige Gelenke betroffen sind, rasch zur Rückbildung der Entzündung und häufig zu lang anhaltenden Remissionen. Eine weitere lokale Anwendung ist die Behandlung der Iridozyklitis (Regenbogenhautzündung) mit steroidhaltigen Augentropfen. Fast immer ist für alle Formen der Polyarthritis und die systemische Form eine intensivere Behandlung erforderlich. Aufgrund von kontrollierten Studien (Giannini et al., 1992) gilt Methotrexat (ein Folsäureantagonist) heute als »Goldstandard« der Langzeittherapie bei der JIA. Methotrexat (MTX) wird als wöchentliche Einzelgabe entweder in Tablettenform oder als subkutane Injektion verabreicht. Etwa 30 Prozent der Patienten entwickeln unter der Behandlung eine Übelkeit bis zum Erbrechen bzw. ein ausgeprägtes Ekelgefühl mit Übelkeit schon vor der Anwendung, was den Einsatz limitiert.

Die Entwicklung von Biologika hat auch die Therapie der JIA in den letzten 10 Jahren grundlegend verändert. Biologika sind eine Gruppe von Proteinpharmaka, die einzelne Entzündungsmediatoren (Zytokine) blockieren. Im Jahre 2000 wurde Etanercept als erster Antagonist des »Tumor-Nekrose-Faktor-α« für die Behandlung der juvenilen Polyarthritis zugelassen. Inzwischen sind als weiterer TNF-α-Blocker auch Adalimumab für die Polyarthritis und seit kurzem Tocilizumab (IL-6-Antagonist) zur Behandlung der systemischen Form zugelassen. Mit weiteren Zulassungen von Biologika für die Kinderrheumatologie ist zu rechnen.

Begleitet wird die Pharmakotherapie von Anfang an durch eine individuelle Physiotherapie. Im akuten Stadium ist Schmerzlinderung und Muskelentspannung das Ziel, mit Rückgang der Entzündung stehen die Verbesserung der Gelenkfunktion, die Muskelaktivierung und das Bahnen physiologischer Bewegungsmuster im Vordergrund. Die verbesserte medikamentöse Therapie hat schon heute den Bedarf an Hilfsmittelversorgung (Funktionsschienen, Griffverstärker etc.) so deutlich reduziert, dass wir hierauf nicht näher eingehen.

Psychologische Unterstützung

Die Beantwortung der Frage nach möglichen psychologischen Unterstützungsmöglichkeiten hängt wesentlich davon ab, wo der Helfer lokalisiert ist: Der häufigere Fall wird sein, dass er oder sie in freier Praxis oder einer öffentlichen Beratungsstelle wohnortnah arbeitet und von der Familie aufgesucht wird. Eine andere Situation ergibt sich, wenn man als Psychologe an der betreffenden Kinderklinik arbeitet und von der Spezialambulanz hinzugezogen wird oder sogar mit zum Rheumateam gehört. Auf diesen Spezialfall gehen wir kurz am Schluss dieses Abschnitts ein.

Wenn sich eine Familie mit einem rheumakranken Kind anmeldet, ist für den Therapeuten zunächst wichtig zu wissen, ob ein entsprechender Auftrag der Spezialambulanz vorliegt oder die Eltern aus freien Stücken kommen. Ist Letzteres der Fall, wird man eine elterliche Überängstlichkeit ebenso wie Abwehrhaltungen im Blick haben müssen. »Abwehr« insofern, wenn psychotherapeutische Hilfe aufgesucht wird unter der Vorstellung einer »psychogenen« Verursachung (man also die JIA nicht als chronische Erkrankung wahrhaben will). Hat die Spezialambulanz die Empfehlung zum Aufsuchen von Hilfe erteilt, muss sich der Therapeut vergegenwärtigen, dass dies nicht geschah, weil das Kind Rheuma hat (und »deshalb« psychologische Probleme zeigt), sondern weil das rheumakranke Kind ein weiteres, nämlich seelisches Problem hat, das als behandlungswürdig erachtet wird, oder (noch wahrscheinlicher) weil seelische und/oder familiärer Schwierigkeiten die reguläre medizinische Versorgung beeinträchtigen (vgl. folgenden Kasten). Letzteres ist z. B. im Zusammenhang mit der MTX-Therapie häufiger zu beobachten und hat zur Entwicklung spezifisch darauf ausgerichteter Interventionen geführt (van der Meer et al., 2007). In jedem Fall ist es sinnvoll, Kontakt mit der Spezialambulanz aufzunehmen und sich dort Informationen zur Einschätzung der medizinischen Situation und der konkreten Hintergründe für die Verweisung auf Psychotherapie zu holen. Typische krankheitsunabhängige Probleme, die gleichwohl das Krankheitsmanagement tangieren und Spezialambulanzen nicht selten zur Hinzuziehung von Psychotherapeuten veranlassen, sind ADS, Störung des Sozialverhaltens sowie Depressionen. In allen Fällen kann es hier (auf je verschiedene Weise) zu einer gravierenden Beeinträchtigung der Therapiecompliance kommen (Stachow et al., 2009), bei der Depression zusätzlich zu verstärktem Schmerzerleben (Hoff et al., 2006).

Krankheits- und therapiebezogene Schwierigkeiten als Grund für psychologische Unterstützung

Eltern

- Belastung des Kindes durch überängstliche und/oder kontrollierende Einflussnahmen
- Gefährdung der Compliance durch Angst vor schädlichen Effekten der medikamentösen Therapie (besonders bei Kleinkindern sowie während symptomfreier Perioden)
- Hilflosigkeit/Probleme bei der Durchsetzung der Therapie gegenüber dem Kind (besonders bei Kleinkindern und Jugendlichen)

Kinder

- mangelnde Beachtung von krankheitsspezifischen Restriktionen (riskantes Verhalten)
- mangelnde Kooperation (besonders bezüglich der Physiotherapie)
- Schwierigkeiten in der Einnahme und/oder mit den Nebenwirkungen von Medikamenten (besonders Methotrexat, Cortison)

Für die Kontaktaufnahme und den Beziehungsaufbau zum Kind bietet es sich für den mit JIA unkundigen Psychotherapeuten an, sich vom Kind ausführlich »erklären« zu lassen, was es mit dem Rheuma auf sich hat und wie dieses im eigenen (Familien-)Leben in Erscheinung tritt. Dieser Zugang ist bei Jugendlichen nur bedingt tauglich, die (wie andere chronisch kranke Jugendliche) oftmals gerade nicht auf ihre Krankheit als Identitätsmerkmal angesprochen werden wollen (Seiffge-Krenke, 1994).

Ein besonderes Thema und ein wichtiger Ansatzpunkt für psychologische Interventionen stellt das Schmerzerleben dar, das durch ungünstige Kausalattributionen ebenso wie durch »katastrophisierende« Gedanken verstärkt und umgekehrt durch kognitiv-behaviorale Interventionen positiv beeinflusst werden kann (Schanberg et al., 1997). Die Bedeutung der familiären Hintergrundsituation (u. a. Schmerzanamnese der Eltern, psychische und sonstige Belastungen der Eltern) konnte sowohl für das Schmerzerleben des rheumakranken Kindes (Schanberg et al., 2001) als auch für dessen gesundheitsbezogene Lebensqualität (Toupin April et al., im Druck) gezeigt werden und muss insofern Bestandteil einer sorgfältigen Abklärung sein.

Die besondere Situation als Psychologe einer Kinderklinik, zumal als Mitarbeiter des Rheumateams, eröffnet weitergehende Möglichkeiten der Unterstützung: erstens die Betreuung bei stationärer Aufnahme, zweitens die Beteiligung bei der Diagnoseeröffnung und der initialen Schulung, drittens die deutlichere Fokussierung der Angebote auf krankheitsspezifische Themen und Probleme, sowie – als vielleicht bedeutendsten Punkt – die proaktive (und präventiv konzipierte) Hilfe, also auf die Familie zuzugehen und nicht erst auf Zeichen der Überforderung/Dysfunktion zu warten (Ullrich et al., 1996). Nicht deutlich genug kann man bei diesem proaktiven Setting darauf aufmerksam machen, dass der Zugang zur Familie behutsam zu gestalten ist, was unter anderem heißt, dass die Ressourcen und Kompetenzen der Familienmitglieder stets positiv hervorgehoben und anerkannt werden müssen. Andernfalls ist der Kontakt von Beginn an durch (Angst vor) Kränkung und dadurch bedingten Widerstand überschattet. Weniger (Psychologie) ist hier oftmals mehr.

Beispiel

Hanna, 15 Jahre, Diagnose: Extended Oligoarthritis

Im Alter von 2 Jahren erkrankte Hanna 1998 an einer Gelenkentzündung im rechten Kniegelenk. Nach Ausschluss anderer Erkrankungen wurde die Diagnose einer JIA gestellt. Innerhalb weniger Monate traten Entzündungen in weiteren Gelenken (linkes Kniegelenk, Handgelenke und Ellenbogengelenke) auf, sodass die Kriterien einer erweiterten (extended) Oligoarthritis erfüllt waren. Nach initialer Behandlung mit Entzündungshemmern erfolgten Kortisoninjektionen in die Kniegelenke und bereits im ersten Krankheitsjahr eine Zusatztherapie mit MTX. Der Krankheitsverlauf in den nächsten Jahren war durch klinische Besserungen und neue Krankheitsschübe gekennzeichnet. Insgesamt aber war ein progredientes Krankheitsgeschehen mit Beteiligung auch von Fingergelenken und den Sprunggelenken zu beobachten. Deshalb wurde 2005 – Hanna war nun 9 Jahre alt – die Behandlung nochmals intensiviert und zusätzlich der TNF-α-Blocker Etanercept eingesetzt. Dadurch wurde erstmals eine klinische Remission unter Medikamenten erreicht. ►

2007 konnten alle Medikamente abgesetzt werden. Ein Jahr später trat ein Rezidiv auf, das wiederum gut auf Enbrel ansprach. Zwei weitere Absetzversuche waren jeweils von Rezidiven gefolgt. Hanna ist aktuell unter Enbrel beschwerdefrei. Erfreulicherweise bestand nie eine Augenbeteiligung. Trotz der chronischen Krankheit hat Hanna sich körperlich normal entwickelt mit zeitgerechtem Pubertätseintritt und normalem Längenwachstum. Die Mutter hat während ihrer regelmäßigen Besuche der Spezialambulanz gelegentliche Gespräche mit dem Psychologen genutzt, in denen sie ihre Besorgnis um die seelische Gesundheit der Tochter wegen der krankheits- und therapiebedingten Belastungen thematisieren (und sich ihrer Normalität in einer nicht normalen Lage versichern) konnte. Hanna zeigt den typischen Verlauf vieler Fälle von JIA mit Remissionen und Rezidiven. Auch nach 13-jährigem Krankheitsverlauf ist weiterhin eine medikamentöse Therapie erforderlich.

Hanna hat kürzlich an unserer Pinnwand in der Rheumaambulanz folgenden kleinen Text für andere Jugendliche aufgehängt: »Wegen meines Rheumas muss ich schon lange Medikamente nehmen. Drei Jahre lang durfte ich keinen Sport machen. Jetzt geht es mir aber seit zwei Jahren sehr gut. Ich spiele Hockey und bin gerade mit meiner Mannschaft in die Oberliga aufgestiegen. Ihr seht also, auch mit Rheuma kann man Sport machen und Spaß haben …«

Literatur

Calhoun, L.G. & Tedeschi, R.G. (2006). The foundations of posttraumatic growth: An expanded framework. In L.G. Calhoun & R.G. Tedeschi (Eds.), Handbook of posttraumatic growth. Research and practice (pp. 3–23). Mahwah: Lawrence Erlbaum.

Dannecker, G.E. & Wagner, N. (2007). Pathogenese der Autoimmunkrankheiten. In N. Wagner & G.E. Dannecker (Hrsg.), Pädiatrische Rheumatologie (S. 64–67). Heidelberg: Springer.

Gerhardt, C.A., McGoron, K.D., Vannatta, K., McNamara, K.A., Taylor, J., Passo, M. & Noll, R.B. (2008). Educational and occupational outcomes among young adults with juvenile idiopathic arthritis. Arthritis & Rheumatism, 59, 1385–1391.

Gerhardt, C.A., Vannatta, K., McKellop, J.M., Zeller, M., Taylor, J., Passo, M. & Noll, R.B. (2003). Comparing parental distress, family functioning, and the role of social support for caregivers with and without a child with juvenile rheumatoid arthritis. Journal of Pediatric Psychology, 28, 5–15.

Giannini, E.H., Brewer, E.J., Kuzmina, N., Shaikov, A., Maximov, A., Vorontsov, I. et al. (1992). Methotrexate in resistant juvenile rheumatoid arthritis. Results of the U.S.A.-U.S.S.R. double-blind, placebo-controlled trial. The Pediatric Rheumatology Collaborative Study Group and The Cooperative Children's Study Group. New England Journal of Medicine, 326, 1043–1049.

Glass, D.N. & Giannini, E.H. (1999). Juvenile rheumatoid arthritis as a complex genetic trait. Arthritis & Rheumatism, 42, 2261–2268.

Heiligenhaus, A., Niewerth, M., Ganser, G., Heinz, C. & Minden, K. (2007). Prevalence and complications of uveitis in juvenile idiopathic arthritis in a population-based nationwide study in Germany: suggested modification of the current screening guidelines. Rheumatology (Oxford), 46, 1015–1019.

Hoff, A.L., Palermo, T.M., Schluchter, M., Zebracki, K. & Drotar, D. (2006). Longitudinal relationships of depressive symptoms to pain intensity and functional disability among

children with disease-related pain. Journal of Pediatric Psychology, 31, 1046–1056.
Horneff, G. (2009). Juvenile idiopathische Arthritis. Bremen: UNI-Med Verlag.
LeBovidge, J.S., Lavigne, J.V., Donenberg, G.R. & Miller, M.L. (2003). Psychological adjustment of children and adolescents with chronic arthritis: A meta-analytic review. Journal of Pediatric Psychology, 28, 29–39.
LeBovidge, J.S., Lavigne, J.V. & Miller, M.L. (2005). Adjustment to chronic arthritis of childhood: The roles of illness-related stress and attitude toward illness. Journal of Pediatric Psychology, 30, 273–286.
Manners, P.J. & Bower, C. (2002). Worldwide prevalence of juvenile arthritis – why does it vary so much? Journal of Rheumatology, 29, 1520–1530.
Minden, K. (2007). Juvenile idiopathische Arthritis – Epidemiologie. In N. Wagner & G.E. Dannecker (Hrsg.), Pädiatrische Rheumatologie (S. 179–180). Heidelberg: Springer.
Minden, K. & Niewerth, M. (2008). Klinische Formen der juvenilen idiopathischen Arthritis und ihre Klassifikation. Zeitschrift für Rheumatologie, 67, 100–110.
Minden, K., Niewerth, M., Listing, J., Biedermann, T., Bollow, M., Schontube, M. & Zink, A. (2002). Long-term outcome in patients with juvenile idiopathic arthritis. Arthritis & Rheumatism, 46, 2392–2401.
Noll, R.B., Kozlowski, K., Gerhardt, C., Vannatta, K., Taylor, J. & Passo, M. (2000). Social, emotional, and behavioral functioning of children with juvenile rheumatoid arthritis. Arthritis & Rheumatism, 43, 1387–1396.
Olsson, C.A., Bond, L., Burns, J.M., Vella-Brodrick, D.A. & Sawyer, S.M. (2003). Adolescent resilience: A concept analysis. Journal of adolescence, 26, 1–11.
Packham, J.C. (2008). The young adult with juvenile idiopathic arthrits. In J.E. McDonagh & P.H. White (Eds.), Adolescent rheumatology (S. 149-167). New York: Informa.
Packham, J.C. & Hall, M.A. (2002). Long-term follow-up of 246 adults with juvenile idiopathic arthritis: social function, relationships and sexual activity. Rheumatology (Oxford), 41, 1440–1443.
Petty, R.E., Southwood, T.R., Baum, J., Bhettay, E., Glass, D.N., Manners, P. et al. (1998). Revision of the proposed classification criteria for juvenile idiopathic arthritis: Durban, 1997. Journal of Rheumatology, 25, 1991–1994.
Petty, R.E., Southwood, T.R., Manners, P., Baum, J., Glass, D.N., Goldenberg, J. et al. (2004). International League of Associations for Rheumatology classification of juvenile idiopathic arthritis: Second revision, Edmonton, 2001. Journal of Rheumatology, 31, 390–392.
Pinquart, M. & Shen, Y. (2011a). Anxiety in children and adolescents with chronic physical illnesses: A meta-analysis. Acta Paediatrica, 100, 1069–1076.
Pinquart, M. & Shen, Y. (2011b). Behavior problems in children and adolescents with chronic physical illness: A meta-analysis. Journal of Pediatric Psychology, 36, 1003–1016.
Pinquart, M. & Shen, Y. (2011c). Depressive symptoms in children and adolescents with chronic physical illness: An updated meta-analysis. Journal of Pediatric Psychology, 36, 375–384.
Pless, I.B. & Nolan, T. (1991). Revision, replication and neglect – Research on maladjustment in chronic illness. Journal of Child Psychology and Psychiatry and Allied Disciplines, 32, 347–365.
Rapoff, M.A. & Lindsley, C.B. (2007). Improving adherence to medical regimens for juvenile rheumatoid arthritis. Pediatric Rheumatology Online Journal, 5, 10.
Reiter-Purtill, J., Gerhardt, C.A., Vannatta, K., Passo, M.H. & Noll, R.B. (2003). A controlled longitudinal study of the social functioning of children with juvenile rheumatoid arthritis. Journal of Pediatric Psychology, 28, 17–28.
Schanberg, L.E., Anthony, K.K., Gil, K.M., Lefebvre, J.C., Kredich, D.W. & Macharoni, L.M. (2001). Family pain history predicts child health status in children with chronic rheumatic disease. Pediatrics, 108, E47.
Schanberg, L.E., Lefebvre, J.C., Keefe, F.J., Kredich, D.W. & Gil, K.M. (1997). Pain coping and the pain experience in children with juvenile chronic arthritis. Pain, 73, 181–189.
Schmitt, G.M., Geise, B. & Holtmann, M. (2007). Sinnlos krank oder sinnerfüllt leben? Das

Sinnerleben chronisch körperlich kranker Jugendlicher und junger Erwachsener. Göttingen: Hogrefe.
Seiffge-Krenke, I. (1994). Gesundheitspsychologie des Jugendalters [Reihe Gesundheitspsychologie]. Göttingen: Hogrefe.
Shaw, K.L., Southwood, T.R., Duffy, C.M. & McDonagh, J.E. (2006). Health-related quality of life in adolescents with juvenile idiopathic arthritis. Arthritis & Rheumatism, 55, 199–207.
Stachow, R., Kiera, S., Tiedjen, U. & Petermann, F. (2009). Chronisch kranke Jugendliche: Compliance und psychische Symptome. Monatsschrift Kinderheilkunde, 157, 1141–1146.
Toupin April, K., Cavallo, S., Ehrmann Feldman, D. & Ni, A. (im Druck). The associations among economic hardship, caregiver psychological distress, disease activity, and health-related quality of life in children with juvenile idiopathic arthritis. Quality of Life Research. DOI 10.1007/s11136-011-0033-2.
Ullrich, G., Dressler, F., Glüer, I., Legler, D., Leunig, E., Meyke, A. & Thon, A. (1996). Pädiatrische Rheumaambulanz als interdisziplinäre Aufgabe. Monatsschrift für Kinderheilkunde, 144, 872–877.
van der Meer, A., Wulffraat, N.M., Prakken, B.J., Gijsbers, B., Rademaker, C.M. & Sinnema, G. (2007). Psychological side effects of MTX treatment in juvenile idiopathic arthritis: a pilot study. Clinical and Experimental Rheumatology, 25, 480–485.
Weiss, R.T.v., Rapoff, M.A., Varni, J.W., Lindsley, C.B., Olson, N.Y., Madson, K.L. & Bernstein, B.H. (2002). Daily hassles and social support as predictors of adjustment in children with pediatric rheumatic disease. Journal of Pediatric Psychology, 27, 155–165.
Zak, M., Fledelius, H. & Pedersen, F.K. (2003). Ocular complications and visual outcome in juvenile chronic arthritis: A 25-year follow-up study. Acta Ophthalmologica Scandinavica, 81, 211–215.

9 Krebserkrankungen

Gabriele Calaminus • Hildegard Schröder • Andreas Wiener • Katja Baust

9.1 Beschreibung der chronischen Erkrankungsform

Krebs bei Kindern und Jugendlichen ist eine meist plötzlich eintretende, lebensbedrohliche Erkrankung, die eine sofortige umfangreiche Diagnostik und hochbelastende Therapie in einem Behandlungszentrum notwendig macht. Erkrankung und Behandlung verändern den Alltag und die Lebenswelt der betroffenen Patienten und ihrer Familien von einem Tag auf den anderen radikal. Durch eine jahrzehntelange konsequente Weiterentwicklung (Creutzig et al., 2003) von Behandlungskonzepten im Rahmen von Therapieoptimierungsstudien (TOS) können heute rund 75 Prozent aller Kinder und Jugendlichen dauerhaft geheilt werden. Dabei bestehen zwischen verschiedenen Krankheitsentitäten deutliche Unterschiede in der Heilungsrate. Während diese z. B. bei Patienten mit einem Hodgkin-Lymphom heute über 95 Prozent liegt (Kaatsch & Spix, 2008), beträgt die Überlebenswahrscheinlichkeit (5-Jahres-Überlebensrate) von Kindern mit einem hochmalignen *Gliom* insgesamt nur etwa 10 Prozent (Wagner, 2003). Eine Krebserkrankung im Kindes- und Jugendalter muss unabhängig von Heilungsaussichten mit wenigen Ausnahmen als schwerwiegende chronische Krankheit verstanden werden (vgl. Banz, Bekanntmachung des Gemeinsamen Bundesausschusses, 2004). Dieser Umstand macht neben einer qualifizierten und intensiven medizinischen sowie pflegerischen Betreuung bei den Patienten und deren Familien eine ebensolche psychosoziale Versorgung erforderlich. Bei Kindern und Jugendlichen in einem palliativen Stadium der Erkrankung sowie bei ihren Familien besteht oft ein hoher (häuslicher) Unterstützungsbedarf in medizinisch-pflegerischen und psychosozialen Belangen. Auf die jeweiligen Bedingungsmerkmale und Bedürfnisse soll im Weiteren eingegangen werden.

Chronische Erkrankungen bei Langzeitüberlebenden

Nicht selten treten nach der meist intensiven Behandlung, die als Kombinations- oder Monotherapie chirurgische Maßnahmen, Chemotherapie und Bestrahlung beinhalten kann, somatische sowie ggf. auch psychische bzw. psychosoziale Spätfolgen auf. Somatische Spätfolgen umfassen ein weites Spektrum körperlicher Einschränkungen und nehmen bei 62 Prozent der Betroffenen (Hjorth et al., 2012) ebenfalls das Ausmaß mindestens einer chronischen Belastung an. Zum Beispiel kann als somatische Spätfolge ein erworbener *zentraler Diabetes insipidus*, der eine tägliche lebenslange Medizierung erfordert, als Folge eines Hirntumors oder der entsprechenden Behandlung auftreten. Psychische Spätfolgen können neben einem erhöhten Risiko z. B. für affektive Erkrankungen und posttraumatische Belastungssyndrome (PTBS) auch neuropsychologische Defizite umfassen, die wiederum die schulischen und berufli-

Perspektiven limitieren können. Beide Formen von Spätfolgen können das Ausmaß einer chronischen Belastung annehmen und sind auch in Abhängigkeit voneinander zu betrachten. Besondere Diagnosegruppen wie *Hirntumoren* und *Sarkome* (s. Tab. 9.1) haben ein erhöhtes Risiko für Spätfolgen (s. Abschn. 9.5.2). Einen allgemeinen Überblick über sämtliche Hauptdiagnosegruppen kindlicher Krebserkrankungen, orientiert an der »International Classification of Childhood Cancer« (Steliarova-Foucher et al., 2005), und eine laienverständliche Umschreibung der jeweiligen Diagnose gibt Tabelle 9.1. Im Gegensatz zu den meisten malignen Erkrankungen des Erwachsenenalters handelt es sich bei vielen Tumoren des Kindes- und Jugendalters um embryonale Tumoren, die aus entartetem, unreifem Gewebe bzw. Keimgewebe entstanden sind. Grundsätzlich werden bösartige Tumoren in solide Tumoren und Tumoren des Knochenmarks und der lymphatischen Organe eingeteilt.

Perspektive der Betroffenen

Neben dieser theoretischen Einordnung des chronischen Charakters von Krebs stellt sich die Frage, inwiefern betroffene Kinder und Jugendliche ihre Erkrankung als chronisch begreifen und ob diese Sichtweise ggf. sogar einen funktionalen Verarbeitungsstil im Hinblick auf die Erkrankung behindert, sofern diese eine gute Prognose aufweist. In der Forschungsliteratur finden sich Hinweise, dass Kinder und Jugendliche ein nachvollziehbar starkes Bedürfnis haben, nach der Akutbehandlung in das normale Leben zurückzukehren und die Krebserkrankung als abgeschlossen zu betrachten (Kyngäs et al., 2001).

Tabelle 9.1 Vereinfachte Darstellung der Hauptdiagnosegruppen bei Krebs im Kindes- und Jugendalter nach der International Classification of Childhood Cancer (Version 3)/ICCC-3

ICCC-3 Diagnosegruppe	
Leukämien	bösartige Erkrankungen des blutbildenden Systems, die eine ungehemmte Vermehrung unreifer weißer Blutzellen auslösen; auf Veränderungen im Knochenmark beruhend
Lymphome	bösartige Erkrankungen, die von den Zellen des lymphatischen Systems ausgehen und z. B. Lymphknotenschwellungen auslösen
ZNS-Tumoren	verschiedene bösartige Tumoren des Gehirns und des Rückenmarks
Neuroblastome	bösartige Erkrankung des sympathischen Nervensystems, meistens im Bereich der Nebenniere oder im Nervengeflecht beidseits der Wirbelsäule
Retinoblastome	bösartiger embryonaler Tumor der Netzhaut

►

Tabelle 9.1 (Fortsetzung)

ICCC-3 Diagnosegruppe	
Renale und hepatische Tumoren	vorwiegend Blastome, d. h. embryonale Tumoren der Niere und der Leber
Maligne Knochentumoren	im Kindes- und Jugendalter meist Ewing- und Osteosarkom: vom Stützgewebe, hier vorwiegend vom Knochen ausgehende Tumoren
Weichteilsarkome und andere Sarkome	Sarkome, die vom Bindegewebe oder dem Muskel- und Fettgewebe ausgehen
Keimzelltumoren	von den Keimzellen ausgehende embryonale Tumoren, die meist im Bereich der Gonaden auftreten, aber auch extragonadal und z. B. im ZNS vorkommen können
Andere bösartige epitheliale Tumoren	z. B. Hauttumoren und Schilddrüsenkarzinome
Andere und unspezifische Tumoren	nicht näher zu klassifizierende, extrem seltene Erkrankungen

9.2 Annahmen zur Störungsgenese

Die Ätiologie der meisten kindlichen Krebserkrankungen ist bisher weitgehend unbekannt. Als gesichert gilt jedoch, dass Strahlungsrisiken zur Entstehung von Krebs im Kindesalter beitragen können. Für vorangegangene Jahrzehnte geht man aufgrund höherer Röntgendosen und sorgloserem Umgang davon aus, dass ca. 5 Prozent aller kindlichen Krebserkrankungen auf vorgeburtliche Röntgenexposition zurückzuführen waren (Stiller & Sha, 2012). Kaatsch et al. (2008) fanden in einer Fall-Kontroll-Studie darüber hinaus einen positiven Zusammenhang zwischen der Diagnose einer Leukämie in der Kindheit und der Wohnortnähe zum nächsten Atomkraftwerk. Auch Infektionen können bei der Entwicklung kindlicher Krebserkrankungen eine Rolle spielen: In westlichen Industrieländern weisen 60 Prozent aller Hodgkin-Lymphome im Alter zwischen 0 und 14 Jahren einen Zusammenhang mit einer Epstein-Barr-Virusinfektion (EBV) auf (Stiller & Sha, 2012). Hierbei ist jedoch zu bedenken, dass ab dem mittleren Erwachsenenalter 90 Prozent aller Menschen mit EBV infiziert sind und wiederum nicht geklärt werden kann, warum bei generell hoher Durchseuchungsrate nur einige Kinder erkranken. So haben z. B. Kinder mit einer besonderen genetischen Veranlagung für ALL ein geringeres Risiko, tatsächlich zu erkranken, wenn sie gestillt wurden und schon von frühester Kindheit an eine vermehrte Virenexposition angenommen werden konnte (ebenfalls nach Stiller & Sha, 2012).

9.3 Epidemiologie

In Deutschland erhebt das Deutsche Kinderkrebsregister in Mainz seit 1980 flächendeckend alle Krebserkrankungen bei Kindern und Jugendlichen unter 15 Jahren. Seit 2009 werden auch die Krebserkrankungen bei Jugendlichen zwischen 16 und 17,99 Jahren erfasst (Kaatsch & Spix, 2008). Auf europäischer Ebene und in Nordamerika gibt es vergleichbare Institutionen. Damit steht für die westliche Welt eine ausgezeichnete epidemiologische Datenbasis zur Verfügung, nach deren Zahl die Inzidenzrate in Europa (altersstandardisiert, zugrunde liegendes Alter 0–14 Jahre) bei 138.5 pro 1 Million Kinder liegt (Kaatsch, 2010). Vereinfacht ausgedrückt bedeutet dies, dass jedes Jahr pro hunderttausend Kinder 13,85 Kinder im Alter bis 15 Jahren neu an Krebs erkranken. Die Inzidenzrate nimmt mit steigendem Alter erst ab und steigt dann wieder leicht an, erreicht jedoch nicht wieder das Niveau der Lebensjahre 0 bis 3. Jungen haben über alle Diagnose- und Altersgruppen hinweg ein leicht erhöhtes Erkrankungsrisiko (1,2:1; Kaatsch, 2010).

(a) 1- bis 4-jährige Patienten

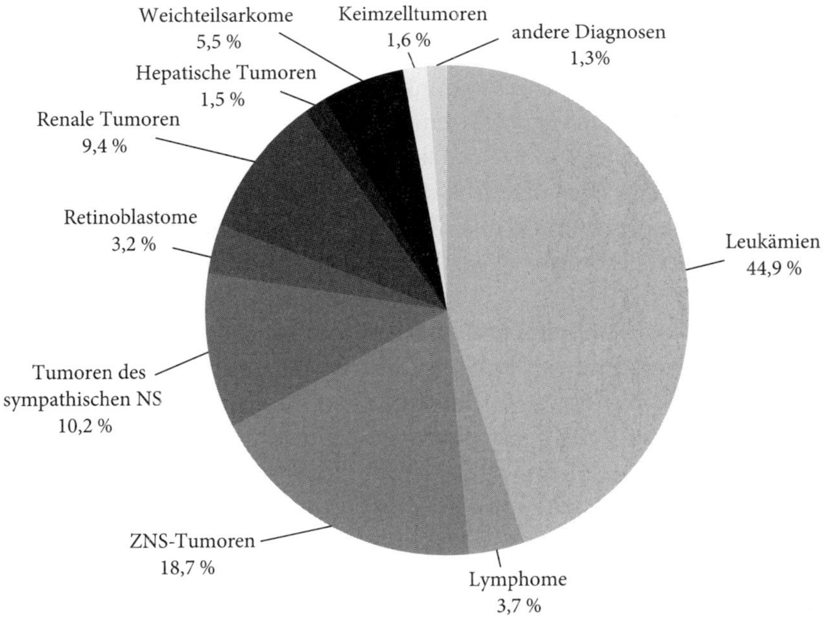

Abbildung 9.1a Relative Häufigkeiten der ICCC-3-Hauptdiagnosegruppen in der Altersgruppe der 1–4 jährigen Patienten, Zahlen erhoben im Rahmen des Deutschen Kinderkrebsregisters (nach Kaatsch, 2010)

(b) 10- bis 14-jährige Patienten

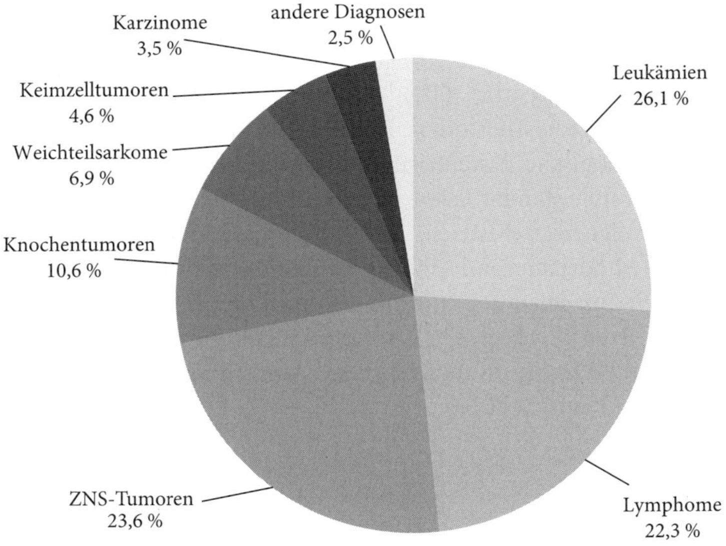

Abbildung 9.1b Relative Häufigkeiten der ICCC-3-Hauptdiagnosegruppen in der Altersgruppe der 10- bis 14-jährigen Patienten, Zahlen erhoben im Rahmen des Deutschen Kinderkrebsregisters (nach Kaatsch, 2010)

Unterschiedliche Verteilung der Diagnosegruppen in Kindheit und Jugend
Verschiedene Formen onkologischer Erkrankungen treten in den verschiedenen Lebensaltern mit unterschiedlicher Wahrscheinlichkeit auf: Während *Sarkome* zumeist während des Jugendalters auftreten, liegt das mediane Erkrankungsalter der Leukämien im 5. Lebensjahr. Diese erheblichen Unterschiede illustriert Abbildung 9.1, welche die relativen Häufigkeiten für die Hauptdiagnosegruppen nach ICCC-3 im Alter von 1 bis 4 Jahren den relativen Häufigkeiten im Alter von 10 bis 14 Jahren gegenüberstellt.

Da in den verschiedenen Altersabschnitten unterschiedliche Entwicklungsaufgaben zu leisten sind, welche aufgrund der Krebserkrankung möglicherweise nicht oder erst verspätet in Angriff genommen werden können, ergibt sich auch bereits aus dem typischen Erkrankungsalter einer Diagnosegruppe ein unterschiedliches Risikoprofil u. a. für die Entwicklung psychosozialer Spätfolgen. In diesem Zusammenhang ist es auch wichtig darauf hinzuweisen, dass sich Krebserkrankungen im Jugend- und jungen Erwachsenenalter von denen des Kindesalters im Hinblick auf die hier behandelten Themen unterscheiden – stellt doch das Jugendalter eigentlich im besonderen Maße eine Phase des zunehmenden Bedürfnisses nach Autonomie (vom Elternhaus) sowie der Suche nach persönlicher, insbesondere sexueller Identität dar. Eltern und Erwachsene treten im Regelfall als Bezugspersonen zunehmend in den Hintergrund. Erkrankungs- wie therapiebedingt kann jedoch eine elterliche Unterstützung des Jugendlichen bei Alltagsverrichtungen, aber auch im emotionalen Bereich, zumindest vorübergehend naheliegend und im Idealfall von Patient und Eltern in gleichem Maße gewollt sein. Diese, aber auch zahlreiche medizinische Aspekte, sollten sich bestenfalls in einer Anpassung der medizinischen sowie psychosozialen Versorgung niederschlagen (für eine Darstellung der Implikationen s. Göbel et al. 2011), wobei selbstverständlich im Hinblick auf die psychosoziale Betreuung letztlich das individuelle Entwicklungsalter eines jeden Patienten und weniger sein nominelles Alter ausschlaggebend ist.

9.4 Verlauf und Prognose

Diagnose

Aufgrund zumeist unspezifischer (z. B. Fieber, Blässe, Nasenbluten, Bauch-/Kopfschmerzen, Abgeschlagenheit) oder zunächst gänzlich fehlender Krankheitssymptome werden Tumoren im Kindes- und Jugendalter nicht immer frühzeitig erkannt. In einem Review untersuchten Dang-Tan und Franco (2007) 23 Studien unter diesem Aspekt und stellten fest, dass sich abhängig von der Diagnose die mittleren Verzögerungszeiten bis zur Diagnose unterschieden. Hirntumoren hatten mit 23.5 Wochen die längste mittlere Verzögerungszeit. Das Alter spielte auch eine wichtige Rolle, 0- bis 1-jährige Kinder wurden schneller diagnostiziert. Generell kann gesagt werden, dass sich die Diagnosestellung vereinfacht, wenn seltene Symptome, z. B. endokrinologische Auffälligkeiten oder akuter Visusverlust auftreten. In den folgenden Abschnitten werden typische Verlaufsphasen einer onkologischen Erkrankung im Kinder- und Jugendalter anhand der jeweils notwendigen medizinischen Behandlung übersichtsartig dargestellt.

Akut- bzw. Intensivbehandlung

Ist die Diagnose grundsätzlich gestellt, erfolgt bei Krebserkrankungen im Kindes- und Jugendalter ein umfangreiches diagnostisches Programm mit zahlreichen Prozeduren wie Knochenmarkspunktion, bildgebenden Verfahren (z. B. Computertomographie, Kernspintomographie), Biopsie und Bestimmung von Tumormarkern. Im Rahmen der o. g. Therapieoptimierungsstudien (TOS) wird anhand eines Therapieprotokolls eine Therapieempfehlung gegeben, ggf. nach risikoadaptierter, randomisierter Zuweisung des Patienten in einen bestimmten Therapiearm. Abhängig von der Diagnosegruppe und Lokalisation des Tumors erfolgt dann möglichst rasch die Einleitung der intensiven Behandlung. Eine umfangreiche Darstellung der unterschiedlichen Therapieansätze würde den Rahmen dieser Darstellung sprengen (s. hierzu www.kinderkrebsinfo.de), sodass im Schwerpunkt die Nebenwirkungen beschrieben werden. Bei einigen Diagnosegruppen umfasst die Therapie soweit möglich eine operative Entfernung des Tumors. Es erfolgt jedoch in den meisten Fällen, oft auch zuvor, eine Chemotherapie mit Zytostatika und/oder Kortikosteroiden. Gegebenenfalls wird, meist im weiteren Vorgehen oder auch schon vor einer OP, zur Reduktion des Tumors eine möglichst zielgenaue Bestrahlung der Tumorregion durchgeführt. Zum Behandlungskonzept gehört im Falle einiger TOS auch eine sogenannte Dauertherapie. Dabei wird z. B. eine recht niedrig dosierte Chemotherapie über einen bestimmten, längeren Zeitraum fortgeführt, bis z. B. zwei Jahre Abstand zur Diagnosestellung erreicht sind.

Akute Nebenwirkungen der Intensivbehandlung

Typische Nebenwirkungen einer Chemotherapie umfassen durch die hochdosierten Zytostatika Haarausfall, Übelkeit, Erbrechen, eine Entzündung der (Mund-)Schleimhäute (Mukositis), Anämie bzw. Blutbildveränderungen im Allgemeinen sowie Fieber und eine hohe Infektanfälligkeit. Zur Therapiedurchführung wird häufig ein zentralvenöser Zugang implantiert (üblich sind Port-, Broviac- oder Hickman-Katheter), der den Gefäßzugang vereinfacht. Zentralvenöse Zugänge können jedoch zu Komplikationen, z. B. einer Sepsis, führen, deren Rate in der Kinderonkologie laut Luithle und Fuchs (2012) mit bis zu 46 Prozent angegeben wird. Die typischen Nebenwirkungen einer Bestrahlung ähneln weitestgehend denen der Chemotherapie, zusätzlich können Hautreizungen im bestrahlten Feld auftreten. Nebenwirkungen der OP können eine vorübergehende Immobilität und Sensibilitätsstörungen (v. a. bei ZNS-Tumoren) umfassen. Im Falle von Amputation können im Bereich des amputierten Extremitätenbereichs Phantomschmerzen auftreten. Generell gilt für alle Behandlungen in der Kinderonkologie, dass so oft wie möglich eine ambulante/tagesklinische Behandlung angestrebt wird, um die Patienten und ihre Familien von stationären Aufenthalten zu entlasten. Aufgrund der Intensität der Therapien erfolgt jedoch die überwiegende Mehrheit der Behandlungen faktisch im Wechsel zwischen ambulanten und stationären Phasen.

Rezidiv. Abhängig von der Erkrankungsentität kann es mit unterschiedlicher Wahrscheinlichkeit zu einem Rezidiv kommen. Bei Auftreten eines Rezidivs oder bei schlechtem Therapieansprechen in der Intensivbehandlung wird zur Behandlung z. B. von Leukämien (in Abhängigkeit von weiteren Faktoren) zumeist auch die Möglichkeit einer Stammzelltransplantation in Betracht gezogen. Diese geht mit einer langen Zeit der maximalen Immunsuppression einher, welche die Betroffenen im besonderen Ausmaß von ihrer sozialen Umgebung isoliert. Dennoch bleibt die Gefahr eines Transplantationsversagens und weiterer Komplikationen, meistens Infektionen, die zum Tode führen können. Außerdem besteht die Möglichkeit der Entwicklung einer Graft vs. Host Disease (GvHD, »Spender-gegen-Empfänger-Krankheit«), die sowohl akut als auch chronisch auftreten kann und die von der akuten Lebensbedrohung bis hin zu langfristigen Einschränkung körperlicher Funktionen reicht. Eine besondere Situation stellt die Wiederkehr einer malignen Erkrankung in Form einer anderen Krebserkrankung dar (Sekundärmalignom), die wahrscheinlich durch die erfolgte Therapie verursacht wird. Dies führt wiederum zu einer Behandlungssituation, die aber oft unter einer deutlich schlechteren Prognose steht.

Palliativsituation. Zwischen 20 und 25 Prozent aller Kinder und Jugendlichen, die an Krebs erkranken, können nicht endgültig geheilt werden. Deutlich wird dies, wenn ein Rezidiv eintritt, die Erstbehandlung nicht wirksam ist oder abgebrochen werden muss.

Auch eine Dauertherapie ist möglich, um die Lebenszeit von Patienten in einer nicht mehr kurativ behandelbaren Situation bei gleichzeitig möglichst geringen Einschränkungen durch die Behandlung zu verlängern. In dieser Zeit, in der die Belastung der Patienten und ihrer Familien weiter zunimmt, ändert sich der Fokus der Behandlung: Nicht mehr die endgültige Heilung, sondern eine umfassende, »ganzheitliche« Betreuung, die eine möglichst gute Symptomkontrolle verspricht und auch die spirituelle Begleitung sowie psychosoziale Versorgung mit einschließt, steht im Vordergrund. Diese hat das Ziel, dass Kinder, Familie und Freunde die verbleibende Zeit so weit wie möglich nach ihren Wünschen gestalten können. Immer öfter gelingt es mithilfe hoch spezialisierter und interdisziplinärer Palliativteams, den Kindern und Jugendlichen das Sterben zuhause zu ermöglichen (für einen kompletten Überblick hinsichtlich pädiatrischer Palliativversorgung s. Zernikow, 2008).

Langfristige Prognose und Langzeitüberleben

Als Langzeitüberlebende gelten Kinder und Jugendliche, die mehr als fünf Jahre nach der Diagnose noch leben, unabhängig davon, ob sie ein Rezidiv erlitten haben. Da aber ein Rezidiv bei Kindern und Jugendlichen meist zwei bis drei Jahre nach der Diagnose auftritt, entspricht dies zumeist auch den endgültigen Heilungsraten. Diese 5-Jahres-Überlebenswahrscheinlichkeit liegt für Kinder und Jugendliche mit Krebs über alle Diagnosen gemittelt in Europa bei 81 Prozent (Zeitraum 1995–2002, Gatta et al., 2009). Damit ist Krebs weiterhin – nach Tod durch Unfälle – die zweithäufigste Todesursache im Kindes- und Jugendalter in den westlichen Industrieländern (Kaatsch, 2010).

9.5 Psychosoziale Belastungen, Entwicklungsrisiken und Entwicklungschancen

9.5.1 Psychosoziale Belastungen, Entwicklungsrisiken und Entwicklungschancen während der akuten Behandlungsphase

Angesichts des Diagnoseschocks, der oft intensiven Behandlung sowie der weiteren potentiellen Lebensbedrohung treten bei einer Krebserkrankung im Kindes- und Jugendalter zahlreiche psychosoziale Belastungen auf. Eine besondere Herausforderung stellt die Veränderung des Körperbildes dar (s. Kasten). Betrachtet man jedoch die Ergebnisse vieler Studien im Überblick (orientiert an Reviews von Abrams et al., 2007 und Patenaude & Kupst, 2005), so wird deutlich, dass während der Akutphase in erster Linie bei Kindern und Jugendlichen mit einem bestimmten Risikoprofil Symptome wie Angst, sozialer Rückzug und gedrückte Stimmung in klinisch relevantem, jedoch nicht zwangsläufig psychopathologischem Ausmaß auftreten, welches die Vergabe einer psychiatrischen Diagnose rechtfertigen würde. Schreiber-Gollwitzer und Gollwitzer (2007) weisen darauf hin, dass im Zuge der immensen Belastung natürlicherweise temporär zahlreiche »Symptome« wie z. B. Ängste, Sorgen, Antriebs-

und Interessensverlust und Anspannung bei den Betroffenen und ihren Familien auftreten können, welche im amerikanischen Raum unter dem Begriff des »Distress« subsumiert werden. »Distress« umschreibt dabei »eine multifaktorielle, unerwünschte Erfahrung emotionaler, psychologischer, sozialer und spiritueller Natur, die mit den Fähigkeiten des Patienten interferiert, die Krebserkrankung, ihre körperlichen Symptome und ihre Behandlungsmaßnahmen zu bewältigen« (nach o.g. Autoren, S. 373). Um solch angemessene Reaktionen, die daraus resultierenden Belastungen, aber auch deren psychosozialen Versorgungsbedarf ohne pathologische »Wertung« abbilden zu können, schlagen die o.g. Autoren das Konzept einer »anhaltenden Belastungsreaktion« vor.

Körperbild

Wie in Abschnitt 9.4 geschildert, haben viele der therapeutischen Nebenwirkungen auch unmittelbare, zumeist reversible Auswirkungen auf das Körperbild der betroffenen Kinder und Jugendlichen. Dies kann ablehnende Reaktionen in der Peergroup nach sich ziehen (was wiederum möglicherweise dysfunktionale Aufmerksamkeitsfokussierungsprozesse der Betroffenen verstärkt) und die psychosexuelle Entwicklung insbesondere von Jugendlichen ungünstig beeinflussen. In einer kleinen, qualitativen Studie von Larouche und Chin-Peuckert (2006) wurden Haarausfall und das Tragen eines zentralen venösen Zugangs als Hauptfaktoren eines veränderten Körperbildes beschrieben. Weiterhin können erhebliche Gewichtsveränderungen (insbesondere z. B. bei präoperativer hypothalamischer Beteiligung bei bestimmten Hirntumoren, s. Müller et al., 2011) und langfristig Wachstumsveränderungen sowie Narben auftreten. Varni et al. (1995) fanden heraus, dass Körperbildveränderungen depressive Symptome und soziale Ängstlichkeit beeinflussen, wobei das generelle Selbstwertgefühl als eine wichtige Mediatorvariable auftrat.

Risikogruppen

Kinder und Jugendliche zählen zu einer der o. g. Risikogruppen, wenn schon vor der Krebserkrankung emotionale und soziale Probleme bestanden, ein depressiver Attributionsstil vorherrscht und die Eltern ungünstige Coping-Strategien sowie erhöhte Ängstlichkeit aufweisen (nach Abrams et al., 2007). Darüber hinaus können Risikogruppen in Bezug auf bestimmte Hauptdiagnosen definiert werden: Dies betrifft Patienten mit ZNS-Tumoren, da hier neurokognitive Defizite tumorassoziiert und/oder als Behandlungsfolge auftreten können. Typische neurokognitive Defizite bei diesen Patienten betreffen Aufmerksamkeitsfunktionen, Gedächtnisprozesse und die Informationsverarbeitungsgeschwindigkeit (Moore, 2005) sowie eine, auf der Grundlage dieser Einschränkungen gründende, im Vergleich mit Hirngesunden nicht ausreichende Zunahme an mentalen Fähigkeiten/Fertigkeiten. Im Nachgang der Therapie wird vielfach eine abnehmende intellektuelle Leistung (»IQ«) in Abhängigkeit von Alter und Bestrahlungsdosis festgestellt, wobei jüngere Patienten und solche mit höherer Dosis den größten Nachteil hatten (Mulhern et al., 2005). Medulloblastom-Patienten, d. h. Patienten, die unter einem speziellen ZNS-Tumor litten und die neben einer Chemo- auch eine Radiotherapie erhielten, zeigten in einschlägigen Tests ein signifikant schlechteres Abschneiden als Patienten ohne Bestrahlung. Die größten Beeinträchtigungen wurden bei Patienten nachgewiesen, die zusätzlich zur Bestrahlung sowohl systemische wie auch intraventrikuläre Zytostatikagaben erhielten (Rutkowski et al., 2005). Bei Patienten mit einer akuten lymphatischen Leukämie sind hingegen meist ausschließlich Aufmerksamkeitsprozesse betroffen (Moore, 2005). Wichtig ist es, neurokognitive Defizite frühzeitig und fortlaufend zu testen sowie zu dokumentieren. Eine weitere Risikogruppe stellen Patienten mit Knochentumoren dar: Während die Behandlungserfolge auch hier stark gestiegen sind, ist eine Phase langer, manchmal durch Infektionen beeinträchtigter Erholung nach aufwendigen knochenerhaltenden Operationen notwendig. Diese verzögert die Rückkehr in den Alltag und macht weitere Funktionseinschränkungen auch in Bezug auf die Berufswahl wahrscheinlicher. Interessanterweise stellen Patienten mit schlechterer Prognose »per se« keine Risikogruppe für ungünstige psychosoziale Anpassung in der Akutphase der Behandlung dar. Gleichzeitig gibt es Studien, die eine hohe Korrelation zwischen dem Ausmaß an Ungewissheit (wie z. B. bei experimentellen Behandlungsmethoden) und Symptombelastung und psychosozialer Belastung feststellten (nach Abrams et al., 2007; gilt nur für Jugendliche).

(Gesundheitsbezogene) Lebensqualität (LQ) und Fragebogen-Assessment

Um das Ausmaß an Belastungen und Symptomen bei an Krebs erkrankten Kindern und Jugendlichen zu erheben, stehen zahlreiche Verfahren, meist in Form von Fragebögen oder Interviews, zur Verfügung (z. B. Kinder-DIPS, Schneider et al., 2008), die auch für andere Zielgruppen verwendet werden können und sich nicht auf einen erkrankungsspezifischen Kontext beziehen. Neben dem Einsatz dieser typischerweise symptomorientierten Verfahren wird im Rahmen klinischer Studien vermehrt auch das Konzept der gesundheitsbezogenen Lebensqualität (Ravens-Sieberer et al., 1997) verfolgt und parallel zur Behandlung sowie darüber hinaus erhoben (Calaminus & Barr, 2008). Dies ermöglicht einen weniger defizitorientierten Einblick in verschiedene alltägliche Funktionsbereiche (z. B. emotionale, schulische/kognitive oder physische Funktion), die auch für gesunde Kinder und Jugendliche von Belang sind. Speziell für Kinder und Jugendliche entwickelte Fragebögen (Varni et al. 2001, Calaminus et al., 2007) erheben meist nicht nur die subjektive Perspektive der Betroffenen, sondern auch die Perspektive der Eltern (zu Ergebnissen s. unten).

Entwicklungschancen

Auch innerhalb der pädiatrischen Onkologie hat sich der Begriff der Posttraumatischen Reifung (englisch »*Posttraumatic Growth*«/PTG) etabliert, um kognitive Prozesse zu umschreiben, die den Betroffenen helfen, dem Trauma positive Interpretationen und Sinn zuzuschreiben (Tedeschi & Calhoun, 1996). Daraus können z. B. eine veränderte Prioritätensetzung im Leben, eine verbesserte Widerstandsfähigkeit sowie eine vermehrte Anerkennung des Lebens und insbesondere interpersonaler Beziehungen entstehen. Dazu berichten Verill et al. (2000) außerdem von verminderter Aggressivität, weniger antisozialem Verhalten und geringerem Substanzmissbrauch. Dabei müssen sich positiv konnotierte Veränderungen einerseits und Belastungen und Probleme andererseits keineswegs ausschließen, beide Prozesse können parallel nebeneinander stehen (Barakat et al., 2006). Leider gibt es bisher nur wenige oder sehr kleine Studien, welche die »Vorläufer« oder andere günstige Bedingungen für PTG näher erforschen.

Lebensqualität und Response Shift

Zum Teil inhaltlich kongruent zu den gerade genannten Resultaten gibt es auch in der Forschung zur LQ immer wieder heterogene Ergebnisse, d. h., nicht wenige Studien finden eine nur geringe Verminderung oder sogar eine Verbesserung der subjektiv eingeschätzten Lebensqualität, auch wenn die Krebserkrankung weiter voranschreitet oder sich der Gesundheitszustand insgesamt verschlechtert (z. B. Schwartz et al., 2006). Dafür kann, neben anderen messtheoretischen Problemen, auch ein sogenannter Response Shift verantwortlich sein, der neben seiner Eigenschaft als methodische Herausforderung z. B. im Follow-up ebenfalls eine tatsächliche positive Adaptation widerspiegeln kann. Nach dem entsprechenden Modellvorschlag von Sprangers und Schwartz (1999) umschreibt ein Response Shift zum einen die Veränderung interner Messstandards, aber auch die Veränderung persönlicher Werte (z. B. bestimmte, nicht mehr gut zu erfüllende Funktionsbereiche verlieren an Bedeutung zugunsten noch erfüllbarer Funktionen) sowie die Umdefinierung der persönlichen Vorstellung von Lebensqualität. Diese Veränderungen werden laut Modell durch Mechanismen wie z. B. Coping, soziale Vergleiche, das Aufsuchen sozialer Unterstützung oder eine Veränderung der Zielsetzung im Leben gefördert.

Besondere Aspekte der Palliativsituation

Zahlreiche Charakteristika kennzeichnen die Ausnahme-Situation der Kinder und Jugendliche, die an der Krebserkrankung versterben werden, sowie ihrer Familien. Diese können hier nur angerissen werden, für den interessierten Leser sei z. B. auf Führer et al. (2006), Hinds et al. (2005a) und Zernikow (2008) verwiesen. Bedeutsam für die konkrete Ausgestaltung einer heute möglichst offenen und authentischen, jedoch auch nicht überfordernden Kommunikation mit dem Kind ist das Verständnis eines Konzeptes von Tod als unumkehrbares, endgültiges, unausweichliches und kausal bedingtes Ereignis (Hinds et al., 2005a). Dieses ist direkt von der kognitiven und (sozial-emotionalen) Entwicklung des Kindes abhängig und in der Regel ab der Phase der konkreten Operationen (nach Ginsburg, 1998) im Alter zwischen 7 und 12 Jahren möglich. Basierend auf klinischer Erfahrung sind betroffene Kinder mit einem solchen Verständnis u. a. mit Fragen nach dem Verlust der Zukunft und der Sorge, nach ihrem Tod vergessen zu werden und die Familie in Trauer zurücklassen zu müssen, beschäftigt (Hinds et al., 2005a). Die letztgenannten Autoren haben eine der wenigen zur Verfügung stehenden, wenn auch kleine Studie, initiiert, welche unmittelbar die Präferenzen und Einstellungen von krebskranken Kindern und Jugendlichen im Alter zwischen 10 und 20 Jahren in der Palliativphase aus deren Perspektive erfragt (Hinds et al., 2005b). Dabei wurde deutlich, dass die Betroffenen wie angestrebt in der Lage sind, relevante Informationen zu ihrer Behandlung und den Behandlungsoptionen abzurufen, was auch die wünschenswerte Partizipation an der Festlegung des weiteren Behandlungsablaufs ermöglicht. Darüber hinaus nannte eine große Mehrheit der 20 Betroffenen die Teilnahme an Studien, in welchen die Verträglichkeit und Sicherheit neuer Medikamente getestet wird, trotz eigener Nachteile für wünschenswert, damit Erkrankende in der Zukunft von den Ergebnissen profitieren können. Dieses altruistische Moment wird von den Autoren als Hinweis auf vorgezogene Reifungsprozesse (Neville, 2000) bei lebenslimitierend erkrankten Kindern und Jugendlichen interpretiert.

9.5.2 Medizinische Spätfolgen und psychosoziale Belastungen bei Langzeitüberlebenden

Typische Spätfolgen

Fasst man ein breites Spektrum unterschiedlich schwerwiegender neurologischer und neuropsychologischer Spätfolgen zusammen, treten diese bei 27 Prozent aller US-amerikanischen Langzeitüberlebenden und damit am häufigsten auf, wobei ehemalige Patienten mit ZNS-Tumoren in dieser Gruppe den größten Anteil stellen. Es folgen endokrinologische Auswirkungen einschließlich Einschränkungen des Wachstums (Hjorth et al., 2012) bis hin zur Infertilität, die im besonderen Ausmaß Auswirkungen auf die weitere Lebensplanung haben kann. Weitere bedeutsame »late-effects« sind visuelle und auditive sowie kardiovaskuläre Einschränkungen (Hjorth et al., 2012). Diese chronischen körperlichen Bedingungen können wiederum im erheblichen Ausmaß psychosoziale Belastungen bzw. Einschränkungen nach sich ziehen, welche zusätzlich durch die frühere Erfahrung einer potentiell tödlichen Erkrankung an sich mitbestimmt sind. Analog zu diesen Belastungen fassen Patenaude und Kupst (2005) in einem Review zusammen, dass mehrere Studien negative Auswirkungen auf den Beschäftigungsstatus, die Erreichung akademischer Ziele, die soziale und interpersonale sowie familiäre Funktion nachweisen. Dennoch zeigen sich die Ergebnisse im Hinblick auf psychosoziale Spätfolgen und das Ausmaß an Lebensqualität, wie schon in Abschn. 9.5.1 beschrieben, inkonsistent. In US-amerikanischen Langzeit-Follow-up-Studien (Zeltzer et al., 2009) fand man außerdem, dass in erster Linie physische Bereiche der Lebensqualität eingeschränkt waren, emotionale hingegen nicht. Risikofaktoren für eine reduzierte Lebensqualität und eine geringere psychosoziale Anpassung waren weibliches Geschlecht, niedriger Bildungsabschluss, lediger Beziehungsstatus, ein unterdurchschnittliches jährliches Einkommen, Arbeitslosigkeit, keine Krankenversicherung und mindestens eine körperliche chronische Einschränkung sowie kraniale Bestrahlung und/oder kraniale OP wie bei ZNS-Tumoren üblich.

Aktuelle Ergebnisse aus Deutschland. Es gibt Hinweise, dass gerade im psychosozialen Langzeit-Follow-up die Ergebnisse international variieren können, da sich unterschiedliche Einflüsse des Behandlungssystems zum Zeitpunkt der Erkrankung mit allen noch folgenden Variablen des Versorgungssystems eines Landes summieren (Krankenversicherung, Bereitstellung psychosozialer Versorgung). Jedoch gibt es bisher nur zwei Projekte, welche die Lebensqualität bzw. assoziierte psychosoziale Spätfolgen bei Langzeitüberlebenden, die heute das Erwachsenenalter erreicht haben, in Deutschland untersucht haben. Eine Studie befragte die Kohorte ehemaliger Patienten mit Hodgkin-Lymphom (Calaminus et al., 2012), ein weiteres Projekt eine diagnosenübergreifende Kohorte, die jedoch ausschließlich aus ehemaligen jugendlichen Krebspatienten bestand. Die Ergebnisse zeigten, dass diese Langzeitüberlebenden, die im Schnitt 15 Jahre nach der Erkrankung befragt wurden, weniger oder später wichtige Meilensteine der psychosexuellen Entwicklung erreicht hatten und dementsprechend später eine Familie gründeten, wobei 15 Prozent der Stichprobe Infertilität angaben (Dieluweit et al., 2010). Die gleiche Stichprobe zeigte im Vergleich zur Normpopulation ein erhöhtes Risiko für posttraumatische Belastung, Angstsymptome und depressive Symptome. 25 Prozent (vs. 15 Prozent der Normstichprobe) der ehemaligen jugendlichen Krebspatienten erfüllten die Diagnosekriterien für mindestens eine psychische Störung nach DSM-IV (Seitz et al., 2010). Allerdings wurden von 77,7 Prozent der Betroffenen dieser Untergruppe keinerlei psychotherapeutische oder psychiatrische Versorgung (Dieluweit et al., 2011) im Follow-up-Zeitraum berichtet, während insgesamt 44 Prozent aller Teilnehmer, meist während der onkologischen Behandlung, psychosoziale Versorgung durch das psychosoziale Team der Klinik erhalten hatten.

9.6 Unterstützungsmöglichkeiten

9.6.1 Unterstützungsmöglichkeiten während der akuten Behandlungsphase

Eine Krebserkrankung im Kindes- und Jugendalter kann die gesamte Familie nach einem Diagnoseschock in eine extreme Belastungssituation führen, die das familiäre Leben gravierend verändern und mit einem erheblichen Ausmaß psychosozialer Beeinträchtigung aller Angehörigen einhergehen kann (Labouvie & Bode, 2006). Aus der wahrgenommenen Lebensbedrohlichkeit, die mit Reaktionen wie Fassungslosigkeit, Angst und Wut einhergehen kann, wie auch aus einem Verlust an Voraussagbarkeit und Kontrollierbarkeit sowie aus dem Verlust von Struktur und Orientierung vermittelnden Glaubenssystemen (vgl. Noeker, 2002) resultiert unter Umständen andauerndes Belastungserleben. Obwohl die Familie in der Regel über keine ausreichenden Vorerfahrungen in der Bewältigung eines solchen Bedrohungserlebens verfügt, stellt sie zugleich für den Patienten die wesentliche Unterstützungsquelle in der Erkrankungs- und Behandlungssituation dar (Angström-Brännström et al., 2010;

s. a. Abschn. 1.5.4). Der von Betroffenen wie seitens der Kinderonkologie formulierte Wunsch nach psychosozialer Unterstützung von Patientenfamilien führte über ein Modellprojekt (Koch et al., 1989) mit Einrichtung befristeter Versorgerstellen zwischen 1986 und 1989 in der Folge zum Ausbau psychosozialer Versorgungsstrukturen in den behandelnden Zentren. Seit 1991 besteht mit der PSAPOH (Psychosoziale Arbeitsgemeinschaft in der Gesellschaft für pädiatrische Onkologie und Hämatologie) eine Arbeitsgruppe (Grießmeier, 2003), die Standards in der psychosozialen Versorgung weiterentwickelt. Während der Krebsbehandlung können mit der Diagnosestellung, der Intensivtherapie und Remission sowie dem Therapieende und Nachsorge drei Phasen unterschieden werden (Labouvie & Bode, 2006), die neben allgemein wirksamen Stressoren jeweils spezifische Belastungsmomente beinhalten, die in der psychosozialen Versorgung zu berücksichtigen sind.

Leitlinie und Standards der psychosozialen Versorgung

Den aktuellen Bezugspunkt der psychosozialen Versorgung bildet die S3-Leitlinie (Schröder et al., 2008) der PSAPOH. Gemäß der Leitlinie, die auf die Etablierung eines einheitlichen strukturierten Vorgehens ausgerichtet ist, erfolgt die multiprofessionelle psychosoziale Versorgung des Familiensystems orientiert am Krankheitsprozess. Sie zielt wesentlich auf die Unterstützung der Krankheitsbewältigung, die Sicherstellung der Therapie und Kooperation, eine sozialrechtliche Beratung und Unterstützung sowie die Nachsorgeorganisation und die Prävention (z. B. Vermeidung psychischer Folgeerkrankungen, sozialer Notlagen sowie emotionaler und kognitiver Spätfolgen und Entwicklungsstörungen). Auf Seiten der Patienten und deren Familien wird der dauerhafte, behandlungsbegleitende Prozess der Krankheitsbewältigung durch individuelle Konstellationen fördernder Schutz- und erschwerender Risikofaktoren beeinflusst. Bei den Belastungsfaktoren können krankheitsspezifische (z. B. »schlechte Prognose«, deutliche körperliche Beeinträchtigungen, verstümmelnde Operationen, Komplikationen im Behandlungsverlauf) sowie unspezifische (z. B. psychische Störungen, zusätzliche Erkrankungen in der Familie), fehlende bzw. instabile soziale Netzwerke und soziale Belastungen in der Familie (Arbeitslosigkeit, Armut, zu pflegende Angehörige, dysfunktionale Beziehungsmuster in der Familie) unterschieden werden. Als protektiv wirksame Faktoren werden z. B. verlässliche soziale Netzwerke, sichere Bindung zwischen Kind und Eltern bzw. innerhalb der Familie, Erfahrungen von Selbstwirksamkeit und ein positiv-aktiver Bewältigungsstil angesehen (vgl. Kusch et al., 1996, S. 60 ff.). Je nach Vorliegen und Ausprägung protektiver oder belastender Faktoren erscheint entweder ein Basisangebot oder ein intensives psychosoziales Betreuungsangebot erforderlich. Die Entscheidung über Intensität und Art der Betreuung erfolgt im Zuge eines diagnostischen Prozesses (s. hierzu ausführlich Schreiber-Gollwitzer & Gollwitzer, 2007), der neben einer psychosozialen Anamnese z. B. eine Einschätzung der Ressourcen und Belastungsfaktoren einer Patientenfamilie nutzen kann (Schröder & Schreiber-Gollwitzer, 2003). Zugleich erfolgt hierdurch auch eine angemessene Zuweisung von Betreuungsressourcen seitens des psychosozialen Dienstes (PSD) der kinderonkologischen Klinik. Da das Ausmaß der

Belastung Schwankungen unterliegt, ist eine kontinuierliche Erfassung im Behandlungsverlauf notwendig. Psychosoziale Versorgung in der Kinder- und Jugendonkologie wird zunächst standardmäßig als Basisangebot verstanden, das sich an alle Patienten und deren Familien richtet. Auf der Grundlage eines kontinuierlichen Beziehungsangebots beinhalten Angebote der Grundversorgung im Therapieverlauf u. a. eine soziale und psychologische Beratung, Krisenintervention, Einsatz psychoedukativer Maßnahmen (z. B. im Rahmen der Vorbereitung von diagnostischen oder therapeutischen Maßnahmen wie Kernspintomografie oder Bestrahlung oft zusammen mit übenden verhaltenstherapeutischen Verfahren), künstlerische Einzel- und Gruppenangebote, Begleitung durch die Erkrankung mit pädagogischen und supportiven Angeboten sowie die Vermittlung rehabilitativer Maßnahmen. Eine intensivierte Betreuung wird aufgrund von spezifischen Problemstellungen angeboten (für eine ausführliche Darstellung von Grund- und Intensivversorgung s. Schröder et al., 2008). Hierzu zählt auch die Versorgung in einer palliativen Therapiesituation.

Bedeutung sozialer Kontakte

Neben der Gesamtfamilie als wesentliche Quelle sozialer Unterstützung wird in der Literatur die Bedeutung von Kontakten mit Freunden genannt (Suzuki & Kato, 2003). Dies trifft offenbar weniger umfassend auf jüngere onkologische Patienten (vgl. Katz et al., 2011) als auf jugendliche Patienten zu, die vom Freundeskontakt hinsichtlich eines verminderten Stresserlebens und eines verbesserten Copingverhaltens profitieren (Decker, 2007). Neben direkten persönlichen Kontakten bekommen computerbasierte Kommunikationswege (Chatrooms) und soziale Netzwerke (z. B. Facebook) für Patienten eine auffällig wachsende Bedeutung im stationären Alltag. Besonders Jugendliche und junge Erwachsene bringen entsprechende Nutzungsgewohnheiten mit in die Klinik. Auch unter gesundheitlichen Umständen, die eine unmittelbare verbale Kommunikation behindern, kann moderne Technik hilfreich genutzt werden (Ripamonti et al., 2010). Verschiedene Projekte (z. B. www.klassissimo.de) haben die Verfügbarkeit neuer Medien genutzt, um Patienten via Internet die Möglichkeit der Teilnahme an Unterrichtsstunden ihrer Klasse zu eröffnen. Da erkrankte Schüler während der intensiven Behandlungsphase teilweise keinen oder nur wenig Kontakt zu Mitschülern unterhalten können, dient das Angebot z. B. der Aufrechterhaltung sozialer Kontakte. Allerdings weist Wertgen (2007, S. 173) auch auf die Bedeutung der persönlichen Begegnung zwischen Lehrer und Schüler für lebensbedrohlich erkrankte Kinder und Jugendliche hin, da Lehrer ihre Schüler durch Unterricht und sonderpädagogische Fördermaßnahmen bei der Bewältigung ihrer Krankheit unterstützen.

9.6.2 Unterstützungsmöglichkeiten durch Rehabilitation und weitere Nachsorge

Nach Beendigung der eingreifenden und meist lang andauernden Behandlung liegt bei den Patienten und ihren Familienangehörigen eine erhebliche psychische und physische Erschöpfung und Beeinträchtigung des Alltagslebens vor. Es besteht Rehabilitationsbedarf bei den Patienten hinsichtlich möglicher Krankheits- und Behandlungsfolgen wie z. B. motorische Einschränkungen, Körperbildstörungen, neuropsychologische Funktionsbeeinträchtigungen, Anpassungs- und Befindlichkeitsstörungen, Selbstunsicherheit, Kontaktverlust zur Gruppe der Gleichaltrigen, Probleme der Reintegration in den schulisch-beruflichen Alltag und einer insgesamt reduzierten körperlichen und seelischen Belastbarkeit. Oftmals entsteht mit dem Einstellen der intensiven Therapie erneut eine Phase der Verunsicherung (Labouvie & Bode, 2006) und akuter Bedarf an supportiver Begleitung.

Kernpunkte der psychosozialen Nachsorge

Die familien- und ressourcenorientierte psychosoziale Nachsorge ist ein integraler Bestandteil der medizinischen Behandlung krebskranker Kinder und Jugendlicher und begleitet diese neben der Akutbehandlung von der ersten Entlassung ins häusliche Umfeld bis weit über das Ende der Therapie hinaus (Schröder et al., 2008). Die Unterstützung von Stärken, Fähigkeiten und individuellen Entwicklungsperspektiven, Angst- und Stressreduktion, Vertrauensförderung, der Ausgleich von Defiziten und Beeinträchtigungen und die Vermeidung einer Pathologisierung individueller Verhaltensmuster und Bewältigungsstrategien bezeichnen Schreiber-Gollwitzer, Schröder und Niethammer (2002) als handlungsleitend in der psychosozialen Begleitung von Kindern und Jugendlichen mit malignen Erkrankungen im Prozess der Stabilisierung von Kind und Familie.

Stationäre Rehabilitation

Ein wichtiger Schritt zur Reintegration und Normalisierung des Alltaglebens ist die ausschließlich in Deutschland gegebene Möglichkeit zur Durchführung einer familienorientierten Rehabilitationsmaßnahme in einem speziell dafür ausgerichteten Behandlungszentrum. Die Patienten, ihre Eltern und Geschwister erhalten in einem vierwöchigen stationären Aufenthalt umfassende Unterstützung zur physischen und psychischen Stabilisierung und Regeneration (Leidig, 2008). In einem gemeinsamen Prozess der Verarbeitung der zurückliegenden Zeit großer Ängste hinsichtlich des Krankheitsverlaufs, mit risikoreichen und extrem belastenden Situationen, Trennung der Familienmitglieder voneinander und Zukunftssorgen, kann die ganze Familie wieder Kraft und Zuversicht schöpfen und Alltagsbewältigungshilfen im Umgang mit Beeinträchtigungen erhalten. Für Jugendliche und junge Erwachsene werden in diesem Kontext altersspezifische Gruppenangebote zur Verfügung gestellt, in denen der Austausch mit Gleichbetroffenen, die Förderung altersspezifischer individueller Ressourcen und der schulisch-beruflichen Reintegration im Vordergrund stehen. Bei Patienten mit schwerwiegenden neurologischen Beeinträchtigungen kann sich an die

Akutbehandlung zunächst ein stationärer Aufenthalt in einem neurologischen Rehabilitationszentrum für Kinder und Jugendliche anschließen.

Risikogruppen

Aufgrund der Ergebnisse von Spätfolgen- und Lebensqualitätsstudien hinsichtlich körperlicher, emotionaler, kognitiver und sozialer Krankheits- und Behandlungsfolgen hat die Entwicklung der medizinischen und psychosozialen Nachsorge- und Überleitungskonzepte für ehemals an Krebs erkrankte Kinder und Jugendliche zunehmend an Bedeutung gewonnen (Eiser, 2007). Dies gilt insbesondere für Risikogruppen wie z. B. Hirntumorpatienten (Mulhern et al., 2004) und Patienten, die eine eingreifende Operation (Eiser & Grimer, 1999) oder eine Stammzelltransplantation benötigen (Tsimicalis et al., 2005). Belastungs- und Risikofaktoren aufgrund eingeschränkter familiärer, psychosozialer und sozioökonomischer Ressourcen (Kazak, 1992) benötigen ebenso besondere Aufmerksamkeit mit Blick auf die Krankheitsverarbeitung und den Umgang mit den Krankheitsfolgen. Neben einem Screening des weiteren gesundheitlichen und psychosozialen Entwicklungsverlaufs der Patienten und der frühzeitigen Einleitung der erforderlichen diagnostischen, beratenden und therapeutischen Interventionen ist eine Vernetzung mit nachbetreuenden stationären und ambulanten Institutionen sowie die Vorbereitung der Überleitung in die Spätnachsorge im Erwachsenenalter erforderlich.

Ambulante Nachsorge und Rehabilitation

Im Rahmen der langfristigen multidisziplinären Nachsorge in der Akutklinik erhalten Patient und Familienangehörige von den Mitarbeitern des psychosozialen Teams eine umfassende Beratung und koordinierende Maßnahmen bezüglich klinikinterner und externer therapeutischer Angebote zur Unterstützung der Krankheitsbewältigung, der Verfügbarkeit gezielter Therapie von Funktions- und Fähigkeitsstörungen, zur Förderung der sozialen und schulisch-beruflichen Reintegration und Sicherung der Lebensqualität und psychischen Gesundheit. Mit der Einrichtung von speziellen Beratungsstellen und Organisationen zur Kinderkrebsnachsorge, dem Angebot von Informationsveranstaltungen, Familienseminaren, Junge-Leute-Treffen, Freizeit- und Feriencamps für Patienten und Geschwister aller Altersstufen sowie einer großen Zahl an Broschüren und Materialien zu unterschiedlichen Themen und Krankheitsbildern (siehe z. B. www.kinderkrebsstiftung.de) gibt es heute ein vielfältiges Angebot zur Unterstützung des Heilungsprozesses und der Teilhabe der Betroffenen. Im Zentrum der Interventionen stehen die Stärkung des Familiensystems als wesentliche Unterstützungsquelle für die Patienten und die Prävention sekundärer psychosozialer Folgeprobleme bei den Betroffenen, ihren Eltern und Geschwistern. Hinsichtlich der Gewährleistung adäquater Beschulung unter der Einbeziehung von Nachteilsausgleichen sowie beim Übergang in das Berufsleben für Patienten mit dauerhaften Beeinträchtigungen und Handicaps – insbesondere auch bei progredientem Krankheitsverlauf – besteht weiterhin Verbesserungsbedarf. Spezielle Angebote wie Heimatschulbesuche von Seiten der Klinik oder Projekte mit umfangreichen individuellen

Maßnahmen zur beruflichen Beratung und Eingliederung können derzeit nicht flächendeckend angeboten werden.

Beispiel

Im Alter von 12 Jahren erkrankte S. an einem Hirntumor und nach einer kompletten Resektion des Tumors erhielt er eine 6-monatige Polychemotherapie sowie eine Schädelbestrahlung. Erste Symptome seiner Erkrankung zeigten sich ca. ein Jahr vor der Diagnosestellung. Als Langzeitfolgen der Erkrankung und Behandlung stellten sich Wachstumsstörungen, ein fast kompletter Haarverlust und Befindlichkeitsstörungen ein. Einige Monate nach dem Ende der Therapie nahm S. zusammen mit der Mutter und seinem Geschwisterkind an einer familienorientierten Rehabilitationsmaßnahme teil. Alle Familienmitglieder konnten nach der langen schweren Zeit, die zudem durch die bereits bestehende Trennung der Eltern erschwert war, Stress abbauen, wieder Kraft schöpfen und sich mit Zuversicht den anstehenden Aufgaben zuwenden. Während einerseits in der Familie stabile Bindungen und soziale Unterstützung gegeben waren, gab es gleichzeitig ungünstige innerfamiliäre Kommunikationsstrukturen und überhöhten Erwartungsdruck, die den Prozess der Krankheitsverarbeitung erschwerten. Nach der Wiedereingliederung in das Gymnasium zeigten sich bei S. im weiteren Verlauf eine leichte Ermüdbarkeit und Abgeschlagenheit, häufige Kopfschmerzen, eine eingeschränkte Konzentrationsfähigkeit und nachlassende Schulleistungen sowie eine insgesamt zunehmende Überforderungssituation. Er litt unter Problemen der sozialen Akzeptanz, der Konkurrenzsituation mit anderen Schülern und unter der als zu gering erfahrenen Unterstützung durch seine Lehrer. Die neuropsychologische Diagnostik bestätigte dem als ernsthaft, sensibel und verantwortungsbewusst beschriebenen Patienten kognitive Fähigkeiten im oberen Durchschnittsbereich. Hinweise auf Aufmerksamkeits- und Konzentrationsstörungen lagen nicht vor. Aufgrund der empfundenen psychischen Belastung und der bestehenden Leistungserwartungen wurde der Wunsch nach Umschulung in den Realschulzweig einer Privatschule unterstützt. Der schulische Wechsel hat sich als sehr förderlich erwiesen und unter einem verstärkt individuums- und praxisbezogenen Unterricht in einer kleineren Klasse konnte S. die Schule erfolgreich nach dem 12. Jahrgang abschließen. Neben intensiven begleitenden Familien- und Einzelgesprächen durch den psychosozialen Dienst begann S. eine ambulante Psychotherapie zur Verarbeitung seiner Lebenssituation und der Krankheitsfolgen, brach diese jedoch nach kurzer Zeit wieder ab. Um ihn in seiner weiteren Entwicklung bei fortbestehenden emotionalen Störungen, psychosozialen Belastungen und Zukunftssorgen zu unterstützen, wurde eine vierwöchige stationäre Jugendrehabilitation mit dem Ziel der Selbstwertstärkung und Förderung der altersentsprechenden Entwicklung eingeleitet. Die Rehabilitationsmaßnahme wirkte sich positiv auf die sozial-emotionale Entwicklung und die Selbstsicherheit aus. S. baute Kontakte zu Mitpatienten auf, machte Pläne für eine berufliche Fachhochschulausbildung in einem anderen Bundesland und wollte ▶

Fremdsprachen erlernen. In der sich anschließenden Phase der Neuorientierung entwickelten sich jedoch neue persönliche Themen wie eine Ablöseproblematik vor dem Hintergrund familiärer Belastungen und ambivalenter Emotionen. Bei einer weiterhin bestehenden labilen psychischen Verfassung, mit Anpassungsproblemen in Form von Körperbildstörungen und depressiver Verstimmung ließen sich seine Zukunftspläne nicht in gewünschtem Maße realisieren. Im Rahmen einer akuten psychischen Krise bedurfte er zunächst einer medikamentösen Unterstützung, konnte sich aber gleichzeitig für eine längerfristige ambulante Psychotherapie entscheiden. Darüber hinaus wurde erneut eine stationäre Rehabilitation, zu diesem Zeitpunkt für junge Erwachsene, durchgeführt. Hierbei konnte er im Gruppenprozess weitere wichtige Schritte machen hinsichtlich seiner persönlichen Entwicklung, der Selbstreflexion, des Gewinns an Selbstvertrauen und der Übernahme von Verantwortung für eigene Bedürfnisse. Es wurde deutlich, wie wichtig für ihn ein tragendes Umfeld und eine positive Resonanz in der sozialen Gruppe ist, um eine souveränere Position im Umgang mit seinen Gefühlen und seinem Körperbild zu entwickeln. Sein Reflexionsvermögen und der aktive Umgang mit Problemen haben sich dabei als eine große Ressource erwiesen. Mittlerweile hat er seine Berufsziele verändert und glücklicherweise aufgrund von Eigeninitiative einen geschützten beruflichen Rahmen gefunden, in dem er seine Talente, sein Einfühlungsvermögen, sein Verantwortungsbewusstsein und seine Selbstständigkeitsentwicklung in großem Maße umsetzen kann. Für S. bedurfte es eines langen individuellen Weges mit hohem Leidensdruck und der Inanspruchnahme vielfältiger Unterstützungsangebote, um mit den gegebenen gesundheitlichen und psychosozialen Beeinträchtigungen zu einem Alltagsleben mit größtmöglicher Lebensqualität zu finden.

Literatur

Abrams, A.N., Hazen, E.P. & Penson, R.T. (2007). Psychosocial issues in adolescents with cancer. Cancer Treatment Review, 33, 622–630.

Angström-Brännström, C., Norberg, A., Strandberg, G., Söderberg, A. & Dahlqvist V. (2010). Parents' experiences of what comforts them when their child is suffering from cancer. Journal of Pediatric Oncology Nursing, 27, 266–275.

Banz. Nr. 18 (S. 1343) vom 28. Januar 2004. Bundesministerium für Gesundheit und Soziale Sicherung [1621 A] Bekanntmachung des Gemeinsamen Bundesausschusses. Richtlinie zur Definition schwerwiegender chronischer Krankheiten im Sinne des § 62 des Fünften Buches Sozialgesetzbuch (SGB V).

Barakat, L.P., Alderfer, M.A. & Kazak, A.E. (2006). Posttraumatic growth in adolescent survivors of cancer and their mothers and fathers. Journal of Pediatric Psychology, 31, 413–419.

Calaminus, G., Dörffel, W., Brämswig, J., Riepenhausen, M., Flechtner, H.H., Teske, C., Baust, K. & Schellong, G. (2012). Longterm quality of life of survivors after Hodgkin disease in childhood and adolescence treated in consecutive DAL-GPOH-pediatric therapy studies between 1978 and 2002: First Results of a cooperative GPOH-Project.

Calaminus, G., Weinspach, S., Teske, C. & Göbel, U. (2007). Quality of survival in children and adolescents after treatment for childhood cancer: The influence of reported late effects

on health related quality of life. Klinische Pädiatrie, 219, 152–157.
Calaminus, G. & Barr, R. (2008) Economic evaluation and health-related quality of life. Pediatric Blood & Cancer, 50 (5 Suppl), 1112–1115.
Creutzig, U., Henze, G., Bielack, S., Herold, R., Kaatsch, P., Klusmann, J.H., Graf, N., Reinhardt, D., Schrappe, M., Zimmermann, M. & Jürgens, H. (2003). Krebserkrankungen bei Kindern. Erfolg durch einheitliche Therapiekonzepte seit 25 Jahren. Deutsches Ärzteblatt 13, A 842–A 852.
Dang-Tan, T. & Franco, E.L. (2007.) Diagnosis delays in childhood cancer: A review. Cancer, 110, 703–713.
Decker, C.L. (2007). Social support and adolescent cancer survivors: A review of the literature. Psycho-Oncology, 16, 1–11.
Dieluweit, U. et al. (2010). Social outcomes of long-term survivors of adolescent cancer. Psycho-Oncology, 19, 1277–1284.
Dieluweit, U., Seitz, D.C., Besier, T., Debatin, K.M., Grabow, D., Kaatsch, P. & Goldbeck, L. (2011). Utilization of psychosocial care and oncological follow-up assessments among German long-term survivors of cancer with onset during adolescence. Klinische Pädiatrie, 223, 152–158.
Eiser, C. (2007). Beyond survival: Quality of Life and follow-up after childhood cancer. Journal of Pediatric Psychology, 32, 1140–1150.
Eiser, C. & Grimer, R.J. (1999). Quality of life in survivors of a primary bone tumor: A systematic review. Sarcoma, 4, 183–190.
Führer, M., Duroux, A. & Borasio, G.D. (Hrsg.) (2006). »Können Sie denn gar nichts mehr für mein Kind tun?« Therapiezieländerung und Palliativmedizin in der Pädiatrie. Stuttgart: Kohlhammer.
Gatta, G., Zigon, G., Capocaccia, R., Coebergh, J.W., Desandes, E., Kaatsch, P., Pastore, G., Peris-Bonet, R. & Stiller, C.A. (2009). EUROCARE Working Group. Survival of European children and young adults with cancer diagnosed 1995–2002. European Journal of Cancer, 45, 992–1005.
Ginsburg, H. (1998). Piagets Theorie der geistigen Entwicklung. Stuttgart: Klett-Cotta.
Göbel, U., Creutzig, U., Klingebiel, T., Kaatsch, P., Niehues, T. & Körholz, D. (2011). Adolescents with cancer: Administrative, clinical and scientific implications. Klinische Pädiatrie, 223, 311–314.
Grießmeier, B. (2003). Die Entwicklung der psychosozialen Versorgung krebskranker Kinder und Jugendlicher und ihrer Familien – von der subjektiven Not zum Fallpauschalengesetz. PSAPOH-Journal, 5, 7–20.
Hardes, J., Gebert, C., Hillmann, A., Winkelmann, W. & Gosheger, G. (2003). Umkehrplastik im operativen Behandlungsplan der primär malignen Knochentumoren: Möglichkeiten und Grenzen. Orthopäde, 32, 965–970.
Hinds, P.S., Schum, L., Baker, J.N. & Wolfe, J. (2005a). Key factors affecting dying children and their families. Journal of Palliative Medicine, 8 (Suppl 1), 70–78.
Hinds, P.S., Drew, D., Oakes, L.L,. Fouladi, M., Spunt, S.L., Church, C. & Furman, W.L. (2005b). End-of-life care preferences of pediatric patients with cancer. Journal of Clinical Oncology, 23, 9146–9154.
Hjorth, L., Haupt, R. & Skinner, R. (2012). Late effects of therapy and survivorship issues. In M.C.G. Stevens, H.N. Caron & A. Biondi (Eds.), Cancer in Children (pp. 138–151). New York: Oxford University Press.
Kaatsch, P. & Spix, C. (2008). Registry-Annual Report (Jahresbericht 2008 des Deutschen Kinderkrebsregisters). Technischer Bericht, Universität Mainz 2008 [URL: http://www.kinderkrebsregister.de/ extern/ veroeffentlichungen/ jahresberichte/ jb2008/ index.h (Stand: 12.07.2012)
Kaatsch, P. et al. (2008). Leukemia in young children living in the vicinity of German nuclear power plants. International Journal of Cancer, 122, 721–726.
Kaatsch, P. (2010). Epidemiology of childhood cancer. Cancer Treatment Review, 36, 277–285.
Katz, L.F., Leary, A., Breiger, D. & Friedman D. (2011). Pediatric cancer and the quality of children's dyadic peer interactions. Journal of Pediatric Psychology, 36, 237–247.
Kazak, A.E. (1992). Social context of coping with childhood illness: Family systems and social

support. In A. La Greca, L. Siegel, J. Wallander & C. Walker (Eds.), Stress and coping in child health (pp. 262–278). New York: Guilford Press.

Koch, U., Siegrist, B., Schmid, R. & Wedell-Niemann, B. (1989). Zusammenfassung und Bewertung der Ergebnisse der Evaluation des Modellprogramms »Psychosoziale Betreuung krebskranker Kinder und Jugendlicher«. Manuskript: Universität Freiburg.

Kusch, M., Labouvie, H., Fleischhack, G. & Bode U. (1996). Stationäre psychologische Betreuung in der Pädiatrie. Weinheim: Beltz.

Kyngäs, H., Mikkonen, R., Nousiainen, E.M., Rytilahti, M., Seppänen, P., Vaattovaara, R. & Jämsä, T. (2001). Coping with the onset of cancer: Coping strategies and resources of young people with cancer. European Journal of Cancer Care, 10, 6–11.

Labouvie, H. & Bode, G. (2006). Psychosoziale Unterstützung von Patienten und ihren Angehörigen. In H. Gadner, G. Gaedicke, C. Niemeyer & J. Ritter (Hrsg.), Pädiatrische Hämatologie und Onkologie (S. 1070–1076). Heidelberg: Springer.

Larouche, S.S. & Chin-Peuckert, L. (2006). Changes in body image experienced by adolescents with cancer. Journal of Pediatric Oncology Nursing, 23, 200–209.

Leidig, E. (2008). S1-Leitlinie: Rehabilitation in der pädiatrischen Onkologie. AWMF online 2008. http://www.awmf.org/uploads/tx_szleitlinien/070-007_S1_Rehabilitation_in_der_paediatrischen_Onkologie_02-2008_02-2013.pdf (Stand: 12.07.2012)

Luithle, T. & Fuchs J. (2012). Gefäßzugänge bei Kindern. In J. Fuchs (Hrsg.), Solide Tumoren im Kindes- und Jugendalter (S. 61–66). Stuttgart: Schattauer.

Moore, B.D. (2005). Neurocognitive outcomes in survivors of childhood cancer. Journal of Pediatric Psychology, 30, 51–63.

Mulhern, R., Merchant, T., Gajjar, A., Reddick, W. & Kun, L. (2004). Late neurocognitive sequelae in survivors of brain tumors in childhood. The Lancet, 5, 399–408.

Mulhern, R.K., Palmer, S.L., Merchant, T.E., Wallace, D., Kocak, M., Brouwers, P., Krull, K., Chintagumpala, M., Stargatt, R., Ashley, D.M., Tyc, V.L., Kun, L., Boyett, J. & Gajjar, A. (2005). Neurocognitive consequences of risk-adapted therapy for childhood medulloblastoma. Journal of Clinical Oncology, 23, 5511–5519.

Müller, H.L., Gebhardt, U., Teske, C., Faldum, A., Zwiener, I., Warmuth-Metz, M., Pietsch, T., Pohl, F., Sörensen, N. & Calaminus, G. (2011). Study Committee of KRANIOPHARYNGEOM 2000. Post-operative hypothalamic lesions and obesity in childhood craniopharyngioma: Results of the multinational prospective trial KRANIOPHARYNGEOM 2000 after 3-year follow-up. European Journal of Endocrinoly, 165, 17–24.

Neville, K.L. (2000). Mature beyond their Years: The Impact of Cancer on Adolescent Development. Pittsburgh, PA: Oncology Nursing Press.

Noeker, M. (2002). Praxis behavioral-systemischer Familienberatung bei Tumor- und Leukämieerkrankungen im Kindes- und Jugendalter. Psychotherapie im Dialog, 3, 53–60.

Patenaude, A.F. & Kupst, M.J. (2005). Psychosocial functioning in pediatric cancer. Journal of Pediatric Psychology, 30, 9–27.

Ravens-Sieberer, U., Cieza, A. & Bullinger, M. (1997). Gesundheitsbezogene Lebensqualität – Hintergrund und Konzepte. München: Verlag MSD Sharp & Dohme GmbH.

Ripamonti, C.I., Piccinelli, C., Pessi, M.A. & Clerici, C.A. (2010). Modern computer technologies facilitate communication with a young cancer patient. Tumori, 96, 609–612.

Rutkowski, S., Bode, U., Deinlein, F., Ottensmeier, H., Warmuth-Metz, M., Soerensen, N., Graf, G., Emser, A., Pietsch, T., Wolff, J.E.A., Kortmann, R.D. & Kuehl, J. (2005). Treatment of Early Childhood Medulloblastoma by Postoperative Chemotherapy Alone. New England Journal of Medicine, 352, 978–986.

Schneider, S., Suppiger, A., Adornetto, C. & Unnewehr, S. (2008). Handbuch zum Kinder-DIPS. Diagnostisches Interview bei psychischen Störungen im Kindes- und Jugendalter (3. Aufl.). Berlin: Springer.

Schröder, H.M., Lilienthal, S., Schreiber-Gollwitzer, B.M. & Grießmeier, B. (2008). S3-Leitlinie: Psychosoziale Versorgung in der Pädiatrischen Onkologie und Hämatologie

[Psychosocial Care in Pediatric Oncology and Haematology]. Hrsg.: Arbeitsgemeinschaft der Wissenschaftlichen Medizinischen Fachgesellschaften (AWMF) URL: http://www.awmf.org/uploads/tx_szleitlinien/025-002l.pdf (Stand: 12.07.2012)

Schröder, H.M. & Schreiber-Gollwitzer, B.M. (2003). Ressourcen- und Belastungsprofil und Belastungsgruppeneinteilung. URL: http://www.kinderkrebsinfo.de/e2260/e5902/e5910/index_ger.html (Stand: 12.07.2012)

Schreiber-Gollwitzer, B. & Gollwitzer, K. (2007). Diagnostic and differential-diagnostic considerations regarding the assessment of children's reactions within the scope of psychosocial care in paediatric oncology and haematology. Klinische Pädiatrie, 219, 372–379.

Schreiber-Gollwitzer, B., Schröder, H.M. & Niethammer, D. (2002). Psychosoziale Begleitung von Kindern und Jugendlichen mit malignen Erkrankungen. Monatsschrift Kinderheilkunde, 150, 954–965.

Schwartz, C.E., Bode, R., Repucci, N., Becker, J., Sprangers, M.A. & Fayers, P.M. (2006). The clinical significance of adaptation to changing health: A meta-analysis of response shift. Quality of Life Research, 15, 1533–1550.

Seitz, D.C.M. et al. (2010). Posttraumatic stress, depression, and anxiety among adult long term survivors of cancer in adolescence. European Journal of Cancer, 46, 1596–1606.

Sprangers, M.A. & Schwartz, C.E. (1999). Integrating response shift into health-related quality of life research: a theoretical model. Social Science & Medicine, 48, 1507–1515.

Steliarova-Foucher, E., Stiller, C., Lacour, B. & Kaatsch, P. (2005). International Classification of Childhood Cancer, third edition. Cancer, 103, 1457–1467.

Stiller, C. & Sha, A. (2012). The epidemiology of cancer in children and adolescents. In M.C.G. Stevens, H.N. Caron & A. Biondi (Eds.), Cancer in Children (6th ed.) (pp. 1–13). New York: Oxford University Press.

Suzuki, L.K. & Kato, P.M. (2003). Psychosocial support for patients in pediatric oncology: The influences of parents, schools, peers, and technology. Journal of Pediatric Oncology Nursing, 20, 159–174.

Tedeschi, R. & Calhoun, L. (1996). The posttraumatic growth inventory: Measuring the positive legacy of trauma. Journal of Traumatic Stress, 9, 455–471.

Tsimicalis, A., Stinson, J. & Stevens, B. (2005). Quality of life of children following bone marrow transplantation: Critical review of the research literature. European Journal of Oncology Nursing, 9, 218–238.

Varni, J.W., Katz, E.R., Colegrove, R. Jr. & Dolgin, M. (1995). Perceived physical appearance and adjustment of children with newly diagnosed cancer: A path analytic model. Journal of Behavioral Medicine, 18, 261–278.

Varni, J.W. et al. (2001). PedsQL 4.0: Reliability and validity of the Pediatric Quality of Life Inventory version 4.0. Medical care, 39, 800–812.

Verrill, J.R., Schafer, J., Vannatta, K. & Noll, R.B. (2000). Aggression, antisocial behavior, and substance abuse in survivors of pediatric cancer: Possible protective effects of cancer and its treatment. Journal of Pediatric Psychology, 25, 493–502.

Wagner S. (2003). Therapie von hochgradig malignen Gliomen im Kindes- und Jugendalter. WIR Informationsschrift der Aktion für krebskranke Kinder e.V. (Bonn) 1: 13 URL: http://undefinedwww.undefinedkinderkrebsstiftung.undefinedde/undefined fileadmin/KKS/ files/ zeitschriftWIR/ 2003_1/behandlungsnetzwerk09.pdf (Stand: 12.07.2012)

Wertgen, A. (2007). Die »Teleschule« als unterstützende Maßnahme zur sozialen Integration onkologisch erkrankter Schüler. In J. Hinne-Fischer, U. Flachskamp, C. Rittmeyer, R. Rotthaus & A. Wertgen (Hrsg.), Schule und Klinik. Beiträge zur Pädagogik bei Krankheit (S. 161–178). Münster: LIT-Verlag.

Zeltzer, L.K., Recklitis, C., Buchbinder, D., Zebrack, B., Casillas, J., Tsao, J.C., Lu, Q. & Krull, K. (2009). Psychological status in childhood cancer survivors: A report from the Childhood Cancer Survivor Study. Journal of Clinical Oncology, 27, 2396–2404.

Zernikow, B. (2008). Palliativversorgung von Kindern, Jugendlichen und jungen Erwachsenen. Heidelberg: Springer.

10 Kleinwuchs

Meinolf Noeker

10.1 Beschreibung der chronischen Erkrankungsform

Wenn die Größe eines Kindes bezogen auf das Lebensalter und bezogen auf die eigene Referenzpopulation unterhalb der dritten Perzentile liegt, ist es statistisch gesehen zu klein. Liegt die Größe oberhalb der 97. Perzentile der Populationsnorm, ist es statistisch gesehen zu groß. Ob es sich auch um eine Normabweichung im biologischen Sinne handelt, muss abgeklärt werden.

Genetisches Wachstumspotential. Das Wachstumspotential eines gesunden Kindes drückt sich indirekt in der Größe der Eltern aus. Die das Wachstum bestimmenden Gene werden etwa zu gleichen Teilen von den Eltern an das Kind vererbt. Die Messung der Körpergröße beider Eltern ist daher wichtiger Teil der Wachstumsdiagnostik. Es gibt verschiedene Methoden, die erwartete Zielgröße eines Kindes zu berechnen. Diese bieten eine orientierende Abschätzung, die nicht für jeden Einzelfall gelten muss. Die mittlere, familiäre Zielgröße berechnet sich nach der vereinfachten Formel: Zielgröße (cm) = Größe Vater (cm) + Größe Mutter (cm) – 13 cm (bei Mädchen) bzw. + 13 cm (bei Jungen): 2. Die Messung und Dokumentation der Wachstumsentwicklung (Auxologie) ist ein wichtiger Teil der kinderärztlichen Vorsorgeuntersuchungen. Eine kontinuierliche – noch mehr eine plötzlich einsetzende Wachstumsretardation – kann wichtige Hinweise auf eine latente allgemeinpädiatrische Grunderkrankung liefern (z. B. chronisch entzündliche Darmerkrankungen).

Wachstumsgeschwindigkeit. Die Feststellung der Körpergröße gibt keinen Aufschluss über die Dynamik des Wachstumsprozesses. Um diese Informationen zu bekommen, muss die Größenentwicklung longitudinal bewertet werden. Die Berechnung und Bewertung der Größen-Wachstumsgeschwindigkeit ist somit ein entscheidender Schritt bei der Evaluation von Wachstumsstörungen. Die beiden Größenmessungen, auf denen die Berechnung der Wachstumsgeschwindigkeit beruht, müssen zeitlich hinreichend weit voneinander entfernt sein, um eine valide Aussage über die Wachstumsgeschwindigkeit zu gewinnen.

Pubertät. Die Untersuchung auf Pubertätsmerkmale und deren Dokumentation gehört zu jeder Evaluation von Wachstumsstörungen. Es empfiehlt sich, dies während der Untersuchung anzukündigen, da den Eltern die Zusammenhänge zwischen Wachstum und Pubertät nicht immer klar sind.

Klinische Untersuchung

Wachstumsverzögerung ist ein Symptom. Zunächst ist nicht klar, ob es sich bei einer Wachstumsverzögerung um eine Wachstumsstörung im engeren Sinne oder aber um den Ausdruck einer Allgemeinerkrankung handelt. Daher schließt die Wachstumsdiagnostik neben einer breiten Anamnese und wachstumsbezogenen Messungen immer auch eine komplette klinische pädiatrische Untersuchung ein.

Interpretation von Wachstumsdaten. Für eine genaue Interpretation von Wachstumsdaten ist es notwendig, die Befunde exakt numerisch auszudrücken. Es ist anschaulich, den Abstand zwischen dem Messwert und dem Mittelwert für das jeweilige Alter anzugeben. Ist beispielsweise der normale Mittelwert für einen 10-jährigen Jungen 140 cm, seine aktuelle Größe beträgt aber nur 128 cm, so lässt sich einfach erklären, dass das Kind um 12 cm zu klein ist. Diese absoluten Zahlen geben aber noch keine hinreichende Beurteilung der Abweichung vom altersbezogenen Mittelwert. Die Abweichung des individuellen Messwertes vom Mittelwert der Referenzpopulation kann am besten mit dem SDS (standard deviation score) ausgedrückt werden. Der SDS drückt den Abstand zwischen Messwert und Mittelwert als Vielfaches der Standardabweichungen des normalen Mittelwertes aus.

Normwerte der Wachstumsentwicklung. Die Erstellung von Normwerten der Wachstumsentwicklung ist ein komplexer Prozess, da die untersuchte Population in Bezug auf eine Vielzahl von Gesichtspunkten (z. B. Ethnie, soziale Schicht) exakt definiert sein sowie möglichst das gesamte Altersspektrum bei beiden Geschlechtern abdecken sollte. Damit muss die untersuchte Kohorte hinreichend groß sein. Eine Vielzahl von angeborenen Wachstumsstörungen weist ein charakteristisches Wachstumsmuster auf. In den vergangenen Jahrzehnten sind umfangreiche Untersuchungen zum Wachstum bei einer Reihe von genetisch bedingten Erkrankungen erstellt worden.

Klinischer Nutzen von Wachstumskurven. Krankheitsspezifische Wachstumskurven können in vielfältiger Weise genutzt werden:

(1) Eltern, Patienten und Kollegen können über Ausmaß und Geschwindigkeit des Wachstums eines Kindes im Vergleich zu seiner Referenzgruppe informiert und beraten werden.

(2) Abweichungen vom typischen Wachstumsverlauf bieten Hinweise auf möglicherweise vorliegende Grunderkrankungen.

(3) Die Erwachsenengröße kann vorhergesagt werden und somit die Entscheidung für oder gegen eine Therapie beeinflussen.

(4) Die Wirkung und das Ansprechen auf eine Wachstumshormontherapie kann evaluiert werden. Patienten und Eltern kann der Größengewinn in Folge einer wachstumsstimulierenden Therapie anschaulich quantifiziert werden.

10.2 Annahmen zur Störungsgenese

Die Wachstumsentwicklung des Kindes ist ein komplexer Prozess, der von genetischen, intrauterinen, hormonellen, ernährungsbezogenen und auch psychosozialen Faktoren gesteuert wird. Das Symptom Kleinwuchs kann Ausdruck sehr heterogener Krankheitsentitäten sein (vgl. Tab. 10.1). In den meisten Fällen ist es Ausdruck einer normvarianten Wachstumsverzögerung ohne spezifische pathophysiologische Grundlage im Sinne des sogenannten idiopathischen Kleinwuchses (Noeker et al., 2012a). Dieser stellt eine Ausschlussdiagnose dar. Minimalkriterien für den Ausschluss einer pathologischen Wachstumsstörung sind: normale Geburtsmaße, normale Proportionen, keine organische Erkrankung, normale Ernährung, normale psycho-soziale Situation und keine hormonelle Störung. Die Pathogenese des idiopathischen Kleinwuchses ist nach heutigem Verständnis unklar. Es ist davon auszugehen, dass weiterführende Untersuchungen in der Zukunft dazu führen werden, dass derart klassifizierte Kinder und Jugendliche einmal einer spezifischeren Diagnose zugeordnet werden können.

Tabelle 10.1 Ursachen und Merkmale unterschiedlicher Kleinwuchsformen

Kleinwuchsformen	Beispiele, Ursachen und Merkmale
Idiopathischer Kleinwuchs	▶ normvarianter Kleinwuchs unterhalb der 3. Perzentile, ▶ keine pathologische (genetische, metabolische, endokrine etc.) Grunderkrankung diagnostizierbar ▶ familiärer Kleinwuchs: Eltern ebenfalls kleinwüchsig
Pränatale Wachstumsretardation	▶ Kinder mit reduzierter intrauteriner Wachstumsentwicklung (intrauterine growth retardation: IUGR) bzw. Retardation der Längen- und/oder Gewichtsentwicklung bezogen auf das Gestationsalter (small for gestational age: SGA). ▶ intrauterine Risikofaktoren: Plazentainsuffizienz (unzureichende Nahrungs-, Sauerstoffversorgung), toxische Substanzen (Nikotin, Alkohol, Drogen), Infektionen, Mangel- oder Fehlernährung der Mutter
Wachstumshormonmangel	▶ insuffiziente (komplette oder partielle) Sekretion des Wachstumshormons in der Hypophyse ▶ der Wachstumshormonmangel kann therapeutisch durch exogene Gabe von Wachstumshormon substituiert werden (tägliche Injektion)
Chromosomale Anomalie	▶ Ulrich-Turner-Syndrom (Kleinwuchssyndrom, das nur Mädchen betrifft und zusätzlich mit (leichter) Lernbehinderung sowie Fertilitätsstörungen einhergehen kann) ▶ Down-Syndrom
Genetische Syndrome	▶ Achondroplasie und Hypochondroplasie (dysproportionierter Kleinwuchs) ▶ Silver-Russell-Syndrom (Kleinwuchssyndrom mit niedrigem Geburtsgewicht/-länge sowie weiteren körperlichen Stigmata wie spitzes Kinn und leichter Asymmetrie des Körperbaus) ▶ Prader-Willi-Syndrom (Kleinwuchssyndrom mit assoziierter Adipositas, Hyperphagie und Lernbehinderung)

▶

Tabelle 10.1 (Fortsetzung)

Kleinwuchsformen	Beispiele, Ursachen und Merkmale
Chronisch-somatische Grunderkrankung	► chronische Niereninsuffizienz ► (unbehandelter) Morbus Crohn (chronisch entzündliche Darmerkrankung), Zöliakie (Nahrungsmittelunverträglichkeit von Gluten) ► Herzfehler
Psychosozialer Kleinwuchs	► bei ausgeprägter sensorischer, emotionaler Deprivation, Vernachlässigung, Misshandlung ► häufig reversibel nach Milieuveränderung

10.3 Epidemiologie

Nach statistischer Norm werden die drei kleinsten Prozent einer Altersgruppe als kleinwüchsig definiert. Der weitaus überwiegende Teil davon leidet an idiopathischem Kleinwuchs, die übrigen Gruppen treten vergleichsweise selten auf, stehen aber stärker im Blick des Pädiaters bzw. Endokrinologen, weil sie weitere Gesundheitsprobleme aufweisen können, die Diagnostik und Behandlung verdienen, und diese Kinder potentielle Kandidaten für eine Indikation zur Wachstumshormontherapie sein können (Noeker, 2006). Hinzu kommt noch die kleine Gruppe von Kindern, die trotz pathologischer Wachstumsstörung zum Zeitpunkt der Messung ihrer Körpergröße oberhalb der 3. Perzentile liegen können (vgl. Tab. 10.1). Die Größe dieser Gruppe ist aber verschwindend gering.

10.4 Verlauf und Prognose

Wachstumsprognose

Die Prognose der Wachstumsentwicklung hängt wesentlich ab von

- der zugrunde liegenden Ursache einer Wachstumsstörung. Für eine Reihe von genetischen Syndromen, die mit einer Wachstumsstörung einhergehen, liegen krankheitsspezifische Wachstumskurven vor (z. B. Ullrich-Turner-Syndrom; Prader-Willi-Syndrom);
- der familiären Zielgröße, also der Körpergröße von Vater und Mutter. Die familiäre Zielgröße beeinflusst auch die Wachstumsprognose von Kindern mit einem Syndrom (Haverkamp et al, 2004). Ein Mädchen mit Ullrich-Turner-Syndrom, das große Eltern hat, wird innerhalb der Ullrich-Turner-Population zu den größten gehören, innerhalb der Gesamtbevölkerung altersgleicher Mädchen aber weiterhin zu den kleinsten;
- die Verfügbarkeit einer Therapieoption. Kinder gewinnen natürlich durch eine Wachstumshormontherapie in ihrer jährlichen Wachstumsgeschwindigkeit und

vor allem in ihrer erreichten Endgröße im Erwachsenenalter. Mit Ausnahme des Wachstumshormonmangels bleiben sie dennoch hinter der genetischen Zielgröße zurück, die sie auf der Basis ihrer elterlichen Körpergrößen ohne Vorliegen ihrer Wachstumsstörung hätten erwarten dürfen (Bannink et al., 2005).

Psychosoziale Entwicklungsprognose
Pathologische Wachstumsstörungen (u. a. Wachstumshormonmangel, genetische Syndrome und Chromosomenaberrationen, somatische Grunderkrankungen) wie auch normvariante Wachstumsretardation (idiopathischer Kleinwuchs) beinhalten ein Risiko für die psychosoziale Verlaufsprognose. Dies gilt auf Gruppenebene, nicht jedoch in jedem Einzelfall. Wie bei anderen chronisch-somatischen Erkrankungsbildern modulieren individuelle, familiäre und soziale Risiko- wie Schutzfaktoren enorm das Entwicklungsergebnis.

Äquifinalität und Multifinalität
Abbildung 10.1 illustriert die entwicklungspsychopathologischen Prinzipien der Äquifinalität und Multifinalität der Entwicklungsprognose bei unterschiedlichen Wachstumsstörungen (vgl. Noeker & Petermann, 2003). Demnach können sich zwei unterschiedliche Wachstumsstörungen über unterschiedliche individuelle und familiäre Adaptationspfade in einem gemeinsamen Entwicklungsausgang etwa im Sinne einer ähnlichen Beeinträchtigung der Lebensqualität treffen. Methodisch formuliert ist Äquifinalität gleichbedeutend mit einer niedrigen Outcomevarianz *zwischen* sehr unterschiedlichen Krankheitsbildern: Verschiedene Wachstumsstörungen wie Idiopathischer Kleinwuchs (ISS), Ullrich-Turner-Syndrom (UTS) oder Kinder mit extrem niedrigem Geburtsgewicht bzw. -länge (Small for Gestational Age, SGA) führen zu einem mehr oder weniger identischen psychosozialen Entwicklungsergebnis. Das komplementäre Prinzip zur Äquifinalität ist das Prinzip der Multifinalität. Multifinalität bedeutet, dass sich bei Kindern mit gleicher Wachstumsstörung sehr unterschiedliche Entwicklungsverläufe und -ausgänge ergeben können. Aus methodischer Sicht bedeutet das Prinzip der Multifinalität eine hohe Varianz des Outcomes *innerhalb* einer Krankheitsgruppe. Die Prinzipien der Äquifinalität und Multifinalität bedeuten zusammengefasst, dass die Kenntnis der individuellen Wachstumsstörung ebenso wie die Kenntnis des Ausmaßes des Kleinwuchses noch keine präzise Vorhersage erlauben, wie stark das Kind an seinem Kleinwuchs leidet oder ob es deswegen eine psychische Störung entwickelt. Manche Kinder mit starker Wachstumsretardation können dennoch eine resiliente psychische Entwicklung nehmen (Noeker & Petermann, 2008).

Entwicklungsprognose bei Wachstumshormonbehandlung
Ergibt sich als Folge einer Wachstumshormonbehandlung auch eine Verbesserung des psychosozialen Entwicklungsergebnisses (Bullinger et al., 2009; Noeker, 2006)? Eine schlüssige Antwort auf diese Frage erhält man nur durch den wissenschaftlichen Vergleich von parallelisierten Gruppen, von denen eine Gruppe eine Wachstumshormonbehandlung erhält und eine Kontrollgruppe mit vergleichbaren wachstums-

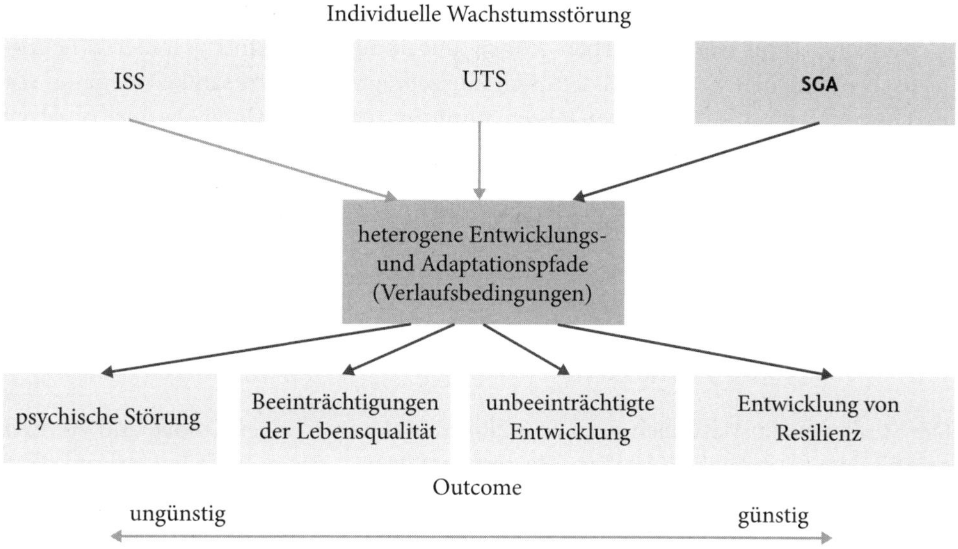

Abbildung 10.1 Aquifinalität und Multifinalität der Entwicklungsprognose bei Wachstumsstörungen

bezogenen und psychosozialen Ausgangsmerkmalen ohne Behandlung bleibt bzw. eine Placebo-Behandlung erhält. Solche methodisch belastbaren Studien liegen nicht vor. Bis heute gibt es nur Verlaufsstudien, die den psychosozialen Entwicklungsverlauf von Patienten unter Wachstumshormontherapie beobachtet haben. Diese Studien haben weitgehend uneinheitliche Daten geliefert:

- Negative Auswirkungen zeigten sich im Bereich »Familiäre Bindung« (Pilpel et al., 1995).
- Keine Veränderungen zeigen sich in den Bereichen schulische Leistung, Selbstwertgefühl, Verhältnis zu Gleichaltrigen (Pilpel et al., 1995), Bildung, Gesundheit, Persönlichkeit (Rekers-Momborg et al., 1998) sowie Intelligenz und Leistung (Downie et al., 1996, 1997).
- Entwicklungsgewinne während der Therapie ergeben sich in den Bereichen Verbesserung von Verhaltensstörungen sowie Verringerung von Angst und Depression (Stabler et al., 1998).
- Eine placebokontrollierte Studie zeigte eine Verbesserung von Verhaltensstörungen (CBCL) im Vergleich zu Kontrollen ab dem dritten Jahr nach der Behandlung (Ross et al., 2004). Der Erkenntniswert dieser Studie wird jedoch stark eingeschränkt, weil schon zu Behandlungsbeginn (baseline) der CBCL-Score normal war und über den Therapieverlauf viele Patienten ausschieden, dies wahrscheinlich aus dem Grund, weil sie in der Placebogruppe keinen Wachstumsgewinn feststellen konnten.
- Bei Kindern mit niedriger Körperlänge und/oder Körpergewicht bei Geburt ohne späteres Aufholwachstum (SGA) zeigte sich unter Wachstumshormontherapie hinsichtlich »sozialer Akzeptanz« und »allgemeiner Selbstwert« eine signifikante

Verbesserung im Vergleich zum Ausgangswert vor Therapiestart. Vier weitere Verhaltensdimensionen blieben jedoch unverändert. In einer parallelen neuropsychologischen Studie zeigten sich ausgeprägte Aufmerksamkeitsdefizite vor Therapiestart, die nach zwei Jahren minimal reduziert waren. Es bleibt wegen der fehlenden Kontrollgruppe offen, ob es sich um spezifische Therapieeffekte oder um zwischenzeitliche behandlungsunabhängige Reifungseffekte handelt (van der Reijden-Lakeman et al., 1997).

10.5 Psychosoziale Belastungen, Entwicklungsrisiken und Entwicklungschancen

Die Studien zur psychischen Funktionsfähigkeit kleinwüchsiger Kinder und zu ihrer psychischen Anpassung an ihre Wachstumsstörung zeigen auf den ersten Blick inkonsistente Ergebnisse mit einem breiten Spektrum von starken Auffälligkeiten bis hin zu Normalbefunden (Bullinger et al, 2009; Noeker & Haverkamp, 2000; Noeker, 2011; Noeker et al., 2012b). Diese Inkonsistenz lässt sich weitgehend aufklären, wenn man die Methodik der jeweiligen Studien berücksichtigt. Bedeutsam sind erstens die Definition und Operationalisierung des psychologischen Entwicklungsergebnisses sowie zweitens Effekte der Stichprobendefinition bzw. -selektion. Berücksichtigt man diese methodischen Faktoren, so ergibt sich ein weitaus konsistenteres Bild der Studienlage.

Psychosoziale Belastungen

Stresserfahrungen in Folge des Kleinwuchses sind häufig. Sie umfassen unter anderem Stigmatisierung in der Öffentlichkeit, Benachteiligung beruflicher Perspektiven sowie soziale Herabsetzung in der Gleichaltrigengruppe (Bullying, Mobbing). Infantilisierung und Juvenilisierung beschreiben die wiederkehrende Erfahrung kleinwüchsiger Kinder bzw. Jugendlicher, aufgrund der Körpergröße für jünger eingeschätzt und damit nicht altersadäquat angesprochen und behandelt zu werden. Eine überprotektive Erziehungshaltung der Eltern gegenüber dem »kleinen Kind« kann die Autonomieentwicklung hemmen. Für das Erwachsenenalter sind berufliche Karrierenachteile und eine niedrigere Heiratsrate beschrieben worden. Eine britische Studie hat bestätigt, dass kleinwüchsige Schüler sehr viel häufiger berichten, Opfer von Mobbing und Bullying zu sein als normalwüchsige Schüler (Voss & Mulligan, 2000). Kleinwüchsige Jungen fühlen sich stärker betroffen als Mädchen. Die psychische Entwicklung kleinwüchsiger Kinder hängt demnach wesentlich von den Wahrnehmungen, Bewertungen und Rückmeldungen der sozialen Umgebung ab, die sie aufgrund der sofortigen Sichtbarkeit ihrer Normabweichung immer wieder erfahren. Eine sozialpsychologische Interpretation, die das psychische Belastungserleben der Betroffenen als einfache Auswirkung gesellschaftlicher und interaktioneller Stigmatisierung versteht, greift dennoch zu kurz. Die soziale Umgebung reagiert auf den Anblick eines Kleinwüchsigen weniger mit offener, direkter Ablehnung und Diskriminierung, sondern vielmehr mit verschämter Irritation, die mitunter sogar mit Überfreundlichkeit kompensiert werden kann. Solche Reaktionen und Rückmeldungen sind für die Betroffenen wiederum nicht eindeutig zu interpretieren. Sie sind verunsichert, wie sie die verschämten Blicke auf ihr Äußeres interpretieren sollen. Als Ablehnung? Als Neugier? Als einfache Orientierungsreaktion beim Anblick von etwas Unvertrautem? Sogar als Zeichen für Sympathie und unausgesprochene Solidarität?

Kognitive Bewertung und sozial-kommunikative Skills

Die Kinder verfügen über sehr unterschiedliche kognitive Bewertungsmuster und sozial-kommunikative Kompetenzen und Strategien, um kleinwuchsbedingte Belastungen zu regulieren. Die individuelle kognitive Bewertung mehrdeutig interpretierbarer sozialer Signale und Reaktionen der Umgebung als herabsetzend, ausgrenzend bzw. abwertend entscheidet wesentlich über die Intensität des subjektiven Stresserlebens im Allgemeinen und die Bedrohung des eigenen Selbstwerterlebens im Besonderen. Die perzeptive, kognitive und emotionale Verarbeitung der vieldeutigen sozialen Signale hängt wiederum entscheidend von den psychischen Risiko- und Schutzfaktoren und den bisher erworbenen funktionalen oder dysfunktionalen Selbst- und Fremdschemata ab, die die Entwicklung des Kindes in seiner bisherigen Entwicklung geprägt haben.

Protektive Faktoren

Schutzfaktoren, die eine emotional entlastende Wirkung bzw. positive Anpassung an den Kleinwuchs befördern, lassen sich auf drei Ebenen definieren (Noeker & Haverkamp, 2000; Noeker & Petermann, 2008):

- individuelle Persönlichkeitsmerkmale des Kindes (z. B. Autonomie, positives Selbstwertgefühl, die Fähigkeit, den Kleinwuchs in seiner Bedeutung nicht unangemessen überzubewerten)
- supportive Familienmerkmale (z. B. hoher Zusammenhalt, Rollenflexibilität, hoher wechselseitiger Respekt, faire innerfamiliäre Lastenverteilung, hohes Verpflichtungsgefühl für die Familie)
- Verfügbarkeit außerfamiliärer Unterstützung (gutes Verhältnis zur erweiterten Familie und Verwandtschaft, verlässliche Freundschaften, Unterstützung durch Selbsthilfe, Verfügbarkeit professioneller medizinischer wie psychosozialer Unterstützung)

Psychopathologie

Tritt eine ohnehin bestehende psychische Vulnerabilität (z. B. generell erhöhte Ängstlichkeit) hinzu, so können negative soziale Erfahrungen und negative innere Selbstbewertungen sich wechselseitig potenzieren und die Entwicklung einer psychischen Störung (z. B. Angststörung, Depression) bahnen. Die Studien dazu haben jedoch sehr inkonsistente Ergebnisse erbracht. Dies hat verschiedene methodische und stichprobenbezogene Gründe. Populationsbasierte Untersuchungen, die beispielsweise kleinwüchsige Kinder in Schulen untersuchen, finden in der Regel geringere Entwicklungsauffälligkeiten als Studien, die solche Kinder untersuchen, die sich wegen ihrer

Wachstumsretardation in einer pädiatrisch-endokrinologischen Ambulanz vorstellen. Kranzler et al. (2000) haben drei Gruppen von Kindern im Alter von 6 bis 12 Jahren miteinander verglichen: eine Stichprobe von kleinen Kindern im Rahmen einer klinischen Vorstellung in einer universitären Wachstumsambulanz, eine Stichprobe mit gleichen Wachstumsparametern, aber ohne klinische Vorstellung sowie eine Kontrollgruppe von Kindern mit normaler Statur. Die klinisch vorgestellten Kinder wiesen im Elternurteil die stärksten externalisierenden Verhaltensstörungen auf. Dieses Ergebnis kann als Hinweis gewertet werden, dass Eltern, die bei ihrem kleinwüchsigen Kind Verhaltensprobleme wahrnehmen, eher geneigt sind, dieses auch klinisch zur Abklärung vorzustellen. Möglicherweise attribuieren sie die Verhaltensauffälligkeiten ihres Kindes auf eine Fehlanpassung an den Kleinwuchs und erhoffen sich von einer Therapie des Kleinwuchses auch eine Besserung der Verhaltensentwicklung. Sie sind daher stärker motiviert, eine medizinische Abklärung der Ursache des Kleinwuchses zu veranlassen als Eltern, die bei ihrem Kind keine Verhaltensauffälligkeiten wahrnehmen.

Die Studie von Kranzler et al. (2000) erlaubt keine Aussage zu der Frage, ob die Kinder der klinisch vorgestellten Stichprobe sich tatsächlich schlechter an ihren Kleinwuchs angepasst haben. Es besteht auch die Möglichkeit, dass bei den klinisch vorgestellten Kindern eine Verhaltensstörung vorliegt, die sich objektiv weitgehend ohne kausalen Bezug zur Wachstumsretardation herausgebildet hat. In diesem Fall attribuieren die Eltern Verhaltensprobleme ihres Kindes subjektiv verkürzt als Folge der Wachstumsretardation. Eine solche Attribution kann selbstwertdienlicher wirken als eine möglicherweise zutreffendere Attribution auf gleichzeitig vorliegende Familien- oder Erziehungsschwierigkeiten.

Die Schlussfolgerungen aus der Studie von Kranzler et al. (2000) sind für klinisch praktizierende Ärzte und Psychologen sehr bedeutsam, weil auch diese naturgemäß ihre klinische Einschätzungen bei einem selektiven Teil kleinwüchsiger Patienten entwickeln. Kliniker mögen die Effekte einer Wachstumsretardation auf die psychische Entwicklung bei kleinwüchsigen Kindern tendenziell überschätzen, weil sie eher Kinder mit Verhaltensauffälligkeiten bzw. Problemen der Anpassung an den Kleinwuchs vorgestellt bekommen.

Körpergröße und Beliebtheit in der Schulklasse

Studien, die nicht in Kliniken, sondern in Schulen durchgeführt wurden, zeigen eine niedrigere Häufigkeit psychischer Störungen an. Sandberg et al. (2004) haben in Schulen eine Stichprobe von 956 Kindern und Jugendlichen (6. bis 12. Klasse) rekrutiert. Aus dieser Stichprobe haben sie die Teilstichprobe der kleinwüchsigen Kinder (Körpergröße unterhalb der 5. Perzentile; $N = 56$) sowie der hochwüchsigen Kinder (Körpergröße oberhalb der 95. Perzentile; $N = 58$ Kinder) bestimmt. Diese Teilstichproben haben sie mit normalwüchsigen Kontrollen verglichen und dazu soziometrische Tests zur sozialen Position und Reputation innerhalb der Klassengemeinschaft eingesetzt. Sie fanden keinen signifikanten Zusammenhang zwischen der Körpergröße und der Rate an Freundschaftsbeziehungen bzw. der Popularität innerhalb der Klasse. Kleinere Schüler wurden zwar als jünger wahrgenommen, dies hatte jedoch keinen Einfluss auf ihre Akzeptanz unter den Gleichaltrigen.

Kleinwuchs und soziale Schicht

Weitere Studien zeigen interessanterweise an, dass Kleinwuchs mit sozioökonomischer und psychosozialer Benachteiligung verknüpft ist. In der repräsentativen Wessex Growth Study (Downie et al., 1997) unterscheiden sich kleinwüchsige Schüler in ihrer Selbstwahrnehmung, ihrem Selbstwertgefühl und ihrer Verhaltenssteuerung nicht signifikant von einer parallelisierten Kontrollgruppe. Es findet sich jedoch eine auffallende Korrelation zwischen dem Vorliegen eines Kleinwuchses und einem niedrigen sozioökonomischen Status der Herkunftsfamilie auf ($p < 0{,}002$). Die kleinwüchsigen Kinder erzielen deutlich niedrigere Scores hinsichtlich Intelligenz ($p < 0{,}005$) und Leseleistung ($p < 0{,}002$). Die soziale Schicht und der IQ erweisen sich als deutlich aussagefähigere Prädiktoren für die Schulleistung als die Körpergröße des Kindes. Eine Reihe weiterer Studien mit hohen, repräsentativen Stichprobenumfängen belegt eine Korrelation von geringer Körpergröße und niedrigem sozio-ökonomischen Status vor allem bei Kindern mit niedriger Geburtslänge bzw. Geburtsgewicht entsprechend dem Gestationsalter (vgl. zur Übersicht Noeker 2005, 2006). Auch bei Syndromen, bei denen ein Kleinwuchs gemeinsam mit Lernbeeinträchtigungen auftritt, fließt das familiäre Intelligenzniveau entscheidend in die individuelle Prognose des neurokognitiven Entwicklungsergebnisses ein. Mädchen mit Ullrich-Turner-Syndrom (Haverkamp et al., 2004) bzw. mit Silver-Russell-Syndrom (Noeker & Wollmann, 2004), deren Eltern und Geschwister einen überdurchschnittlichen IQ aufweisen, erzielen ebenfalls ein deutlich besseres neurokognitives Ergebnis als betroffene Kinder aus Familien mit einem niedrigeren IQ.

Körpergröße und Lebensqualität bei Erwachsenen

Der britische Health Survey aus dem Jahre 2003 zeigt eine signifikante Korrelation zwischen der Lebensqualität (gemessen über die Euro-Quality-of-Life Questionnaire) und einer kleineren Körperstatur (Christensen et al., 2007). Dieser Zusammenhang ist besonders ausgeprägt bei der Teilstichprobe der sehr kleinen Erwachsenen (Körpergröße unterhalb der 2. Perzentile).

10.6 Unterstützungsmöglichkeiten

Selbsthilfe und Aufklärung

Als Antwort auf gesellschaftliche Benachteiligung und soziale Stigmatisierung haben sich Selbsthilfegruppen auf örtlicher und bundesweiter Ebene gegründet. Sie führen viele Projekte zur Aufklärung der Bevölkerung, der konkreten Unterstützung bei der schulischen, sozialen und beruflichen Integration sowie des stützenden Austausches innerhalb von Betroffenen und deren Familien durch. Diese Initiativen stärken die psychosoziale Entwicklungsprognose vieler Betroffener (hier vor allem: Bundesverband Kleinwüchsige Menschen und ihre Familien e.V., Bremen; vgl.: www.bkmf.de).

Wachstumshormontherapie

Auf der medizinisch-endokrinologischen Ebene kann je nach biologischer Ursache und Verlaufsform der Wachstumsretardierung eine Wachstumshormontherapie die Wachstumsgeschwindigkeit beschleunigen und die erreichbare Endgröße im Erwachsenenalter erhöhen. Am Anfang der endokrinologischen Therapie von Wachstumsstörungen stand die Behandlung des hypophysären (kompletten oder partiellen) Wachstumshormonmangels. Ähnlich wie beim Diabetes mellitus Typ I, bei dem eine fehlende Insulinsekretion des Organismus durch eine Insulininjektion von außen kompensiert wird, wird eine unzureichende Sekretion von Wachstumshormon in der Hypophyse durch tägliche Injektionen von biosynthetisch hergestelltem Wachstumshormon (growth hormone: GH) ersetzt (substituiert). Für eine solche Substitutionstherapie besteht eine unstrittige Behandlungsindikation alleine schon aus medizinisch-endokrinologischen Gründen.

Im Laufe der letzten Jahrzehnte sind auch Indikationen wie das Ullrich-Turner-Sydrom, SGA, chronische Niereninsuffizienz und Prader-Willi-Syndrom für eine Behandlung mit GH zugelassen worden, obwohl bei diesen Krankheitsbildern kein originärer Wachstumshormonmangel vorliegt. Das zusätzlich gespritzte Wachstumshormon erzeugt hier eine erhöhte Verfügbarkeit von Wachstumshormonen im Organismus, die über dem physiologischen Wert bei gesunden Probanden liegt. Damit geht eine grundlegende Verschiebung im Therapiekonzept einher (Noeker, 2006; Sandberg, 2006). Therapieziel ist nicht mehr vorrangig eine medizinische Korrektur eines pathophysiologischen Hormondefizits, sondern das Ziel besteht vielmehr nun in einer verstärkten Stimulation der Wachstumsentwicklung, um vermuteten psychosozialen Entwicklungsrisiken vorzubeugen oder sie mit medizinischen Mitteln zu behandeln.

Patienten mit Wachstumshormonmangel können fast ihre genetische Zielgröße erreichen, wenn die Therapie so lange durchgeführt wird, bis der Patient etwa ausgewachsen ist. Bei den anderen Behandlungsindikationen ohne klaren Wachstumshormonmangel lässt sich etwa ein Wachstumsgewinn von ca. fünf bis zehn Zentimetern erzielen. Bei diesem relativen Wachstumsgewinn bleiben viele Patienten im Vergleich zur Allgemeinbevölkerung dennoch weiterhin relativ klein. Ob also der relative Größengewinn auch psychologisch in eine veränderte Selbstwahrnehmung und Selbstbewertung mündet, bleibt häufig offen und variiert wahrscheinlich interindividuell sehr stark.

Psychologische Diagnostik und Behandlungsplanung

Wenn bei einem kleinwüchsigen Kind Entwicklungs- und Verhaltensauffälligkeiten erkennbar werden (Brütt et al., 2009; Haverkamp & Noeker, 1998), ist es für die weitere Behandlungsplanung entscheidend, deren Genese ursächlich korrekt zuzuordnen, weil sich je nach individuell vorrangigen Entstehungsbedingungen unterschiedliche Schlussfolgerungen für das weitere Vorgehen ergeben. Eine Verhaltensauffälligkeit bei einem kleinwüchsigen Kind darf nicht in jedem Fall vorschnell als Entwicklungsergebnis einer Fehlanpassung an die Belastungen und Herausforderungen der

Wachstumsretardation interpretiert werden. Für eine differentielle, also individuell angepasste Behandlungsindikation gilt es, zwischen mindestens fünf Entwicklungspfaden zu unterscheiden, die bei kleinwüchsigen Kindern zu einer psychischen Auffälligkeit führen können. Es ist zu klären, ob diese vorrangig Folge einer psychischen Fehlanpassung an den Kleinwuchs, einer beeinträchtigten neurokognitiven Entwicklung als Teil der dem Kleinwuchs zugrunde liegenden Erkrankung oder aber einfach als Ausdruck einer kleinwuchsunabhängigen psychischen Störung im Sinne einer kausal unabhängigen Komorbidität zu werten sind. Folgende fünf Entwicklungspfade und Szenarien können prototypisch abgegrenzt werden:

(1) **Spezifische Fehlanpassung an Kleinwuchs bei unauffälliger globaler Verhaltensentwicklung.** Ein Kind leidet isoliert unter den Folgen seines Kleinwuchses bei grundsätzlich intakter allgemeiner Verhaltens- und Persönlichkeitsentwicklung. Diese Konstellation eines spezifisch auf den Kleinwuchs bezogenen Leidensdrucks ohne globale Verhaltensauffälligkeit kennzeichnet die Mehrheit kleinwüchsiger Kinder in der Bevölkerung. Im psychodiagnostischen Befund spiegelt sich dieser Entwicklungspfad in einer Kombination aus deutlichen Hinweisen auf Probleme bei der Bewältigung des Kleinwuchses einerseits und unauffälligen Befunden in standardisierten, globalen Verhaltensinventaren andererseits (Anamnese und Exploration sowie störungsspezifische Fragebögen, vgl. Brütt et al., 2009; Haverkamp & Noeker, 1998).

(2) **Primäre Fehlanpassung an den Kleinwuchs mit sekundärer Verhaltensstörung.** Dieser Entwicklungspfad liegt vor, wenn ein zunächst primär unauffälliges Kind über wiederholte Episoden (z. B. von Stigmatisierungserfahrungen) zunehmende Beeinträchtigungen seines Selbstwerterlebens erfährt und in der Folge eine störungswertige Depression oder soziale Angststörung herausbildet.

(3) **Primäre Verhaltensstörung mit sekundärer Fehlanpassung an den Kleinwuchs.** Dieser Entwicklungspfad liegt vor, wenn ein primär verhaltensauffälliges Kind mit z. B. schwieriger Temperamentsentwicklung, früh manifester Angst und insuffizienten sozialen Kompetenzen sich nicht erfolgreich und schlagfertig gegen Stigmatisierungen wehren kann. In Umkehrung des vorherigen Entwicklungspfades begünstigt hier eine primäre Verhaltensauffälligkeit eine sekundäre Fehlanpassung an die Herausforderungen des Lebens mit Kleinwuchs. Diagnostisch zeigen sich sowohl Auffälligkeiten in der spezifisch-kleinwuchsbezogenen wie allgemeinen Verhaltensdiagnostik.

(4) **Koinzidenz von spezifischer Fehlanpassung an den Kleinwuchs und ätiologisch unabhängiger Verhaltensstörung.** Die Entstehung der Verhaltensstörung ist unabhängig von dem Vorliegen des Kleinwuchses, sondern resultiert aus anderen Risikofaktoren. Die Depression eines kleinwüchsigen Kindes erwächst beispielsweise nicht aus einer unzureichenden Bewältigung des Kleinwuchses, sondern als Reaktion auf eine koexistente Scheidung der Eltern.

(5) **Komorbidität von spezifischer Fehlanpassung an den Kleinwuchs und allgemeiner Verhaltensstörung als einheitliche Folge der zugrunde liegenden Grunderkrankung.** Bestimmte Grunderkrankungen und Syndrome umfassen gleicher-

maßen Risiken für die Entwicklung des Wachstums wie für die Reifung des ZNS. Manche Chromosomenaberrationen bewirken Verhaltensstörungen in Form behavioraler Phänotypen (z. B. Trisomie 21; Prader-Willi-Syndrom). Bei SGA-Kindern können pränatale Risikofaktoren vorliegen, die eine gesunde ZNS- und damit Verhaltensentwicklung beeinträchtigen (z. B. Alkoholembryopathie). Postnatale Entwicklungs- und Verhaltensbeeinträchtigungen sind dann eine vorrangige Folge der biologisch wirksamen Schädigung und nicht einer psychosozialen Fehlanpassung an den Kleinwuchs (Noeker, 2005).

Kognitive Verhaltenstherapie

Bei Kindern und Jugendlichen, bei denen verzerrte kognitive Bewertungsprozesse eine erfolgreiche Anpassung an den Kleinwuchs beeinträchtigen, ergibt sich eine therapeutische Indikation zu kognitiv-behavioralen Interventionstechniken. Solche klinisch-psychologischen Unterstützungsangebote können von supportiver Beratung bis zur kognitiv-behavioralen Richtlinienpsychotherapie reichen (Noeker, 2009).

Abbildung 10.2 stellt eine prototypische Sequenz von kognitiv verzerrten Schlussfolgerungen bei der Verarbeitung des Kleinwuchses dar. Bei einer ungünstigen Verarbeitung generalisieren selbstabwertende Kognitionen sukzessive von der Wahrnehmung des spezifischen Merkmals der Körpergröße über die Einschätzung des gesamten äußeren Erscheinungsbildes bis hin zur negativen Bewertung der gesamten eigenen Person:

- Die negative Bewertung der eigenen Körpergröße wird generalisiert zur pauschalen Unzufriedenheit mit der gesamten äußeren Erscheinung. Kleinwüchsige Kinder und Jugendliche überbewerten die Bedeutung der Statur im Vergleich zu anderen körperlichen Merkmalen.
- Das negative Körperbild führt auf der nächsten Stufe zu einer Ablehnung der gesamten Person und der Schlussfolgerung, dass diese für andere Personen nicht attraktiv und liebenswert sein könne. Positive und attraktive Merkmale der eigenen Person werden dagegen ausgeblendet bzw. als irrelevant für die Bewertung durch andere angesehen. Mit dieser globalen Selbstabwertung sind affektive Stimmungsbeeinträchtigungen assoziiert.
- Als Konsequenz aus der generalisierten Ablehnung der eigenen Statur, des eigenen Körpers und der gesamten eigenen Person können sich auf der Verhaltensebene soziale Rückzugstendenzen ergeben. Die dann erlebte Isolation und Einsamkeit kann wiederum als Beleg für die vermeintliche Richtigkeit der eigenen Grundannahmen und Schlussfolgerungen fehlverarbeitet werden.

Die zunehmende Automatisierung einer solchen Kaskade negativer Informationsverarbeitung formt und prägt die Selbstschemata und erzeugt eine erhöhte, selektive und voreingenommene Aufmerksamkeit (Hypervigilanz) gegenüber tatsächlichen oder auch nur vermeintlich bedrohlichen Hinweisreizen sozialer Ablehnung. Verdeckte, innere Auslöser (z. B. beim Blick in den Spiegel) können zunehmend äußere Auslöser im Sinne von konkreten herabsetzenden Erfahrungen ersetzen und in Form selbstabwertender, wiederkehrender (ruminativer), sorgenvoller Gedankenkreisläufe den

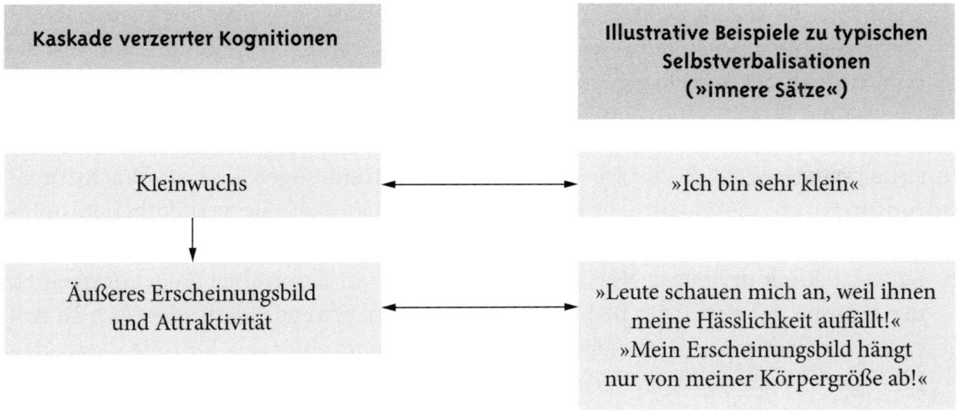

Abbildung 10.2 Sequenz dysfunktionaler Kognitionen bei einer Fehlanpassung an Kleinwuchs: Kaskade verzerrter und übergeneralisierender Schlussfolgerungen und korrespondierende Beispiele von inneren Sätzen

Fokus der Selbstwahrnehmung des Kindes immer wieder in beeinträchtigender Weise auf den eigenen Kleinwuchs zurücklenken.

Verhaltenstherapeutische Methoden der kognitiven Umstrukturierung können erfolgreich eingesetzt werden, um solche negativen, »katastrophisierenden« und übergeneralisierenden Bewertungen und Schlussfolgerungen zu reduzieren bzw. umzustrukturieren. Sie dienen dem übergeordneten Ziel, trotz objektiver Wachstumsverzögerung ein subjektiv positives Körper- und Selbstkonzept aufrechtzuerhalten.

In der verhaltenstherapeutischen Exploration kleinwüchsiger Kinder sind objektive Stigmatisierung durch verletzende Bemerkungen und subjektiv verzerrte Interpretationen vermeintlicher Ausgrenzung mitunter kaum voneinander abzugrenzen. Die intermittierende Erfahrung realer Stigmatisierung erschwert eine kognitiv-verhaltenstherapeutische Umstrukturierung in dem einfachen Sinne, die erlebten Kränkungen des Kindes als »unrealistisch« zu qualifizieren. Respektvolle und validierende Anerkennung faktischer Ausgrenzung und kognitive Umstrukturierung kognitiver Verzerrung und Generalisierung stehen daher in einem komplementären Verhältnis zueinander. Kognitive Umstrukturierung zur Stärkung eines positiven Selbstkonzeptes bedeutet daher bei kleinwüchsigen Kindern, vor allem zwei häufigen Formen der Fehlverarbeitung entgegenzuwirken:

- der überzogenen Generalisierung von einem spezifischen umschriebenen gesundheitlichen »Defizit« auf ein global negatives Körperbild, und von diesem wiederum auf eine vermeintliche Ablehnung durch signifikante andere Personen;
- von dem spezifisch umschriebenen gesundheitlichen »Defizit« der kleinen Körperstatur auf den Wert und die Liebenswürdigkeit der Person. Hilfreich bei Kindern ist die Vorstellungsübung, sich selbst aus der Perspektive eines sehr guten, wohlmeinenden Freundes wahrzunehmen, in dessen Perspektive sich der Stellenwert der Körpergröße relativiert. Selbstabwertenden Kognitionen kann eine Liste positiver und für Gleichaltrige attraktiver Persönlichkeitseigenschaften gegenüber gestellt

werden (»Ich mag an mir ...; Andere mögen an mir ...«). Der Kleinwuchs wird damit als nur eine Facette der Person relativiert, die für die Fremd- und Selbstbewertung nicht ausschlaggebend ist.

Fazit

Innerhalb des Spektrums chronisch-somatischer Erkrankungen sind die Wachstumsstörungen in mehrerer Hinsicht besonders aufschlussreich. Sie verdeutlichen unter anderem, dass

- eine statistisch definierte Normabweichung (hier im Sinne einer Zugehörigkeit zu der Gruppe der drei Prozent Kleinsten einer Altersgruppe) nicht identisch ist mit einer medizinischen Normabweichung (im Sinne einer zu Grunde liegenden biologisch beschreibbaren Erkrankung) bzw. einer funktionellen Normabweichung (im Sinne einer psychologischen Abweichung einer kleinwuchsassoziierten psychischen Beeinträchtigung oder Störung),
- klinisch-psychologische und psychotherapeutische Interventionen sehr sinnvoll bei primär biologisch verursachten Wachstumsstörungen eingesetzt werden können und umgekehrt medizinische (hier endokrinologische) Therapien im Einzelfall durch Minimierung eines Risikofaktors (hier Kleinwuchs) zur Prävention und Therapie von Verhaltensauffälligkeiten eingesetzt werden können,
- der psychosoziale Entwicklungsverlauf nur teilweise vom Schweregrad der körperlichen Beeinträchtigung (hier der Ausprägung des Kleinwuchses) abhängt, sondern im Sinne der entwicklungspsychopathologischen Prinzipien der Äquifinalität und Multifinalität wesentlich von kognitiven, emotionalen und behavioralen Faktoren gesteuert wird, die wiederum mit einem breiten Spektrum individueller, familiärer und sozialer Risiko- und Schutzfaktoren in Beziehung stehen,
- korrespondierend zu den biopsychosozialen Entstehungs- und Verlaufsfaktoren interdisziplinäre Versorgungs- und Behandlungskonzepte erforderlich sind, um Kinder in ihrer Verletzlichkeit von Körper- und Selbstkonzept zu unterstützen.

Beispiel

Eine Mutter stellt auf Anraten des Kinderarztes ihre 6-jährige Tochter in einer endokrinologischen Spezialambulanz zur Abklärung einer fraglichen Wachstumsstörung vor. Vorausgegangen war die Einschulung von Laura etwa acht Wochen zuvor. Laura fiel der Schuleintritt schwer und sie konnte nur durch viel gutes Zureden der Mutter und der Grundschullehrerin überzeugt werden, in die Klasse zu gehen. Sie zeigte sich im Unterricht sehr schweigsam und verhaltensunsicher. Sie hatte schon im Kindergarten deutliche Zeichen von Trennungsangst gezeigt.

Nach einigen Wochen kam es zu einer Episode, bei der ein anderes Kind zu der schweigsamen Laura sagte: »Was willst du denn eigentlich in der Schule? Du bist doch viel zu klein dafür, dich hat man wohl im Kindergarten rausgeworfen, du Zwerg!« Die umstehenden Kinder haben laut gelacht und ein weiteres Kind hat hinzugefügt: »Am besten gehst du zurück in den Kindergarten!« Laura war sehr ►

perplex, konnte nicht antworten, sie begann zu weinen, rannte unter dem Gelächter der anderen Kinder aus der Klasse direkt nach Hause und weigerte sich fortan, in die Klasse zurückzukehren.

Die Untersuchung in der Ambulanz zeigte, dass die aktuelle Körpergröße auf der fünften Perzentile lag. Laura war also klein, aber statistisch definitionsgemäß nicht kleinwüchsig. Die Körpergröße ihrer Mutter lag auf der sechsten und die des Vaters auf der achten Perzentile. Erwartungsgemäß waren alle Hormontestungen unauffällig, es lag ein (relativer) familiärer Kleinwuchs ohne endokrine Fehlfunktion vor. Diese Diagnose schloss eine Indikation für eine Wachstumshormontherapie aus. Die Mutter hatte gehofft, durch eine wachstumsstimulierende Therapie ihr Kind »größer« machen zu können und damit den Anlass für Übergriffe in der Klasse auszuräumen. Diese Hoffnung wurde in der Beratung durch den pädiatrischen Endokrinologen enttäuscht. Es blieb therapeutisch allein die Option einer psychosozialen bzw. psychotherapeutischen Unterstützung. Diese wurde von dem Psychologischen Psychotherapeuten der Kinderklinik durchgeführt.

Der psychodiagnostische Befund zeigt eine Kombination aus einer globalen, zunächst von der leichten Wachstumsretardierung unabhängigen Entwicklung internalisierender Symptome, die anamnestisch bis in die frühe Trennungsangst zurückreichte, und einer spezifisch zumindest in der genannten Episode aufgetretenen wachstumsbezogenen Stigmatisierung und Anpassungsproblematik. Der psychotherapeutische Behandlungsplan setzte korrespondierend dazu multimodal auf fünf Ebenen an:

(1) Es fand eine Intervention auf Klassenebene im Zusammenwirken mit der Klassenlehrerin statt, die eine Unterrichtssequenz über soziale Regeln des Zusammenlebens in der Klasse unter besonderer Berücksichtigung von Mobbing und Bullying durchführte. Dabei wurde Lauras Situation zwar angeführt, aber nur als prototypisches Beispiel genannt, um nicht eine erneute Fokussierung und damit Stigmatisierung zu provozieren. Laura erklärte sich bereit, den Schulbesuch wieder aufzunehmen, nachdem mit der Lehrerin ein Procedere für einen gesichtswahrenden Wiedereinstieg besprochen war.

(2) Mit Laura wurden verhaltensnah spezifische Sätze (»Konter-Sprüche«) erarbeitet, die sie bei erneuten Angriffen nutzen konnte.

(3) Die neuen, schlagfertigen Antworten wurden mit ihr wiederholt im Rollenspiel mit ansteigendem Schwierigkeitsgrad eingeübt.

(4) Es wurde durch kognitiv-verhaltenstherapeutische Interventionen der dysfunktionale Glaubenssatz (»Ich bin klein und deswegen können die anderen mich nicht leiden und schicken mich weg«) identifiziert und umstrukturiert.

(5) Laura nahm neben diesen individuellen Therapiesitzungen an einem gruppenorientierten Angebot für sozial ängstliche Kinder teil. Dabei lernte sie u. a. Techniken, wie sie auf andere Kinder zugehen und schrittweise Freundschaften aufbauen kann.

▶

Lauras Entwicklung stabilisierte sich zunehmend, die Integration in die Klasse gelang ohne Stigmatisierungen, insbesondere als es ihr gelang, eine erneute kleinwuchsbezogene Kränkung erfolgreich zu parieren. Insgesamt blieb sie weiterhin ein etwas schüchternes, zurückhaltendes Kind, jedoch ohne klinische Störungswertigkeit.

Literatur

Bannink, E.M., van Pareren, Y.K., Theunissen, N.C., Raat, H., Mulder, P.G. & Hokken-Koelega, A.C. (2005) Quality of life in adolescents born small for gestational age: does growth hormone make a difference? Hormone Research, 64, 166–174.

Brütt, A. L., Sandberg, D., Chaplin, J., Wollmann, H., Noeker, M., Kołtowska-Häggström, M. & Bullinger, M. (2009). Assessment of health-related quality of life, patient preferences and satisfaction in children and adolescents with Idiopathic Short Stature (ISS) or Growth Hormone Deficiency (GHD): A literature review. Hormone Research, 72, 74–81.

Bullinger, M., Sandberg, D., Chaplin, J., Wollmann, H., Noeker, M., Kołtowska-Häggström, M. & Brütt, A.L (2009). Health-related quality of life of children and adolescents with Idiopathic Short Stature (ISS) or Growth Hormone Deficiency (GHD): A literature review. Hormone Research, 72, 65–73.

Christensen, T.L., Djurhuss, C.B., Clayton, P. & Christiansen, J.S. (2007). An evaluation of the relationship between adult height and health-related quality of life in the general UK population. Clinical Endocrinology, 67, 407–412.

Downie, A.B., Mulligan, J., McCaughey, E.S., Stratford, R.J., Betts, P.R. & Voss, L.D. (1996). Psychological response to growth hormone treatment in short normal children. Archives of Diseases in Childhood, 75, 32–35.

Downie, A.B., Mulligan, J., Stratford, R.J., Betts, P.R. & Voss, L.D. (1997). Are short normal children at a disadvantage? The Wessex growth study. BMJ, 314, 97–100.

Haverkamp, F. & Noeker, M. (1998). »Short stature in children: A questionnaire for parents«: A new instrument for growth disorder-specific psychosocial adaptation in children. Quality of Life Research, 7, 447–455.

Haverkamp, F., Zerres, K., Rietz, Ch., Noeker, M. & Ruenger, M. (2004). Risk analyses for the cognitive phenotype in Turner syndrome: evidence of familial influence as a decisive factor. Journal of Child Neurology, 19, 183–190

Kranzler, J.H., Rosenbloom, A.L., Proctor, B., Diamond, F.B. Jr. & Watson, M. (2000). Is short stature a handicap? A comparison of the psychosocial functioning of referred and nonreferred children with normal short stature and children with normal stature. Journal of Pediatrics, 136, 96–102.

Noeker, M. (2005). Neurocognitive development in children experiencing intrauterine growth retardation and born small for gestational age: Pathological, constitutional and therapeutic pathways. Hormone Research, 64 (Suppl. 3), 83–88.

Noeker, M. (2006). Neurokognitive und psychosoziale Entwicklung bei SGA im Kontext der Indikation zur Wachstumshormontherapie. Klinische Pädiatrie, 218, 249–259.

Noeker M. (2009). Management of idiopathic short stature: psychological endpoints, assessment strategies and cognitive-behavioral intervention. Hormone Reasearch in Pediatrics, 71 (Suppl. 1), 75–81.

Noeker M. (2011). Psychological functioning in idiopathic short stature. Hormone Research in Paediatrics, 76 (Suppl. 3), 52–56.

Noeker, M. & Haverkamp, F. (2000). Adjustment in conditions with short stature: A conceptual framework. Journal of Pediatric Endocrinology & Metabolism, 13, 1585–1594.

Noeker, M. & Petermann, F. (2003). Entwicklungsorientierte Betrachtung chronischer Krankheiten im Kindes- und Jugendalter.

Zeitschrift für Psychiatrie, Psychologie und Psychotherapie, 51, 191–229.

Noeker, M. & Petermann, F. (2008). Resilienz: Funktionale Adaptation an widrige Umgebungsbedingungen. Zeitschrift für Psychiatrie, Psychologie und Psychotherapie, 56, 255–263.

Noeker, M. & Wollmann, H.A. (2004). Cognitive development in Silver-Russell-Syndrome: A sibling-controlled study. Developmental Medicine and Child Neurology, 46, 340–446.

Noeker, M., Franke, I. & Wölfle, J. (2012a). Idiopathic Short Stature. In V.R. Preedy (Ed.), Handbook of Growth and Growth Monitoring (pp. 797–811). New York: Springer.

Noeker, M., Chaplin, J.E. & Bullinger, M. (2012b). Psychological adjustment and quality of life in growth retardation. In V.R. Preedy (Ed.), Handbook of Growth and Growth Monitoring (pp. 721–739). New York: Springer.

Pilpel, D., Leiberman, E., Zadik, Z. & Carel, C. (1995). Effect of growth hormone treatment on quality of life of short-stature children. Hormone Research, 44, 1–5.

Rekers-Mombarg, L.T., Busschbach, J.J., Massa, G.G., Dicke, J. & Wit, J.M. (1998). Quality of life of young adults with idiopathic short stature: Effect of growth hormone treatment. Dutch Growth Hormone Working Group. Acta Paediatrica, 87, 865–870.

Ross, J.L., Sandberg, D.E., Rose, S.R., Leschek, E.W., Baron, J., Chipman, J.J., Cassorla, F.G., Quigley, C.A., Crowe, B.J., Roberts, K. & Cutler, G.B. Jr. (2004). Psychological adaptation in children with idiopathic short stature treated with growth hormone or placebo. Journal Clinical Endocrinology and Metabolism, 89, 4873–4878.

Sandberg, D.E. (2006). Health-related quality of life as a primary endpoint for growth hormone therapy. Hormone Research, 65, 250–252.

Sandberg, D.E., Bukowski, W.M., Fung, C.M. & Noll, R.B. (2004). Height and social adjustment: Are extremes a cause for concern and action? Pediatrics, 114, 744–750.

Stabler, B., Siegel, P.T., Clopper, R.R., Stoppani, C.E., Compton, P.G. & Underwood, L.E. (1998) Behavior change after growth hormone treatment of children with short stature. Journal of Pediatrics, 133, 366–373.

van der Reijden-Lakeman, I.E., de Sonneville, L.M., Swaab-Barneveld, H.J., Slijper, F.M. & Verhulst, F.C. (1997). Evaluation of attention before and after 2 years of growth hormone treatment in intrauterine growth retarded children. Journal of Clinical and Experimental Neuropsychology, 29, 101–118.

Voss, L.D. & Mulligan, J. (2000). Bullying in school: Are short pupils at risk? Questionnaire study in a cohort. BMJ, 320, 612–613.

11 Chronischer Schmerz

Birgit Kröner-Herwig • Tanja Hechler • Boris Zernikow

11.1 Beschreibung der chronischen Erkrankungsform

Während sogenannter akuter Schmerz in der Regel mit der »Ausheilung« der zugrundeliegenden Krankheit oder Verletzung endet, gilt dies nicht für chronische funktionelle Schmerzen, bei denen keine eindeutig abgrenzbare »Ursache« identifizierbar und damit auch nicht behebbar ist. Auch eine reine Symptomkontrolle, etwa durch Analgetika, die bei akutem Schmerz oft schnelle Hilfe bringen, gelingt oft nicht bzw. ist nicht indiziert. Für die Betroffenen und ihre Familien sind damit große Verunsicherung und auch Rat- und Hilflosigkeit im Umgang mit dem Schmerzproblem verbunden.

Auch Kinder und Jugendliche weisen Schmerzen auf, die dem chronifizierten Typus entsprechen und zu einer bedeutsamen Beeinträchtigung der Lebensqualität führen können (Powers et al., 2003; Huguet & Miró, 2008). An dieser Stelle soll es nicht primär um chronische krankheitsbezogene Schmerzen (z. B. infolge von Arthritis) gehen, sondern um Schmerzen basierend auf (psycho-)physiologischen Funktionsstörungen (z. B. Kopfschmerz). Diese Schmerzformen sind nicht nur deutlich häufiger, sondern der Schmerz selbst steht im Fokus des diagnostischen und therapeutischen Interesses.

Kopfschmerzen. Die bei Kindern und Jugendlichen am häufigsten vorkommenden funktionellen Schmerzen mit wiederholtem Auftreten sind die primären Kopfschmerzen (Ghandour et al., 2004), d. h. die Migräne und der Kopfschmerz von Spannungstyp (KST) sowie kombinierte Formen (International Classification of Headache Disorder-II, Olesen & Steiner, 2004). Die Migräne ist ein attackenartiger, heftiger, im Erwachsenenalter oft einseitiger, bei Kindern aber häufig beidseitiger Schmerz im Bereich von Schläfen, Stirn oder Hinterkopf, der von Übelkeit oder sogar Erbrechen begleitet wird. Sie geht einher mit einer Hypersensibilität für exterozeptive Reize (z. B. Licht, Geräusche), weshalb sich die Betroffenen in möglichst reizarme Umgebungen zurückziehen. Körperliche Bewegung verstärkt den Schmerz. Vor der eigentlichen Schmerzattacke kommt es bei einigen Betroffenen, allerdings seltener bei Kindern, zur sogenannten Aura, deren Hauptsymptome visuelle Anomalien sind (z. B. zackenförmige oder sternförmige Muster, Flimmern). Vor dem Anfall auftretende Prodromalsymptome wie Stimmungsbeeinträchtigung, Spielunlust oder Appetitveränderungen können die Attacke ankündigen.

Der Kopfschmerz vom Spannungstyp (KST, welcher der deutlich häufigere Kopfschmerztyp ist (Heinrich et al., 2007)), unterscheidet sich von der Migräne in vielfältiger Hinsicht. Er kann von Minuten über Stunden bis hin zu Tagen dauern und in Dauerkopfschmerz münden. Der Schmerz weist oft eine niedrige bis mittelstarke Intensität auf und betrifft oft den ganzen Kopf. Es wird zwischen episodischem und chronischem KST unterschieden, wobei der als episodisch bezeichnete Schmerz bis zu 15 Tage im Monat auftreten kann; erst darüber wird von chronischem KST gesprochen (Olesen & Steiner, 2004).

Bauchschmerzen. Ein weiterer funktioneller Schmerztyp, der bereits im Kindesalter vorkommt, ist der rezidivierende idiopathische Bauchschmerz (engl. *RAP: recurrent abdominal pain*) oder auch nach den Rome-III-Kriterien funktioneller abdominaler Schmerz genannt (Baber et al., 2008). Er wird diagnostiziert, wenn keine organischen Verursachungsfaktoren ermittelbar und mindestens drei Schmerzepisoden in den letzten drei Monaten aufgetreten sind, die die psychosozialen Aktivitäten des Kindes beeinträchtigt haben. RAP ist hinsichtlich seiner Merkmale interindividuell und intraindividuell sehr variabel und geht häufig mit anderen gastrointestinalen Beschwerden einher. Anhaltender Bauchschmerz kann auch organische Ursachen haben, wobei Scharff (1997) diesen Anteil auf nur 5 bis 10 Prozent aller Fälle schätzt.

Rückenschmerzen. Lange Zeit wurde davon ausgegangen, dass rekurrierender Rückenschmerz (RRS) ein Beschwerdebild beschreibt, das nur bei Erwachsenen auftritt. Neuere epidemiologische Studien haben nun gezeigt, dass RRS bei Jugendlichen nicht selten ist, wenn auch seltener als Kopf- und Bauchschmerzen (Ghandour et al., 2004; Grøholt et al., 2003).

Verschiedene Untersuchungen ergaben, dass auf eine Körperregion begrenzte (monolokuläre) Schmerzen wie die gerade berichteten überraschenderweise seltener sind als multiple Schmerzbeschwerden (Kröner-Herwig et al., 2011a).

11.2 Annahmen zur Störungsgenese

Somatische Störungsmechanismen

Kopfschmerzen. Migräne ist als neurovaskuläre Funktionsstörung zu kennzeichnen. Dabei werden vasodilatorische Proteine ausgeschüttet, welche insbesondere die Gefäße der Dura mater (äußerste Gehirnhaut) beeinflussen und dort zur Freisetzung schmerzerzeugender Substanzen beitragen (Fritsche & May, 2011). Wahrscheinlich sind auch noch andere zerebrale Regionen, wie der Hypothalamus und die Hirnstammregion, am Prozessgeschehen beteiligt. Es ist vermutet worden, dass die Auslösung der Migräne eine protektive Funktion für das Gehirn hat, das sich vor Überstimulation schützt (Fritsche & May, 2011).

Der physiologische Hintergrund des KST ist weitgehend ungeklärt. Die früheren Annahmen, dass muskuläre Funktionsstörungen, wie überstarke habituelle Verspannung der Muskulatur oder fehlende Rückbildung nach Phasen von Anspannung, die Ausbildung eines Teufelskreises zwischen Schmerz und Anspannung begründen, ließen sich in dieser Allgemeinheit nicht halten. Die Bedeutung der Druckhypersensitivität der Schädelmuskulatur oder die der Muskelverhärtungen, die bei einigen Betroffenen zu beobachten sind, sind ebenfalls noch nicht hinreichend geklärt (Bischoff & Traue, 2011). Nach neueren Hypothesen sollen zentralnervöse Schmerzhemmmechanismen (z. B. das ß-Endorphinsystem) gestört sein und somit als Gegenpart zur nozizeptiven Aktivierung in der Gesamtregulation des Organismus fehlen. Auch Serotoninstoffwechselstörungen werden hinsichtlich der Erniedrigung der Schmerzschwellen, insbesondere der Druckschmerzschwellen, diskutiert. Gleiches gilt für eine überhöhte Stickoxid-Konzentration, die zur Langzeitpotenzierung in nozizeptiven neuronalen Strukturen beitragen kann (Bischoff & Traue, 2011).

Bauchschmerzen. Nach Gray (2008) bezieht sich eine der zentralen Annahmen zur Störungsgenese bezüglich des RAP auf die Dysfunktion von anti-nozizeptiven Systemen, insbesondere bezogen auf den Gastrointestinaltrakt (*altered brain-gut interaction*). Scharff (1997) vermutet auch Störungen im vegetativen Nervensystem und wendet sich explizit gegen die Annahme einer Psychogenität. Sie fordert für RAP, wie für alle funktionellen Syndrome, eine biopsychosoziale Sichtweise ein.

Rückenschmerzen. Aufgrund des geringen Wissens um RRS bei Kindern und Jugendlichen orientieren sich Annahmen zur Ätiologie und Aufrechterhaltung chronischer Rückenschmerzen an denen des Erwachsenenalters. Hier weiß man, dass in den seltensten Fällen eindeutige organische Verursachungsfaktoren zu identifizieren sind. Ca. 90 Prozent der RRS bei Erwachsenen werden als »unspezifisch« gekennzeichnet. Nur den von den Nervenwurzeln ausgehenden (radikulären) Schmerzen werden somatische Mechanismen zugeschrieben, wobei neurogene, muskuläre und entzündliche Prozesse in wenig durchschaubarer und hochkomplexer Weise zusammenwirken (Pfingsten & Hildebrand, 2011). Einfache organische Hintergründe, wie z. B. Bandscheibendegeneration, sind bei RRS auch im Kindes- und Jugendalter nicht als regelhaft anzunehmen. Dafür spricht, dass sie mit einfachen mechanischen Belastungsfaktoren (z. B. Tragen von schweren Schulrucksäcken, hohes Körpergewicht) nicht assoziiert sind (Kovacs et al., 2003). Vielfach ist angenommen worden, dass mangelnde körperliche Aktivität, einhergehend mit muskulären Defiziten, zu frühen RRS führen könnten. Diese Hypothesen konnten aber bislang nicht bestätigt werden (Balagué et al., 1996; Kovacs et al., 2003). Einige Studien zeigen, dass insbesondere kompetitive, sportliche Aktivitäten das Risiko für RRS sogar erhöhen, möglicherweise über eine gesteigerte Verletzungsgefahr (Kovacs et al., 2003). Auch die Bedeutung des Konsums »toxischer« Substanzen (Alkohol, Tabak) für RRS ist noch nicht eindeutig geklärt (Hakala et al., 2002; Kovacs et al., 2003).

Syndromübergreifende psychosoziale Einflussfaktoren

Die (neuro-)physiologischen Dysfunktionen bei den verschiedenen Schmerzsyndromen sind vermutlich eng verzahnt mit psychosozialen Prozessen, die in der Regel unspezifisch sind. Dabei wird zumeist an stressbezogene Prozesse gedacht, die sich in sämtlichen Regulationssystemen des Organismus, dem kortikalen System, dem autonomen, dem hormonellen sowie dem Immunsystem niederschlagen und schmerzmodulierend wirken können. Generell gilt diese Annahme für jedes der beschriebenen Syndrome. Quellen der Stressbelastung werden bei Kindern und Jugendlichen besonders in der Schule gesehen. Korrelative Zusammenhänge von Problemen mit Lehrern, Mitschülern, Leistungsanforderungen und Schmerz wurden mehrfach bestätigt (z. B.

Gordon et al., 2004). Auch sogenannte kritische Lebensereignisse, hinter denen sich traumatische Erfahrungen verschiedenster Art verbergen (z. B. Scheidung der Eltern, Missbrauch), sind in einer Reihe von Studien als Prädiktoren für Schmerz gefunden worden (z. B. Kopec & Sayre, 2005; Lampe et al., 2003). In einer eigenen Studie zeigte sich, dass dysfunktionale Problemlösungsstrategien, die mit einem erhöhten Stresslevel einhergehen sollten, rekurrierenden Kopfschmerz voraussagen können (Kröner-Herwig et al., 2008). Auch Probleme in der Familie (z. B. dysfunktionale Kommunikation, schlechtes Familienklima) können bedeutsame Stressquellen für Kinder und Jugendliche sein und wurden in einigen Studien als Prädiktoren für funktionelle Schmerzen empirisch bestätigt (Anttila et al., 2000; Gaßmann et al., 2009).

Schmerz und negative Affektivität. Immer wieder ist eine enge Assoziation von negativer Affektivität, d. h. depressiven und Angst-Symptomen, mit Schmerzbeschwerden gefunden worden (Koetting O'Byrne, 2003). Dabei zeigen die Studien übereinstimmend einen positiven Zusammenhang zwischen der Ausprägung der schmerzspezifischen Ängste sowie der allgemeinen Ängstlichkeit auf der einen Seite und der schmerzbezogenen Beeinträchtigung auf der anderen Seite (Simons et al., 2011; Martin et al., 2007). Hierzu passen auch die Befunde zu gesteigerter Schmerzkatastrophisierung, die mit negativer Emotion einhergeht und das Schmerzerleben verstärkt (Vervoort et al., 2006). Es mehren sich die Hinweise, dass Ängstlichkeit bzw. Depressivität nicht nur mit funktionellen Schmerzen assoziiert sind, sondern auch als echte Risikofaktoren verstanden werden können (Stanford et al., 2008), die der Entwicklung von Schmerzstörungen vorausgehen.

Die enge Assoziation von negativer Affektivität und Schmerz wird in dem von Kato et al. (2008) vorgestellten »Common path«-Modell expliziert, welches die Gemeinsamkeiten verschiedener Schmerzsyndrome, aber auch die Parallelität von maladaptiven somatischen und psychischen Prozessen thematisiert.

Hypersensitivität. Die Autoren sehen neben der negativen Affektivität die somatosensorische Hypersensitivität als zweiten Pfad, der zu Schmerz und Missbefinden führt. Hinweise auf psychologische Korrelate dieser Hypersensitivität wurden in neueren Untersuchungen in der Tendenz zur sogenannten »somatosensorischen Amplifikation« (Kröner-Herwig & Gaßmann, 2012) bei rekurrierendem Kopfschmerz gefunden. Weiter konnte bei schmerzbelasteten Kindern und Jugendlichen eine erhöhte Angstsensitivität festgestellt werden, die ebenfalls mit einer besonderen Empfindlichkeit für angstkorrelierte körperliche Erregungsprozesse verbunden ist, die zudem als besonders bedrohlich bewertet werden (Martin et al., 2007; Kröner-Herwig et al., 2008).

Soziale Einflüsse. Die Bedeutung sozialer Einflüsse soll im Folgenden besonders hervorgehoben werden. Es gibt eine Reihe von Befunden, die zeigen, dass die Eltern von Kindern mit funktionellen Schmerzen auch selbst häufig unter Beschwerden, insbesondere chronischen Schmerzbeschwerden, leiden (Saunders et al., 2007). Kopfschmerz der Eltern ist der stärkste Prädiktor für den rekurrierenden Kopfschmerz bei ihren Kindern (Kröner-Herwig et al., 2008). Dieser Befund lässt sich sowohl auf genetische Einflüsse als auch auf soziale Lernprozesse zurückführen. Mikail und von

Baeyer (1990) fanden, dass Kinder aus »Schmerzfamilien« eine deutlich höhere somatische Fokussierung aufweisen und dass sie im Ausmaß der Beschäftigung mit Gesundheit und Krankheitsproblemen eine große Übereinstimmung mit dem chronisch schmerzkranken Familienmitglied zeigen.

Es gibt auch Hinweise, dass Familieninteraktionen, resultierend in einem negativen Familienklima (Aromaa et al., 2000) und ungünstigem Konfliktverhalten, sowie dysfunktionales Erziehungsverhalten der Eltern eine bedeutsame Rolle spielen (Kröner-Herwig et al., 2008). Die Befunde sind jedoch bis dato uneinheitlich. Offensichtlich können die betroffene Eltern stark durch das chronische Schmerzproblem ihres Kindes belastet werden, was zu elterlichem Katastrophisieren und weiteren ungünstigen elterlichen Verhaltensweisen führen kann (Hechler et al., 2011b).

Operante Lernprozesse. Nach der Lerntheorie von Fordyce et al. (1973) können operante Prozesse aufrechterhaltende Faktoren für Schmerzverhalten sein, wenn dieses von positiven Konsequenzen gefolgt wird, z. B. der besonderen Zuwendung der Eltern oder der Entlastung von Anforderungen (Hermann et al., 2008).

Fazit. Somit sind negative Affektivität, somatosensorische Hyperreaktivität im Sinne einer individuellen Disposition und eine höhere »Stressbelastung«, basierend auf verschiedenen Quellen (z. B. in Schule, Familie), als wesentliche psychosoziale Einflussfaktoren beim kindlichen Schmerz anzunehmen. Gleiches gilt für die dysfunktionalen kognitiv-emotionalen Verarbeitungsprozesse beim Kind selbst (z. B. Katastrophisierung, Bevorzugung von vermeidendem Coping) sowie für Lernprozesse, insbesondere operantes Lernen und »Modelllernen«.

11.3 Epidemiologie

Kopfschmerzen. In einer Studie mit mehr als 4.000 Familien aus Niedersachsen (Kröner-Herwig et al., 2007) berichteten immerhin 15 Prozent der befragten Kinder im Alter von 11 bis 14 Jahren über »mindestens einmal wöchentlich« auftretende Kopfschmerzen. Andere Studien zeigen zum Teil noch erheblich höhere Prävalenzen auf (Roth-Isigkeit et al., 2004). Studien an klinischen Stichproben zeigen ebenfalls, dass

- Kopfschmerzen die häufigste Schmerzform darstellen,
- Jugendliche deutlich stärker durch ihre Schmerzen beeinträchtigt sind als Kinder und
- nahezu ein Drittel der Betroffenen stark emotional beeinträchtigt ist (Zernikow et al., 2012).

Ein bemerkenswerter Anstieg wiederkehrender Kopfschmerzen bei Kindern um etwa das Doppelte über zwei Jahrzehnte hinweg ist aus finnischen Studien abzuleiten (Sillanpää, 1976; Sillanpää & Antilla, 1996). Auch Rückenschmerz scheint in den letzten Jahrzehnten deutlich häufiger geworden zu sein (Hakala et al., 2002). Über Hintergründe dieses Anstiegs kann nur spekuliert werden. Aus fast allen epidemiologischen Studien geht hervor, dass Mädchen höhere Prävalenzraten aufweisen als

Jungen (Kröner-Herwig et al., 2007). Dies gilt für alle bisher vorgestellten Schmerzarten und auch für den multiplen Schmerz (Kröner-Herwig et al., 2011a). Bei Rückenschmerz scheint sich ab dem Alter von 16 Jahren dieses Verhältnis umzukehren, d. h., dass im Jugendalter Jungen häufiger betroffen sind (Hakala et al., 2002).

Bauchschmerzen. Aus einer Meta-Analyse epidemiologischer Studien zu RAP von Chitkara et al. (2005) lässt sich ableiten, dass auch hier eine stärkere Betroffenheit der Mädchen vorliegt. Die Gründe für die höhere Betroffenheit von Mädchen sind vielfältig (vgl. Fillingim et al., 2009). Neben genetischen und hormonellen Faktoren spielen wahrscheinlich auch unterschiedliche Verarbeitungsstile eine Rolle (Hechler et al., 2010). Der Median der Prävalenzwerte liegt bei 5 Prozent, wobei vor dem fünften Lebensjahr die Häufigkeit sehr gering ist. Die Spitzenprävalenz ist bei den etwa 8- bis 10-Jährigen zu finden, danach sinkt die Belastung wieder ab, während sich besonders bei RRS und bei Kopfschmerzen hier Anstiege zeigten.

Rückenschmerzen. Eine epidemiologische Studie von Ghandour et al. (2004) aus Finnland zeigt, dass immerhin 18 Prozent der Jugendlichen zwischen 14 und 16 Jahren von RRS berichten. Ähnliche Zahlen legen auch Hakala et al. (2002) vor und beziehen diese sogar auf mindestens wöchentlich auftretende RRS. Dennoch ist RRS im Kindes- und Jugendalter eines der weniger häufigen Schmerzsyndrome. Auffallend ist, dass die Prävalenz von RRS später in der Entwicklung und mit zunehmendem Alter deutlich steiler ansteigt als dies bei Kopfschmerzen der Fall ist (Grøholt et al., 2003; van Gessel et al., 2011).

11.4 Verlauf und Prognose

Für die Migräne ist der Befund von Bille (1982) bedeutsam, der zeigt, dass ca. 60 Prozent aller Betroffenen, die als Kinder unter dem Kopfschmerz leiden, diesen ins Erwachsenenalter »mitnehmen«. Dies bedeutet, dass kindlicher Kopfschmerz in einem hohen Ausmaß die Tendenz zur Chronifizierung über Jahre und Jahrzehnte hinweg hat. RAP ist die einzige Schmerzbeschwerde, die in Adoleszenz und Erwachsenenalter weniger häufig zu beobachten ist, aber spätere Schmerzbeschwerden im Erwachsenenalter, insbesondere im Rahmen des Reizdarmsyndroms, vorhersagt (Blanchard & Scharff, 2002; Scharff, 1997). Hestbaek et al. (2006) konnten zeigen, dass rekurrierender Rückenschmerz im Jugendalter ein bedeutsamer Prädiktor für Rückenbeschwerden im Erwachsenenalter ist.

11.5 Psychosoziale Belastungen, Entwicklungsrisiken und Entwicklungschancen

Die reine Häufigkeit des Auftretens von Schmerzen und selbst die Schwere der Schmerzbelastung sind vom Grad der erlebten Beeinträchtigung zu unterscheiden. Wenn auch die Häufigkeit rekurrierender Schmerzen zum Teil erstaunlich hoch ist, ist die Prävalenz stark beeinträchtigender Schmerzen im Kindesalter doch eher gering (vgl. Kröner-Herwig et al., 2011b). Beeinträchtigung wird in der Regel über die Einschränkung von häuslichen, sozialen und schulischen Aktivitäten bestimmt (Hübner et al., 2009). Eine hohe bzw. immerhin moderate Beeinträchtigung durch Kopfschmerzen ist nach Ergebnissen einer deutschen Studie (Kröner-Herwig et al., 2011b) bei etwa 1.4 bzw. 5 Prozent der Kinder mit Kopfschmerzen im Alter von 11 bis 14 Jahren anzunehmen. Dies wird von der Studie von Huguet und Miró (2008) bestätigt. Chitkara et al. (2005) berichten zudem über relativ geringe Zahlen von durch RAP schwer beeinträchtigten Kindern (0.3–1.6 %). Brattberg (1994) bestätigte diese Sicht auch für RRS. Diese Prozentzahlen sind selbstverständlich in klinischen Stichproben erheblich höher. So fanden Zernikow et al. (2012), dass immerhin 55 Prozent der Kinder eine schwere schmerzbezogene Beeinträchtigung zeigten. Diese war mit höherem Alter, mit dem Vorliegen von mehreren Schmerzorten, hohen Depressionswerten und schmerzbedingten Krankenhausaufenthalten assoziiert.

11.6 Unterstützungsmöglichkeiten

Eine ursächliche Behandlung funktioneller Schmerzbeschwerden ist nicht möglich. Eine symptomatische Therapie, etwa durch Analgetika, ist aufgrund unerwünschter Wirkungen bei Langzeitanwendung problematisch und wird oft durch Eltern abgelehnt. Ein gestufter multimodaler Therapieansatz, der je nach Schweregrad des chronischen Schmerzproblems Behandlungsangebote macht, erscheint daher als der Ansatz der Wahl. Die Behandlungsangebote reichen derzeit von internetbasierten Selbstmanagementprogrammen (Trautmann & Kröner-Herwig, 2010) bis hin zu stationären Behandlungsformen (Hechler et al., 2009). Dabei spielen in allen Behandlungen psychologische Interventionsmethoden, insbesondere die Kognitive Verhaltenstherapie (KVT), eine zentrale Rolle. Die Wirksamkeit psychologischer Therapien unter Einschluss von Relaxation und Biofeedback wurde in Metaanalysen eindrücklich nachgewiesen (z. B. Eccleston et al., 2009).

KVT wurde als therapeutengestützte Gruppentherapie sowie als Selbsthilfeprogramm evaluiert (Kröner-Herwig & Denecke, 2002), wobei das von einem Therapeuten geleitete Gruppentraining mit ca. 76 Prozent Respondern (Kinder mit einer Schmerzreduktion von mindestens 50 %) im Follow-up sehr erfolgreich war. Auch die Selbsthilfeversion zeigte positive Effekte. Die Gruppen-KVT wurde zudem in einer »Praxisstudie« (Kröner-Herwig & Denecke, 2007) evaluiert, an der Therapeuten aus mehr als 20 Kliniken und Ambulanzen teilnahmen und über 200 Kinder behandelt wurden. Dieser »Praxistest« fiel nach Beurteilung der Therapeuten, Eltern und Kinder sehr positiv aus (Reduktion der Kopfschmerzen, Abnahme katastrophisierender Überzeugungen, Zunahme von Selbstwirksamkeit).

In neuerer Zeit wurde ein KVT-basiertes, Internet-gestütztes Selbstmanagementprogramm entwickelt, dessen erste Evaluation positive Effekte erbrachte, wenn auch nicht ganz in der Größenordnung des Gruppentrainings (Trautmann & Kröner-Herwig, 2010). International sprechen weitere Studien für die Zukunftsträchtigkeit elektronisch basierter Selbsthilfeprogramme (Connelly et al., 2006; Hicks et al., 2006).

Nur wenige Studien widmen sich der Evaluation von KVT bei RAP (z. B. Sanders et al., 1994). Die psychologisch behandelten Kinder waren im 12-Monats-Follow-up zu 59 Prozent schmerzfrei, die der Standardbehandlung (Ernährungsmanagement) nur zu 39 Prozent. Allerdings gibt es auch negative Befunde, sodass weitere Studien in diesem Bereich dringend notwendig erscheinen, um zu eindeutigeren Erkenntnissen zu kommen (Huertas-Ceballos et al., 2008).

Soweit bekannt, sind bisher keine Behandlungsstudien zum RRS bei Kindern und Jugendlichen durchgeführt worden. Watson et al. (2002) beobachteten, dass auch bei wiederkehrenden Rückenschmerzen von den Betroffenen keine Ärzte aufgesucht wurden, was vermutlich ein Zeichen für eine im Durchschnitt eher geringe Beeinträchtigung darstellt.

Für Kinder mit schwer beeinträchtigenden chronischen Schmerzen konnten Hechler et al. (2009) zeigen, dass eine dreiwöchige stationäre multimodale Schmerztherapie, während derer psychologische, physiotherapeutische und medizinische Interventionen kombiniert werden, zu einer maßgeblichen Verbesserung der Symptomatik führt. Fast 80 Prozent der Kinder berichteten nach drei Monaten klinisch relevante Reduktionen in der Schmerzintensität. Auch nach zwölf Monaten blieben nahezu 60 Prozent stabil gebessert (Hirschfeld et al., in revision). Weiter können spezialisierte multimodale ambulante Interventionen, die neben medizinischen Interventionen psychologische Interventionen wie umfassende Edukationen und Veränderung von Schmerzbewältigungsstrategien beinhalten, zu ausgeprägten Verbesserungen im Sinne einer Schmerzreduktion sowie einer Reduktion der Beeinträchtigung führen (Hechler et al., 2011a).

Zusammenfassend lässt sich sagen, dass in der Regel durch psychologische Verfahren langfristig eine Verringerung in der Schmerzaktivität von Kopfschmerzen um 60 bis 90 Prozent in Folge der Therapien zu beobachten ist. Besonders beachtenswert erscheint, dass die Anzahl der benötigten Trainingssitzungen oder -einheiten verglichen mit denen bei Erwachsenen gering ist und gleichzeitig deutlich höhere Erfolgsquoten der Therapie zu beobachten sind (Palermo et al., 2010; Hechler et al., 2011a). Generell ist auch die Stabilität der beobachteten Verbesserungen selbst bei längeren Katamnesen sehr zufriedenstellend (Dobe et al., 2011). Die Ergebnisse der Studien zum pädiatrischen Kopfschmerz deuten darauf hin, dass die Behandlung so früh wie möglich einsetzen sollte, da die Erfolgsraten bei Jugendlichen eher kleiner sind. Auch bei der Behandlung anderer Schmerzsyndrome, wie krankheitsassoziierter Schmerzen, die hier nicht besprochen werden, scheint sich ein Behandlungsansatz zu bewähren, in dem neben Medikamenten nicht-medikamentöse Verfahren eingesetzt und besonders auf die Erlangung von Selbstbestimmung der jungen Patienten gesetzt wird. Hierbei kann ein multidisziplinäres Team durch Psychoedukation und die Vermittlung von Selbstkontrollüberzeugungen in Kombination mit Schmerzbewältigungsfertigkeiten erstaunliche Erfolgsraten erreichen (Kröner-Herwig & Zernikow, 2011).

Beispiel

Christina, 16 Jahre, Diagnose: chronische Schmerzstörung und Migräne
Christina litt zum Zeitpunkt der Erstvorstellung seit fünf Jahren unter Kopfschmerzen. Sie hatte starke Dauerschmerzen (auf einer zehnstufigen numerischen Ratingskala bei Werten von 8–9) und war extrem in ihrem Alltag beeinträchtigt. Freizeitaktivitäten nahm sie kaum mehr wahr; die Schule besuchte sie unregelmäßig. Zudem litt sie unter deutlichen Stimmungseinbrüchen.

In der Vergangenheit hatte Christina vorwiegend medikamentöse Therapieversuche unternommen, u. a. mit Topiramat, Tramadol, Triptanen und Paracetamol. Sämtliche Medikationen erbrachten keine merkliche Besserung. Zum Zeitpunkt der Erstvorstellung nahm Christina dreimal täglich Ibuprofen sowie Tilidin bis zu zweimal täglich. Christina versuchte neben der Medikation durch autogenes Training ihre Kopfschmerzen zu lindern, jedoch ebenfalls ohne Erfolg.

Neben der umfassenden medizinischen Diagnostik, die keine Hinweise auf sekundäre Kopfschmerzen lieferte, fand in der spezialisierten Kinderschmerzambulanz auch eine psychologische Diagnostik statt. Hier zeigten sich bei Christina ausgeprägte Ängste vor den Schmerzen, die mit einer starken schmerzbezogenen Beeinträchtigung assoziiert waren. Des Weiteren berichtete Christina von starken Autonomiekonflikten insbesondere zwischen ihr und ihrer Mutter. Dabei litt Christina einerseits unter den strengen Regeln, andererseits unter den hohen Leistungsanforderungen im schulischen Bereich von Seiten ihrer Mutter. Der Kommunikationsstil war ungünstig mit stundenlangen Diskussionen und verbalaggressiven Durchbrüchen. Christina war aufgrund dieser Konflikte stark emotional angespannt. Auf der Basis dieser Diagnostik wurde bei Christina eine chronische Schmerzstörung mit somatischen und psychischen Faktoren (ICD 10: F45.41) sowie eine Migräne ohne Aura (IHS G43.0) diagnostiziert und eine stationäre multimodale Therapie empfohlen.

Die Therapie beinhaltete folgende Bausteine: erstens, eine umfassende Psychoedukation über die zugrunde liegende Schmerzstörung und die aufrechterhaltenden psychosozialen Faktoren – insbesondere konnte Christina dafür gewonnen werden, die sie belastenden familiären Interaktionsmuster in den Familiengesprächen offenzulegen. Zweitens, eine adaptierte medikamentöse Behandlung der zugrundeliegenden Migräne mit einer Bedarfsmedikation an Ibuprofen. Drittens, eine Reduktion der schmerzbezogenen Ängste und der schmerzbezogenen Beeinträchtigung mithilfe von kognitiv-verhaltenstherapeutischen Strategien (Exposition mit gefürchteten Situationen (Schmerzprovokation), Stabilisierung, zunehmende Aktivierung).

Christina berichtete bei der Wiedervorstellung nach drei Monaten von deutlichen Besserungen ihrer Schmerzen, der schmerzbezogenen Beeinträchtigung und der schmerzbezogenen Emotionen. Auch nach zwölf Monaten war Christinas ►

Zustand stabil. Die ungünstigen Interaktionsmuster zwischen ihr und ihrer Mutter hatten sich gebessert, sodass Christina altersentsprechende Freiheiten genießen konnte mit entsprechend positiven Effekten auf ihre Stimmung.

Literatur

Anttila, P., Metsähonkala, L., Helenius, H. & Sillanpää, M. (2000). Predisposing and provoking factors in childhood headache. Headache, 40, 351–356.

Aromaa, M., Sillanpää, M., Rautava, R. & Helenius, H. (2000). Pain experience of children with headache and their families: A controlled study. Pediatrics, 106, 270–275.

Baber, K.F., Anderson, J., Puzanovova, M. & Walker, L.S. (2008). Rome II versus Rome III classification of functional gastrointestinal disorders in pediatric chronic abdominal pain. Journal of Pediatric Gastroenterology and Nutrition, 47, 299–302.

Balagué, F., Nordin, M., Dutoit, G. & Waldburger, M. (1996). Primary prevention, education, and low back pain among school children. Bulletin (Hospital for Joint Diseases, N.Y.) 55, 130–134.

Bille, B. (1982). Migraine in childhood. Panminerva Medica, 71, 57–62.

Bischoff, C. & Traue, H.C. (2011). Kopfschmerz vom Spannungstyp. In B. Kröner-Herwig, J. Frettlöh, R. Klinger & P. Nilges (Hrsg.), Schmerzpsychotherapie (S. 359–480). Berlin: Springer.

Blanchard, E. B. & Scharff, L. (2002). Psychosocial aspects of assessment and treatment of irritable bowel syndrome in adults and recurrent abdominal pain in children. Journal of Consulting and Clinical Psychology, 70, 725–738.

Brattberg, G. (1994). The incidence of back pain and headache among Swedish school children. Quality of Life Research, 3, 27–31.

Chitkara, D.K., Rawat, D.J. & Talley, N.J. (2005). The epidemiology of childhood recurrent abdominal pain in western countries: A systematic review. The American Journal of Gastroenterology, 100, 1868–1875.

Connelly, M., Rapoff, M. A., Thompson, N. & Connelly, W. (2006). Headstrong: A pilot study of a CD-ROM intervention for recurrent pediatric headache. Journal of Pediatric Psychology, 31, 737–747.

Dobe, M., Hechler, T., Behlert, J., Kosfelder, J. & Zernikow, B. (2011). Schmerztherapie bei chronisch schmerzkranken, schwer beeinträchtigten Kindern und Jugendlichen: Langzeiterfolge einer 3-wöchigen stationären Schmerztherapie. Der Schmerz, 25, 411–422.

Eccleston, C., Palermo, T.M., Williams, A.C., Lewandowski, A. & Morley, S. (2009). Psychological therapies for the management of chronic and recurrent pain in children and adolescents. Cochrane Database of Systematic Reviews, 15 (2).

Fillingim, R.B., King, C.D., Ribeiro-Dasilva, M.C., Rahim-Williams, B. & Riley, J.L. (2009). Sex, gender, and pain: A review of recent clinical and experimental findings. The Journal of Pain, 10, 447–485.

Fordyce, W.E., Fowler, R.S., Delateur, B.J., Sand, P.L. & Trieschmann, R.B. (1973). Operant conditioning in the treatment of chronic pain. Archives of Physical Medicine and Rehabilitation, 54, 399–408.

Fritsche, G. & May, A. (2011). Migräne. In B. Kröner-Herwig, J. Frettlöh, R. Klinger & P. Nilges (Hrsg.), Schmerzpsychotherapie (S. 381–402). Berlin: Springer.

Gaßmann, J., Vath, N., van Gessel, H. & Kröner-Herwig, B. (2009). Risikofaktoren für Kopfschmerzen bei Kindern. Deutsches Ärzteblatt, 106, 509–516.

Ghandour, R.M., Overpeck, M.D., Huang, Z.J., Kogan, M.D. & Scheidt, P.C. (2004). Headache, stomachache, backache, and morning fatigue among adolescent girls in the United States: Associations with behavioral, sociodemographic, and environmental factors. Archives of Pediatrics & Adolescent Medicine, 158, 797–803.

Gordon, K.E., Dooley, J.M. & Wood, E.P. (2004). Self-reported headache frequency and features associated with frequent headaches in

Canadian young adolescents. Headache, 44, 555–561.
Gray, L. (2008). Chronic abdominal pain in children. Australian Family Physician, 37, 398–400.
Grøholt, E.K., Stigum, H., Nordhagen, R. & Kohler, L. (2003). Recurrent pain in children, socio-economic factors and accumulation in families. European Journal of Epidemiology, 18, 965–975.
Hakala, P., Rimpelä, A., Salminen, J.J., Virtanen, S.M. & Rimpelä, M. (2002). Back, neck, and shoulder pain in Finnish adolescents: National cross sectional surveys. British Journal of Medicine, 325, 743.
Hechler, T., Dobe, M., Kosfelder, J., Damschen, U., Hübner, B., Blankenburg, M. et al. (2009). Effectiveness of a three-week multimodal inpatient pain treatment for adolescents suffering from chronic pain: Statistical and clinical significance. The Clinical Journal of Pain, 25, 156–166.
Hechler, T., Kosfelder, J., Vocks, S., Mönninger, T., Blankenburg, M., Dobe, M. et al. (2010). Changes in pain-related coping strategies and their importance for treatment outcome following multimodal inpatient treatment: Does sex matter? The Journal of Pain, 11, 472–483.
Hechler, T., Martin, A., Blankenburg, M., Schroeder, S., Hölscher, L., Denecke, H. et al. (2011a). Specialized multimodal outpatient treatment for children with chronic pain: Treatment pathways and long-term outcome. European Journal of Pain, 15, 976–984.
Hechler, T., Vervoort, T., Hamann, M., Tietze, A.L., Vocks, S., Goubert, L. et al. (2011b). Parental catastrophizing about their child's chronic pain: Are mothers and fathers different? European Journal of Pain, 15, 515.
Heinrich, M., Morris, L., Gassmann, J. & Kröner-Herwig, B. (2007). Kopfschmerzhäufigkeit und Kopfschmerztypen bei Kindern und Jugendlichen – Ergebnisse einer epidemiologischen Befragung. Aktuelle Neurologie, 34, 1–7.
Hermann, C., Zohsel, K., Hohmeister, J. & Flor, H. (2008). Dimensions of pain-related parent behavior: Development and psychometric evaluation of a new measure for children and their parents. Pain, 137, 689–699.
Hestbaek, L., Leboeuf-Yde, C. & Kyvik, K. O. (2006). Is comorbidity in adolescence a predictor for adult low back pain? A prospective study of a young population. BMC Musculoskeletal Disorders, 16, 29.
Hicks, C.L., von Baeyer, C.L. & McGrath, P.J. (2006). Online psychological treatment for pediatric recurrent pain: A randomized evaluation. Journal of Pediatric Psychology, 31, 724–736.
Hirschfeld, G., Hechler, T., Dobe, M., Wager, J., von Lützau, P., Blankenburg, M. et al. (in revision). Maintenance of amelioration: One-year follow-up of children with severe chronic pain undergoing multimodal inpatient treatment. Journal of Pediatric Psychology.
Hübner, B., Hechler, T., Dobe, M., Damschen, U., Kosfelder, J., Denecke, H. et al. (2009). Schmerzbezogene Beeinträchtigung bei Jugendlichen mit chronischen Schmerzen – Erste Überprüfung des Pediatric Pain Disability Index (P-PDI). Der Schmerz, 23, 20–32.
Huertas-Ceballos, A., Logan, S., Bennett, C. & Macarthur, C. (2008). Psychosocial interventions for recurrent abdominal pain (RAP) and irritable bowel syndrome (IBS) in childhood. Cochrane Database of Systematic Reviews 2009:1. CD003019. DOI: 10.1002/14651858.CD003014.pub2.
Huguet, A. & Miró, J. (2008). The severity of chronic pediatric pain: An epidemiological study. The Journal of Pain, 9, 226–236.
Kato, K., Sullivan, P.F., Evengard, B. & Pedersen, N.L. (2008). A population-based twin study of functional somatic syndromes. Psychological Medicine, 39, 497–505.
Koetting O'Byrne, K. (2003). Psychosocial factors in pediatric tension and migraine. Headache: A meta-analysis. Dissertation Abstracts International, Section B: The Sciences and Engineering, 64, 3536.
Kopec, J.A. & Sayre, E.C. (2005). Stressful experiences in childhood and chronic back pain in the general population. Clinical Journal of Pain, 21, 478–483.
Kovacs, F.M., Gestoso, M., Gil del Real, M.T., Lopez, J., Mufraggi, N. & Mendez, J.I. (2003). Risk factors for non-specific low back pain in schoolchildren and their parents: A population based study. Pain, 103, 259–268.

Kröner-Herwig, B. & Denecke, H. (2002). Cognitive-behavioral therapy of pediatric headache. Are there differences in efficacy between a therapist-administered group training and a self-help format? Journal of Psychosomatic Research, 53, 1107–1114.

Kröner-Herwig, B. & Denecke, H. (2007). Die Behandlung von Kopfschmerz bei Kindern und Jugendlichen: Eine Praxisstudie. Verhaltenstherapie & Verhaltensmedizin, 28, 373–385.

Kröner-Herwig, B. & Zernikow, B. (2011). Schmerz bei Kindern. In B. Kröner-Herwig, J. Frettlöh, R. Klinger & P. Nilges (Hrsg.) Schmerzpsychotherapie (S.185–208). Berlin: Springer.

Kröner-Herwig, B. & Gaßmann, J. (2012). Headache disorders in children and adolescents: Their association with psychological, behavioural and socio-environmental factors. Headache. doi: 10.1111/j.1526-4610.2012.02210.X

Kröner-Herwig, B., Heinrich, M. & Morris, L. (2007). Headache in German children and adolescents: A population-based epidemiological study. Cephalalgia, 27, 519–527.

Kröner-Herwig, B., Morris, L. & Heinrich, M. (2008). Biopsychosocial correlates of headache: What predicts pediatric headache occurrence? Headache, 48, 529–544.

Kröner-Herwig, B., Gaßmann, J., van Gessel, H. & Vath, N. (2011a). Multiple pains in children and adolescents: A risk factor analysis in a longitudinal study. Journal of Pediatric Psychology, 36, 420–432.

Kröner-Herwig, B., Heinrich, M. & Vath, N. (2011b). The assessment of disability in children and adolescents with headache: Adopting PedMIDAS in an epidemiological study. European Journal of Pain, 14, 951–958.

Lampe, A., Doering, S., Rumpold, G., Sölder, E., Krismer, M., Kantner-Rumplmair, W. et al. (2003). Chronic pain syndromes and their relation to childhood abuse and stressful life events. Journal of Psychosomatic Research, 54, 361–367.

Martin, A.L., McGrath, P., Brown, S.C. & Katz, J. (2007). Anxiety and sensitivity, fear of pain and pain-related disability in children and adolescents with chronic pain. Pain Research and Management, 12, 267–272.

Mikail, S.F. & v. Baeyer, C.L. (1990). Pain, somatic focus, and emotional adjustment in children of chronic headache sufferers and controls. Social Science & Medicine, 31, 51–59.

Olesen, J. & Steiner, T.J. (2004). The International Classification of Headache Disorders. 2nd edition (ICHD-II). Journal of Neurology, Neurosurgery & Psychiatry, 75, 808–811.

Palermo, T.M., Eccleston, C., Lewandowski, A.S., Williams, A.C. & Morley, S. (2010). Randomized controlled trials of psychological therapies for management of chronic pain in children and adolescents: An updated meta-analytic review. Pain, 148, 387–397.

Pfingsten, M. & Hildebrand, J. (2011). Rückenschmerzen. In B. Kröner-Herwig, J. Frettlöh, R. Klinger & P. Nilges (Hrsg.), Schmerzpsychotherapie (S. 431–452). Berlin: Springer.

Powers, S.W., Patton, S.R., Hommel, K.A. & Hershey, A.D. (2003). Quality of life in childhood migraines: Clinical impact and comparison to other chronic illnesses. Pediatrics, 112, e1–e5.

Roth-Isigkeit, A., Thyen, U., Raspe, H.H., Stoven, H. & Schmucker, P. (2004). Reports of pain among German children and adolescents: An epidemiological study. Acta Paediatrica, 93, 258–263.

Sanders, M.R., Shephard, R.W., Cleghorn, G. & Woolford, H. (1994). The treatment of abdominal pain in children: A controlled comparison of cognitive-behavioral family intervention and standard pediatric care. Journal of Consulting and Clinical Psychology, 62, 306–314.

Saunders, K., Korff, M.V., LeResche, L. & Mancl, L. (2007). Relationship of common pain conditions in mothers and children. The Clinical Journal of Pain, 23, 204–213.

Scharff, L. (1997). Recurrent abdominal pain in children: A review of psychological factors and treatment. Clinical Psychological Review, 17, 145–166.

Sillanpää, M. (1976). Prevalence of migraine and other headache in Finnish children starting school. Headache, 15, 288–290.

Sillanpää, M. & Anttila, P. (1996). Increasing prevalence of headache in 7-year-old schoolchildren. Headache, 36, 466–470.

Simons, L.E., Sieberg, C.B., Carpino, E., Logan, D. & Berde, C. (2011). The Fear of Pain Questionnaire (FOPQ): Assessment of pain-related fear among children and adolescents with chronic pain. The Journal of Pain, 12, 677–686.

Stanford, E.A., Chambers, C.T., Biesanz, J.C. & Chen, E. (2008). The frequency, trajectories and predictors of adolescent recurrent pain: A population-based approach. Pain, 138, 11–21.

Trautmann, E. & Kröner-Herwig, B. (2010). A randomized controlled trial of Internet-based self-help training for recurrent headache in childhood and adolescence. Behaviour Research and Therapy, 48, 28–37.

van Gessel, H., Gaßmann, J., & Kröner-Herwig, B. (2011). Children in pain: Recurrent back pain, abdominal pain, and headache in children and adolescents in a four-year-period. The Journal of Pediatrics, 158, 977–983.

Vervoort, T., Goubert, L., Eccleston, C., Bijttebier, P. & Crombez, G. (2006). Catastrophic thinking about pain is independently associated with pain severity, disability, and somatic complaints in school children and children with chronic pain. Journal of Pediatric Psychology, 31, 674–683.

Watson, K.D., Papageorgiou, A.C., Jones, G.T., Taylor, S., Symmons, D.P.M., Silman, A.J. & Macfarlane, G.J. (2002). Low back pain in schoolchildren: occurence and characteristics. Pain, 97, 87–92.

Zernikow, B., Wager, J., Hechler, T., Hasan, C., Rohr, U., Dobe, M. et al. (2012). Children suffering from severe chronic pain: A 5-year retrospective study on 2249 pediatric pain patients. BMC Pediatrics.

12 Adipositas

Petra Warschburger

12.1 Beschreibung der chronischen Erkrankungsform

Adipositas bezeichnet einen vermehrten Körperfettanteil, der mit einer aktuellen – oder im Kindes- und Jugendalter auch künftigen – körperlichen wie auch psychosozialen Gesundheitsgefährdung einhergeht. Die Palette der mit Adipositas assoziierten körperlichen Krankheitsbilder ist breit und reicht von Gelenkerkrankungen, einem erhöhten kardiovaskulären Risiko, Diabetes Typ 2, Asthma bis hin zu Krebserkrankungen (Barlow, 2007).

National und international wird Adipositas über den BMI (Body Mass Index; Körpergröße in Relation zum quadrierten Körpergewicht) bestimmt. Im Kindes- und Jugendalter werden aufgrund der entwicklungsbedingten körperlichen Veränderungen hierfür BMI-Perzentilwerte verwandt, die eine Aussage über die relative Position einer Person im Vergleich zu ihrer Alters- und Geschlechtsgruppe erlauben. Ein BMI-Perzentilwert oberhalb der 90. Perzentile bezeichnet danach Übergewicht, ein Wert oberhalb der 97. Perzentile Adipositas und oberhalb der 99,5. Perzentile extreme Adipositas (vgl. Warschburger & Petermann, 2008).

Neben dem erhöhten Gewicht und Körperfettanteil ist oftmals auch ein verstärktes Längenwachstum zu beobachten. Zudem entwickeln sich sog. Dehnungsstreifen auf der Haut (v. a. Oberschenkel, Hüfte, Bauch und Oberarme), bei den Jungen ist eine weibliche Brustentwicklung zu beobachten. Phänomenologisch wird auch noch unterschieden, ob die Fettakkumulierung eher stammbetont (gynoide Form) oder bauchbetont (androide Form) ist. Gerade der viszerale Fettanteil geht mit einem höheren Gesundheitsrisiko einher. Hierzu wird der Bauchumfang der Kinder und Jugendlichen bestimmt. Umfangreiche Vergleichsdaten aus Deutschland liegen vor (Kromeyer-Hauschild et al., 2011). Bezogen auf die Genese wird auch noch zwischen einer primären und sekundären Form unterschieden: Sekundär bedeutet, dass z. B. monogenetische und endokrine Erkrankungen (wie z. B. Cushing- oder Prader-Willi-Syndrom) ursächlich für die Entstehung der Adipositas sind. In den meisten Fällen (ca. 95 %) einer primären Adipositas wird von einer multifaktoriellen Genese auf dem Boden einer angeborenen Veranlagung ausgegangen (Warschburger & Petermann, 2008).

Adipositas wird nicht zu den Essstörungen gezählt. Dennoch kann bei ca. 30 bis 35 Prozent eine sog. Binge-Eating-Störung (BES) vorliegen (Warschburger & Kröller, 2005). Diese Kinder berichten über häufige Heißhungerattacken (große Mengen verbunden mit fehlendem Kontrollerleben über die Nahrungsaufnahme) und auffällige Essverhaltensweisen wie sehr schnelles Essen, nicht in Gesellschaft essen oder sich selbst schuldig fühlen wegen der Essanfälle.

12.2 Annahmen zur Störungsgenese

Genetische Faktoren

Die Bedeutung genetischer Faktoren für die Entstehung von Adipositas konnte in zahlreichen Studien eindrucksvoll belegt werden. So zeigten Zwillingsstudien eine deutlich höhere Konkordanz zwischen mono- im Vergleich zu dizygoten Zwillingen und Adoptionsstudien einen engeren Zusammenhang zwischen Adoptivkindern und ihren biologischen im Kontrast zu den Adoptiveltern. Die Erblichkeitsschätzungen liegen im mittleren bis hohen Bereich (vgl. Silventoinen et al., 2010). Dies bedeutet jedoch nicht, dass die Übereinstimmungen in Familien nur auf genetische Ursachen zurückgeführt werden können, auch die gemeinsam geteilte Umwelt – in Form des »familiären Lebensstils« – spielt eine wichtige Rolle, vor allem bei der Aufrechterhaltung der Gewichtsproblematik.

Energiezufuhr

Die Balance zwischen Energiezufuhr und -verbrauch bestimmt, ob überschüssige Energie in Form von Fett gespeichert wird oder die körpereigenen Reserven »angezapft« werden. Auf Seiten der Energiezufuhr ist vor allem die Quantität und Qualität der Nahrungszufuhr zu beachten, auf Seiten des Energieverbrauchs spielen vier Aspekte eine Rolle: der Grundumsatz, die thermogenetische Regulation, das Körperwachstum und die körperliche Aktivität. Als beeinflussbare Faktoren sind in erster Linie die Ernährung und die körperliche Aktivität (und Inaktivität) zu nennen. Bezogen auf die Rolle der Ernährung lässt sich festhalten, dass die meisten prospektiven Studien keine signifikanten Zusammenhänge zwischen Energieaufnahme und Gewichtszunahme berichten. Ein wesentliches Problem ist hierbei aber vor allem das »underreporting«. Zusammenfassend kann man sagen, dass für die Zufuhr einzelner Nährstoffe (wie Fett, Proteine, Kohlenhydrate) noch wenig Evidenz vorliegt; energiedichte Nahrung, der Besuch von Fast-Food Restaurants und ein stärkeres Snacking-Verhalten scheinen vor allem in Kombination mit anderen Verhaltensweisen adipogen zu wirken (Lanfer et al., 2010). Eindeutig wurde die negative Wirkung von gesüßten Getränken auf die Gewichtsentwicklung nachgewiesen, ebenso scheint das Auslassen des Frühstücks mit einem höheren BMI verbunden zu sein. Auch eine unregelmäßige Mahlzeitenstruktur erwies sich als ungünstig.

Zu beobachten sind individuelle Unterschiede im Essverhalten von normal- und übergewichtigen Kindern: So konnte gezeigt werden, dass übergewichtige Kinder stärker emotional und external gesteuert essen als normalgewichtige Kinder (z. B. Kröller & Warschburger, 2011) und dass eine höhere Essgeschwindigkeit mit einem höheren BMI einhergeht (Kröller & Warschburger, 2011). Diese Unterschiede im Essverhalten können ihrerseits zu einer verstärkten Energiezufuhr, v. a. auch von hochkalorischen Snacks, beitragen.

Energieverbrauch

Auf Seiten des Energieverbrauchs sind vor allem das Ausmaß und die Art der körperlichen Aktivität und Inaktivität entscheidend. In zahlreichen Untersuchungen schneiden übergewichtige und adipöse Kinder im Vergleich zu normalgewichtigen Gleichaltrigen in ihrer motorischen Leistungsfähigkeit schlechter ab (Graf, 2011). Auch die Daten einer repräsentativen deutschlandweiten Studie deuten darauf hin, dass die Kinder mit der geringsten körperlichen Aktivität auch ein erhöhtes Adipositasrisiko aufweisen. Werden weitere Risikofaktoren kontrolliert, verschwindet dieser Zusammenhang allerdings wieder (Kleiser et al., 2009). Auch prospektiv wird der Einfluss eher als gering eingeschätzt (Wilks et al., 2011). Als deutlich bedeutsamer erwies sich oftmals der Medienkonsum der Kinder. So verbringen übergewichtige Kinder nicht nur mehr Zeit vor dem Fernseher als normalgewichtige (Marshall et al., 2004), sondern auch prospektiv zeigt sich, dass ein täglicher TV-Konsum von mehr als zwei Stunden mit einer geringeren Fitness, vermindertem Selbstwertgefühl, geringerem prosozialen Verhalten und schlechterer akademischer Leistung verbunden ist (Tremblay et al., 2011). Für den Gewichtsstatus relevant ist vor allem, dass ein höherer TV-Konsum mit einem geringeren Obst- und Gemüsekonsum, höherer Energiezufuhr und verstärktem Konsum von Fast Food und Snacks verbunden ist (Pearson & Biddle, 2011).

Das konkrete Ernährungs- und Bewegungsverhalten entwickelt sich im familiären Kontext und das Verhalten der Eltern (sei es durch Erziehungsregeln, konkrete Fütterungsstrategien oder auch durch die Bereitstellung von Nahrungsmitteln oder sportlichen Möglichkeiten) ist eine entscheidende Einflussgröße (vgl. Berge, 2009).

Selbstregulation als erklärende Variable?

In der jüngeren Forschung wird zunehmend die Rolle mangelnder Selbstregulationsfähigkeiten diskutiert. Selbstregulation bezeichnet automatische wie bewusste Vorgänge, die Personen in die Lage versetzen, ihre Gedanken, Impulse, Emotionen, Aufmerksamkeit wie auch Leistungen zu regulieren (Vohs & Baumeister, 2004). Dabei finden sich Zusammenhänge zwischen einem geringeren Belohnungsaufschub sowie einer geringeren inhibitorischen Kontrolle und der Entwicklung von Übergewicht (Tsukayama et al., 2010).

Fazit. Zusammenfassend lässt sich festhalten, dass die Entstehung und Aufrechterhaltung der Adipositas nur in einem multifaktoriellen Modell betrachtet werden können. Übergewicht entwickelt sich oftmals auf dem Boden einer genetischen Prädisposition; Verhaltensfaktoren spielen aber eine entscheidende Rolle bei der Ausgestaltung des Risikos. Prinzipiell muss immer im individuellen Fall geklärt werden, welche konkrete Risikokonstellation vorliegt. Abbildung 12.1 verdeutlicht die multifaktorielle Genese der Adipositas.

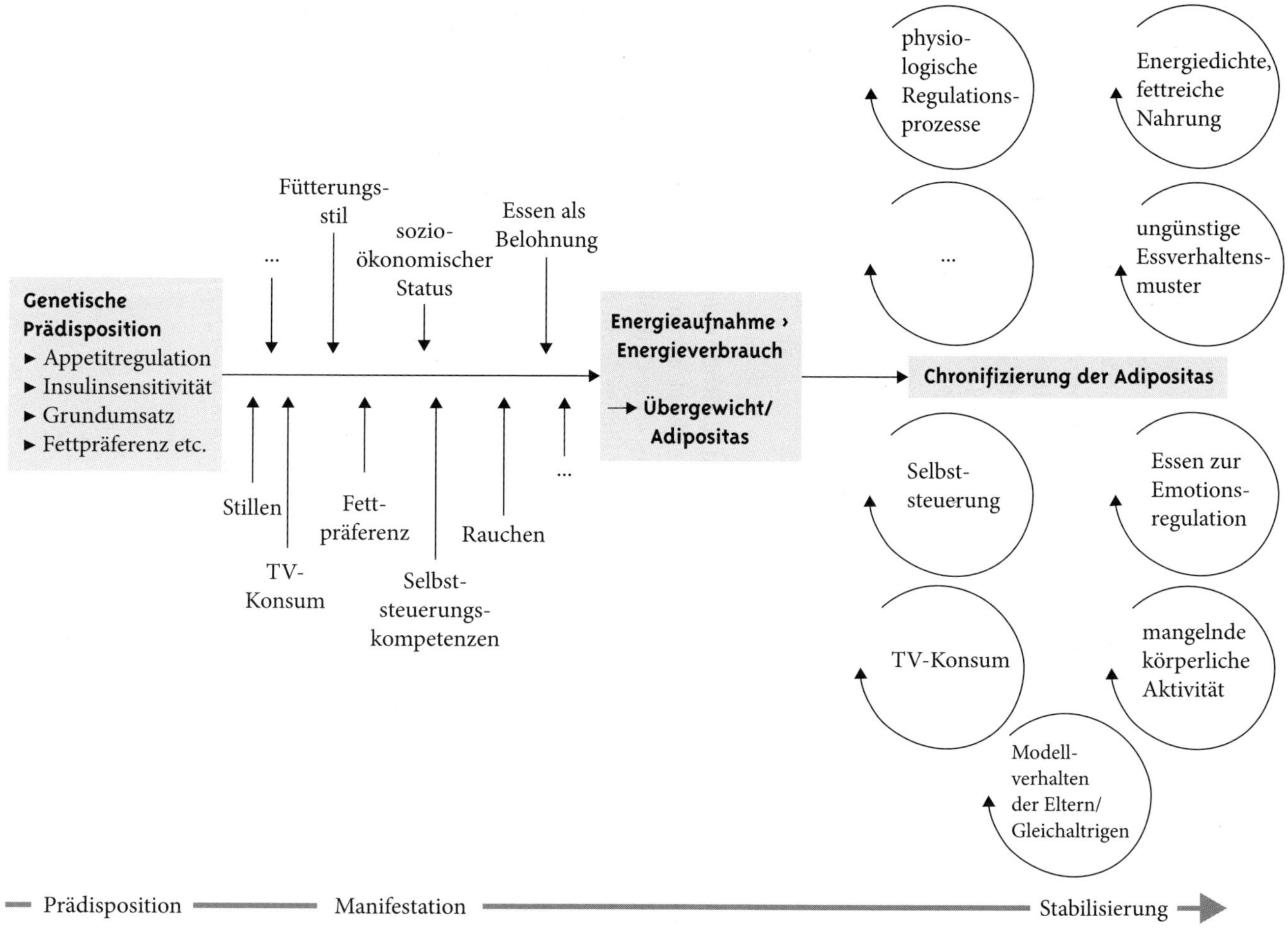

Abbildung 12.1 Multifaktorielles Entstehungsmodell der Adipositas (modifiziert nach Warschburger & Petermann, 2008; S. 13)

12.3 Epidemiologie

Adipositas ist bereits im Kindes- und Jugendalter sehr weit verbreitet. Nach den Daten einer repräsentativen deutschlandweiten Studie sind insgesamt 14,8 Prozent der Kinder übergewichtig, 6,1 Prozent sogar adipös. Der Anteil der Adipositas steigt mit dem Alter von 2,8 Prozent bei den 2- bis 6-Jährigen auf 8,5 Prozent bei den 14- bis 17-Jährigen deutlich an. Es ergeben sich keine nennenswerten Unterschiede in der Prävalenz zwischen Jungen und Mädchen, die Verbreitung ist jedoch höher bei Kindern mit Migrationshintergrund und aus Familien mit einem niedrigen Sozialstatus (Kurth & Schafrath Rosario, 2010). Europaweit betrachtet liegt Deutschland damit im mittleren Bereich: In Spanien und Irland liegen die Prävalenzen zwischen 5 und 7,5 Prozent, in Frankreich, Belgien, den Niederlanden, Norwegen, Schweden, Ungarn und Polen mit 2,5 bis 5 Prozent etwas niedriger, während Österreich, Schweiz, England, Spanien, Portugal und Griechenland mit Raten über 7,5 Prozent die höchsten Prävalenzen aufweisen (Pigeot et al., 2010). Allerdings sollte beachtet werden, dass bislang kein standardisiertes Messprotokoll existiert und unterschiedliche Referenzwerte herangezogen werden. Innerhalb von Deutschland lässt sich ein leichtes Nord-Süd-Gefälle in der Verbreitung bei der Einschulung feststellen (Moß et al., 2007). Während gerade in den 1990er Jahren eine zunehmende Inzidenz von Übergewicht und Adipositas verzeichnet wurde, deutet sich eine Tendenz zur Stagnation bzw. zum leichten Rückgang an (Moss et al., 2012).

12.4 Verlauf und Prognose

Adipositas wächst sich nicht einfach aus, sondern weist eine hohe Stabilität bis ins Erwachsenenalter auf. Das Risiko eines übergewichtigen Kindes, auch als Erwachsener übergewichtig zu sein, ist doppelt und bei einem Jugendlichen mehr als viermal so hoch wie bei einem normalgewichtigen Gleichaltrigen. Bei adipösen Kindern und Jugendlichen sind die Raten nochmals höher (Singh et al., 2008). Adipositas ist durch seine Gesundheitsgefährdung definiert. Einige der körperlichen Folgebelastungen konnten auch bereits im Kindes- und Jugendalter verstärkt beobachtet werden wie eine erhöhte Rate von Diabetes Typ 2, Bluthochdruck und veränderte Insulinresistenz (Reilly et al., 2003). Auch die damit verbundene erhöhte Morbidität und Mortalität im Erwachsenenalter ist mittlerweile gut belegt (Reilly & Kelly, 2011).

12.5 Psychosoziale Belastungen, Entwicklungsrisiken und Entwicklungschancen

Keine chronische Erkrankung ist mit einer so hochgradigen Stigmatisierung verbunden wie Adipositas. Die mit Adipositas einhergehenden, teils erheblichen psychosozialen Belastungen werden im Zusammenhang mit der erlebten Stigmatisierung gesehen. Die Vorurteile gegenüber adipösen Personen sind nicht nur sehr weit verbreitet, sondern beginnen bereits in der frühen Kindheit und sind sehr stabil. Puhl und Latner (2007) konnten in ihrem Review zeigen, dass gewichtsbezogene Stigmatisierung nicht nur von Gleichaltrigen ausgeht, sondern auch von Lehrern und Eltern. Zudem wird die negative Sicht auf adipöse Kinder auch von den betroffenen Kindern selbst geteilt (Warschburger & Döring, 2011). Im Mittelpunkt der Forschung stand lange Zeit das Selbstkonzept und Selbstwertgefühl der Kinder und Jugendlichen, das maßgeblich von den sozialen Rückmeldungen geprägt wird. Besonders Kinder und Jugendliche, die sich wegen ihres Übergewichts in Behandlung befinden, weisen ein negativeres Selbstwertgefühl auf. Für das Selbstkonzept zeigte sich vor allem eine Beeinträchtigung im Bereich des körperlichen Selbstkonzepts und der eigenen Attraktivitätseinschätzung (Griffiths et al., 2010). Auch im Bereich des eigenen Körperbildes konnte ein negativer Zusammenhang mit den erlebten Hänseleien und dem Übergewichtsstatus gezeigt werden (Menzel et al., 2010). Darüber hinaus finden sich erhöhte Raten an klinischen Störungen wie Ängste und Depressionen (Eschenbeck et al., 2009), aber auch Aufmerksamkeits- und Hyperaktivitätsstörungen (Eschenbeck et al., 2009) sowie gestörtes Essverhalten (Binge Eating Disorder; Tanofsky-Kraff, 2009). Insgesamt sind die Raten für das Auftreten von psychischen Auffälligkeiten um den Faktor 2 bis 3 erhöht, und steigen weiter, wenn in den Untersuchungen klinische Gruppen aus Gewichtsreduktionsprogrammen herangezogen werden (Warschburger, 2000).

Studien zu eventuellen Entwicklungschancen, die sich im Zusammenhang mit dem Vorliegen einer Adipositas ergeben, liegen nach Wissen der Autorin nicht vor.

12.6 Unterstützungsmöglichkeiten

Mittlerweile unterstreichen zahlreiche Reviews und Meta-Analysen, dass multimodale, multidisziplinäre Behandlungsprogramme, die auf eine Veränderung des Lebensstils im Bereich der Ernährungs- und Bewegungsgewohnheiten mithilfe von kognitiv-behavioralen Methoden fokussieren, die Methode der Wahl sind und zu einer erfolgreichen Gewichtsreduktion bzw. Gewichtsstabilisierung beitragen können (vgl. Warschburger, 2011 für einen Überblick). Aufgrund des noch zu erwartenden Längenwachstums ist es oftmals ausreichend, dass die Kinder ihr Körpergewicht stabilisieren und so eine relative Verbesserung ihres BMI-Status erzielen. Darüber hinaus sollen natürlich auch die mit Adipositas assoziierten Risikofaktoren und Komorbiditäten gemindert, ein angemessenes Ernährungs- und Bewegungsverhalten aufgebaut und die psychosoziale Belastung reduziert werden.

Bezogen auf die Ernährungstherapie sollten weniger starre oder extrem niedrigkalorische Diäten eingesetzt, sondern auf eine ausbalancierte Energiezufuhr geachtet werden. Die Ernährungsumstellung sollte auf familiärer Ebene erfolgen (Barlow, 2007; Moß et al., 2011). Konkret wird empfohlen, auf ein tägliches Frühstück zu achten, ausreichend Obst und Gemüse zu essen, die Anzahl von Restaurantbesuchen zu verringern, den Konsum von zuckerhaltigen Getränken einzuschränken, die Portionsgrößen zu verkleinern und auf gemeinsame Familienmahlzeiten zu achten (Barlow, 2007). Im Rahmen der Bewegungstherapie sollte – möglichst in Gruppen – die Motivation für körperliche Aktivität im Alltag gesteigert sowie Inaktivität (z. B. Fernsehkonsum nicht mehr als 2 Stunden täglich) abgebaut werden. Die Maßnahmen zur Steigerung der körperlichen Aktivität sollten durch das soziale Umfeld, d. h. die Eltern, unterstützt werden. Die Eltern sollten zudem in das Rational der Bewegungstherapie eingeführt werden. Jede Art von Bewegungstherapie muss an den Grad der Adipositas und die damit verbundenen körperlichen Risiken und Einschränkungen angepasst werden (Moß et al., 2011).

Schulungsprogramme umfassen nicht nur Ernährungs- und Bewegungstherapie, sondern vor allem auch umfassende psychologische Angebote, um die angestrebten Verhaltensänderungen auf lange Sicht zu etablieren und die Lebensqualität der Kinder zu verbessern (z. B. Strategien zum Umgang mit erlebter Stigmatisierung). Eine vierte wesentliche Säule in der Arbeit mit den Kindern ist die Integration der Eltern in die Therapie (vgl. Moß et al., 2011). Mittlerweile liegen auch für den deutschsprachigen Raum verschiedene evaluierte Behandlungsprogramme vor (vgl. Hilbert, 2009), die mithilfe von kognitiv-behavioralen Methoden eine langfristige Gewichtsveränderung anstreben. Beispielhaft für das Vorgehen mit adipösen Kindern und Jugendlichen soll kurz das Vorgehen im Adipositas-Training mit Kindern und Jugendlichen im Alter zwischen 11 und 15 Jahren (Warschburger et al., 2005) skizziert werden. Es handelt sich um ein kognitiv-behaviorales Gruppenprogramm in zwölf Einheiten für das Kind und je nach Alter der Kinder vier bis zehn begleitende Sitzungen für die Eltern. Zur Anwendung kommen verschiedene kognitiv-behaviorale Strategien, die sich im Rahmen der Adipositas-Behandlung als wirksam erwiesen haben:

- **Selbstbeobachtungsmethoden:** Hierzu werden verschiedene Protokolle wie Ernährungs- oder Gewichtsprotokolle eingesetzt, aber auch Beobachtungskarten zum konkreten Essverhalten. Dies ermöglicht es nicht nur dem Trainer, Einblick in das konkrete Verhalten des Kindes zu gewinnen, sondern die Kinder können dadurch z. B. auch selbst Zusammenhänge zwischen ihrem Ernährungs- und Bewegungsverhalten herstellen.
- **Stimuluskontrolle:** Mit Hilfe von sogenannten »Fit-Tricks« (wie langsames Essen oder regelmäßige Mahlzeiten) sollen die Kinder z. B. lernen, übermäßiges Essverhalten zu vermeiden. Aber auch die Veränderung von ungünstigen Umgebungsfaktoren (z. B. Vorrat an Süßigkeiten) soll realisiert werden.
- **Aufbau alternativen Ess- und Bewegungsverhaltens:** Dazu werden zum Beispiel die »Fit-Tricks« innerhalb der Sitzungen eingeübt und sollen dann selbstständig im Alltag angewandt werden. Beobachtungsprotokolle unterstützen den Einsatz.
- **Verstärkung:** Eltern werden in das Tokenprogramm zur Unterstützung der erzielten Fortschritte mit eingebunden. Wichtig ist, dass nicht der Gewichtsverlust per se belohnt wird, sondern ein gesünderes Ernährungs- und Bewegungsverhalten.
- **Kontraktmanagement:** Zu Beginn des Trainings wird ein Trainingsvertrag geschlossen, aber auch zwischendurch werden immer wieder explizite Zielvereinbarungen zwischen Trainer und Kindern/Eltern getroffen.

- **Kognitive Methoden:** Ungünstige Gedanken im Umgang mit Versuchssituationen sollen durch positive ersetzt werden. Hier wird beispielsweise der Gedankenstopp eingesetzt.
- **Selbstbehauptungstraining:** Mithilfe von Rollenspielen soll der sozial kompetente Umgang mit kritischen Situationen, z. B. Hänseleien oder Verführungen zum verstärkten Naschen, eingeübt werden.

Die Inhalte des Programms sind in Tabelle 12.1 zusammengefasst.

Tabelle 12.1 Inhalte des Adipositas-Trainings für Kinder und Jugendliche (Warschburger et al., 2005)

Sitzungen	Leitthemen	Schwerpunkte
1–2	Was du essen und trinken kannst, um fit zu sein.	▶ Gruppen- und Motivationsaufbau ▶ Ernährungswissen
3–4	Warum du dick geworden bist und wie du es ändern kannst.	▶ Ätiologie- und Behandlungswissen
5–6	Warum du dich bisher ungünstig ernährt hast und wie du es besser machen kannst.	▶ Essverhalten ▶ positive und negative Konsequenzen
7–8	Wie du es schaffen kannst, nur bei wirklichem Hunger zu essen.	▶ günstige Essverhaltensweisen ▶ emotionsinduzierte und soziale Auslöser
9–10	Wie du deine Stärken nutzen kannst, um dich wohler zu fühlen.	▶ Selbst- und Fremdbild ▶ sozial kompetentes Verhalten
11–12	Wie es für dich nach diesem Training weitergehen kann.	▶ Wissensfestigung ▶ Transfer und Rückfallprophylaxe

Im Gegensatz zu vielen anderen chronischen Erkrankungen steht bei Adipositas im Kindes- und Jugendalter die pharmakologische Behandlung nicht im Vordergrund. Die Indikation für eine begleitende medizinische Therapie kann jedoch einzelfallbezogen getroffen werden, wenn eine erhebliche Komorbidität und ein deutlich erhöhtes Gesundheitsrisiko vorliegt und konventionelle Ansätze keine positiven Effekte erbracht haben (Moß et al., 2011). Bislang gibt es jedoch noch sehr wenig Evidenz und die hohen Nebenwirkungen der Medikamente sind mit hohen Therapieabbrüchen verbunden (Berkowitz et al., 2003). Auch der Einsatz von chirurgischen Maßnahmen gilt zwar als erfolgversprechend, sollte jedoch nur als »ultima ratio« bei extrem adipösen Jugendlichen mit erheblicher Komorbidität in Betracht gezogen werden, wobei auf eine sehr gute Vor- und Nachbereitung des chirurgischen Eingriffs zu achten ist. Wie auch bei der medikamentösen Therapie sind die erheblichen Nebenwirkungen zu beachten (Moß et al., 2011).

Beispiel

Kai ist 11 Jahre alt und geht in die 5. Klasse an der Grundschule. Er wiegt bei der Vorstellung 54 kg bei einer Größe von 156 cm. Das entspricht einem BMI von 22,18 kg/m^2; damit liegt er oberhalb der 95. Perzentile seiner Vergleichsgruppe. Bei der Laboruntersuchung fielen bereits Werte im auffälligen Bereich auf (zu hohe Blutfettwerte). Daraufhin wird vom Arzt eine relative Gewichtsreduktion empfohlen. Die Anamnese zum bisherigen Gewichtsverlauf ergibt, dass Kai mit dem Eintritt in die Schule in sehr kurzer Zeit stark zugenommen hat. Auch der Gewichtsstatus des Vaters liegt im Bereich des starken Übergewichts und auch die jüngere Schwester ist betroffen. Im psychosozialen Bereich berichtet die Mutter über eine starke Nervosität und Unkonzentriertheit und beschreibt Kai als gut sozial eingebunden mit sportlichen Interessen (Boxtraining einmal wöchentlich). Sowohl die Mutter als auch Kai berichten nur von gelegentlichen Hänseleien anderer Kinder. Die Mutter wünscht sich, dass Kai an Gewicht verliert und sportlicher und selbstbewusster wird. Auch Kai ist motiviert, an Gewicht zu verlieren, und berichtet, dass er sich manchmal für sein Gewicht schäme und im Sport nicht immer mit den Mitschülern mithalten könne.

Ernährungsprotokolle zeigen, dass Kai sehr wenig Obst und Gemüse und viele gesüßte Getränke zu sich nimmt. Sein Essverhalten ist vor allem durch ein sehr schnelles Essen (die Mutter berichtet, Kai schlinge sein Essen) und mehrfaches Nachschlagnehmen gekennzeichnet. Die Mutter versuchte bisher, das Essverhalten ihrer Kinder positiv zu beeinflussen. So gibt es feste Essenszeiten, an denen regelmäßig gemeinsam gegessen wird. Auch Süßigkeiten stellen kein großes Thema dar. Nach einem ersten anamnestischen Gespräch wird innerhalb der Familie ein Therapievertrag mit Tokenverstärkung ausgehandelt. Eltern und Kai verpflichten sich nicht nur, regelmäßig an den Sitzungen teilzunehmen, sondern auch die mit den Sitzungen verbundenen Hausaufgaben (wie Gewichtskurve; Ernährungs- und Essverhaltensprotokolle) zu erledigen. Für die aktive Teilnahme am Training kann sich Kai – gestaffelt nach Tokens, die er sich verdient hat – am Ende eine Belohnung von den Eltern wünschen. Der größte Wunsch von Kai ist ein gemeinsamer Familienausflug am Wochenende.

Kai nimmt am Adipositas-Training für Kinder nach Warschburger et al. (2005) teil. In zehn Gruppensitzungen und zwölf Sporttreffen (einmal gemeinsam mit den Eltern) lernen die Kinder, ein verändertes Ess- und Bewegungsverhalten aufzubauen. Die Eltern werden zusätzlich in sechs Sitzungen umfangreich geschult; ein gemeinsamer Kochabend mit Eltern und Kind soll die Freude an gemeinsam ▶

zubereiteten, gesunden Mahlzeiten wecken und Tipps für fettreduziertes Kochen vermitteln.

Kai ist auch in der Gruppe sehr motiviert, beteiligt sich aktiv an den Übungen und führt regelmäßig seine Protokolle. Für Kai ist es wichtig, dass er im Rahmen des Trainings die Lebensmittelpyramide und Ampelbereiche kennenlernt und selber schnell feststellt, dass er vor allem zu viele gesüßte Getränke zu sich nimmt. Hierzu wird mit ihm eine Vereinbarung getroffen, dass er schrittweise mehr Wasser statt Softdrinks nimmt. Gerade das langsame Essen ist ein wichtiger »Fit-Trick«, der Kai hilft, wieder sein Sättigungsgefühl zu spüren. Dieser »Fit-Trick« wird erst in der Gruppe mit einer Möhre, später auch mal mit Brot oder Schokolade eingeübt und dann sollen die Kinder diesen im Alltag umsetzen. Auch der Umgang mit verlockendem Süßen und das »Nein-Sagen« werden in Rollenspielen eingeübt.

Die Eltern unterstützen Kai sehr engagiert und kaufen anders ein, sodass mehr Vollkornprodukte sowie mehr Obst und Gemüse zuhause auf den Tisch kommen. Auch unterstützen sie ihn dabei, seine Gewichtskurve zu führen. Durch die eigene Motivation und die Unterstützung der Eltern schafft es Kai, bis zum Ende des Trainings 5,5 kg abzunehmen. Da er in dieser Zeit auch noch gewachsen ist, liegt sein Gewicht wieder im Normalgewichtsbereich. Auch seine auffälligen Laborwerte haben sich normalisiert. Während der einjährigen Nachbetreuung kann Kai sein Gewicht weiter reduzieren und stabilisieren. Er geht jetzt oft mit Freunden draußen spielen und seine Eltern unterstützen ihn, indem sie z. B. durch den Kauf eines Trampolins zusätzliche Bewegungsanreize schaffen. Zwischenzeitliche Schwierigkeiten durch die veränderten Arbeitszeiten der Mutter konnten innerhalb der Familie aufgefangen werden. Alle arbeiten gemeinsam an Lösungen. Nach 15 Monaten ist auch Kais anfängliches Bauchfett verschwunden. Sein Längenwachstum hat die positive Gewichtsentwicklung noch unterstützt.

Literatur

Barlow, S.E. (2007). Expert committee recommendations regarding the prevention, assessment, and treatment of child and adolescent overweight and obesity: Summary report. Pediatrics, 120, 164–192.

Berge, J.M. (2009). A review of familial correlates of child and adolescent obesity: What has the 21st century taught us so far? International Journal of Adolescent Medicine and Health, 21, 457–483.

Berkowitz, R.I., Wadden, T.A., Tershakovec, A.M. & Cronquist, J.L. (2003). Behavior therapy and sibutramine for the treatment of adolescent obesity: A randomized controlled trial. JAMA: The Journal of the American Medical Association, 289, 1805–1812.

Eschenbeck, H., Kohlmann, C.W., Dudey, S. & Schurholz, T. (2009). Physician-diagnosed obesity in German 6- to 14-year-olds. Prevalence and comorbidity of internalising disorders, externalising disorders, and sleep disorders. Obesity Facts, 2, 67–73.

Graf, C. (2011). Rolle der körperlichen Aktivität und Inaktivität für die Entstehung und Therapie der juvenilen Adipositas. Bundesgesundheitsblatt – Gesundheitsforschung – Gesundheitsschutz, 53, 699–706.

Griffiths, L.J., Parsons, T.J. & Hill, A.J. (2010). Self-esteem and quality of life in obese children and adolescents: A systematic review. International Journal of Pediatric Obesity, 5, 282–304.

Hilbert, A. (2009). Störungen der Gewichtsregulation. In A. Lohaus & H. Domsch (Hrsg.), Psychologische Förder- und Interventionsprogramme für das Kindes- und Jugendalter (S. 227–240). Heidelberg: Springer.

Kleiser, C., Schaffrath Rosario, A., Mensink, G.B.M., Prinz-Langenohl, R. & Kurth, B.-M. (2009). Potential determinants of obesity among children and adolescents in Germany: Results from the cross-sectional KiGGS study. BMC Public Health, 9.

Kröller, K. & Warschburger, P. (2011). Problematisches Essverhalten im Kindesalter: Welche Rolle spielt die mütterliche Steuerung? Praxis Kinderpsychologie & Kinderpsychiatrie, 60, 253–269.

Kromeyer-Hauschild, K., Dortschy, R., Stolzenberg, H., Neuhauser, H. & Schaffrath Rosario, A. (2011). Nationally representative waist circumference percentiles in German adolescents aged 11.0-18.0 years. International Journal of Pediatric Obesity, 6, e129–e137.

Kurth, B.-M. & Schaffrath Rosario, A. (2010). Übergewicht und Adipositas bei Kindern und Jugendlichen in Deutschland. Bundesgesundheitsblatt – Gesundheitsforschung – Gesundheitsschutz, 53, 643–52.

Lanfer, A., Hebestreit, A. & Ahrens, W. (2010). Einfluss der Ernährung und des Essverhaltens auf die Entwicklung der Adipositas bei Kindern und Jugendlichen. Bundesgesundheitsblatt – Gesundheitsforschung – Gesundheitsschutz, 53, 690–698.

Marshall, S.J., Biddle, S.J., Gorely, T., Cameron, N. & Murdey, I. (2004). Relationships between media use, body fatness and physical activity in children and youth: A meta-analysis. International Journal of Obesity and Related Metabolic Disorders, 28, 1238–1246.

Menzel, J.E., Schaefer, L.M., Burke, N.L., Mayhew, L.L., Brannick, M.T. & Thompson, J.K. (2010). Appearance-related teasing, body dissatisfaction, and disordered eating: A meta-analysis. Body Image, 7, 261–270.

Moß, A., Kunze, D. & Wabitsch, M. (2011). Evidenzbasierte Leitlinie der Arbeitsgemeinschaft Adipositas im Kindes- und Jugendalter zur Therapie der Adipositas im Kindes- und Jugendalter. Bundesgesundheitsblatt – Gesundheitsforschung – Gesundheitsschutz, 54, 584–590.

Moß, A., Wabitsch, M., Kromeyer-Hauschild, K., Reinehr, T. & Kurth, B.-M. (2007). Prävalenz von Übergewicht und Adipositas bei deutschen Einschulkindern. Bundesgesundheitsblatt – Gesundheitsforschung – Gesundheitsschutz, 50, 1424–1431.

Moss, A., Klenk, J., Simon, K., Haiss, H., Reinehr, T. & Wabitsch, M. (2012). Declining prevalence rates for overweight and obesity in German children starting school. European Journal of Pediatics, 171, 289–299.

Pearson, N. & Biddle, S.J. (2011). Sedentary behavior and dietary intake in children, adolescents, and adults. A systematic review. American Journal of Preventive Medicine, 41, 178–188.

Pigeot, I., Buck, C., Herrmann, D. & Ahrens, W. (2010). Übergewicht und Adipositas bei Kindern und Jugendlichen. Bundesgesundheitsblatt – Gesundheitsforschung – Gesundheitsschutz, 50, 653–665.

Puhl, R.M. & Latner, J.D. (2007). Stigma, obesity, and the health of the nation's children. Psychological Bulletin, 133, 557–580.

Reilly, J.J. & Kelly, J. (2011). Long-term impact of overweight and obesity in childhood and adolescence on morbidity and premature mortality in adulthood: Systematic review. International Journal of Obesity, 35, 891–898.

Reilly, J. J., Methven, E., McDowell, Z. C., Hacking, B., Alexander, D., Stewart, L. et al. (2003). Health consequences of obesity. Archives of disease in childhood, 88, 748.

Silventoinen, K., Rokholm, B., Kaprio, J. & Sørensen, T.I.A. (2010). The genetic and environmental influences on childhood obesity: A systematic review of twin and adoption studies. International Journal of Obesity, 34, 29–40.

Singh, A.S., Mulder, C. & Twisk, J.W. (2008). Tracking of childhood overweight into adulthood: a systematic review of the literature. Obesity Reviews, 9, 474–488.

Tanowsky-Kraff, M. (2009). Binge eating among children and adolescents. In E. Jelalain & R.G. Steele (Eds.), Handbook of childhood and adolescent obesity (pp. 43–62). New York: Springer.

Tremblay, M.S., LeBlanc, A.G., Kho, M.E., Saunders, T.J., Larouche, R., Colley, R.C. et al. (2011). Systematic review of sedentary behaviour and health indicators in school-aged children and youth. International Journal of Behavioral Nutrition and Physical Activity, 8, 98, 1–22.

Tsukayama, E., Toomey, S.L., Faith, M.S. & Duckworth, A.L. (2010). Self-control as a protective factor against overweight status in the transition from childhood to adolescence. Archives of Pediatric & Adolescent Medicine, 164, 631–635.

Warschburger, P. (2000). Chronisch kranke Kinder und Jugendliche. Psychosoziale Belastungen und Bewältigungsanforderungen. Göttingen: Hogrefe.

Warschburger, P. (2011). Psychologische Aspekte der Adipositas. Konsequenzen für Therapieinhalte, Therapieindikation und Therapieerfolg. Bundesgesundheitsblatt, 54, 562–569.

Warschburger, P. & Döring, I. (2011). »Du bist nicht mehr unser Freund«. Peer-Viktimisierung adipöser und normalgewichtiger Kinder im Vorschulalter. Adipositas, 5, 25–29.

Warschburger, P. & Kröller, K. (2005). Adipositas im Kindes- und Jugendalter: Was sind Risikofaktoren für die Entstehung einer Binge Eating Disorder? Zeitschrift für Gesundheitspsychologie, 13, 69–78.

Warschburger, P. & Petermann, F. (2008). Adipositas. Göttingen: Hogrefe.

Warschburger, P., Petermann, F. & Fromme, C. (2005). Adipositas. Training mit Kindern und Jugendlichen (2. Aufl.). Weinheim: Beltz.

Wilks, D.C., Besson, H., Lindroos, A.K. & Ekelund, U. (2011). Objectively measured physical activity and obesity prevention in children, adolescents and adults: A systematic review of prospective studies. Obesity Reviews, 12, e119–e129.

13 Phenylketonurie

Peter Burgard • Martin Lindner

13.1 Beschreibung der chronischen Erkrankungsform

Die Phenylketonurie (PKU) ist eine monogene autosomal rezessiv vererbte Störung im Proteinstoffwechsel, bei der die essentielle Aminosäure Phenylalanin (Phe) aufgrund eines Defekts des Enzyms Phenylalaninhydroxylase (PAH) nicht zu Tyrosin (Tyr) metabolisiert werden kann. Phenylalanin ist im natürlichen Nahrungseiweiß mit einem Anteil von etwa 5 Prozent enthalten. Da das Phenylalanin nicht umgebaut werden kann, überschreitet die empfohlene tägliche Proteinzufuhr von 2,1 g/kg Körpergewicht pro Tag im Neugeborenenalter bzw. 0,9 g/kg pro Tag beim Erwachsenen deutlich den täglichen Phe-Bedarf von ca. 50 mg/kg Körpergewicht beim Kleinkind bzw. 15 mg/kg beim Erwachsenen.

Das betroffene Gen liegt auf dem langen Arm von Chromosom 12, wobei derzeit 564 Mutationen beschrieben sind (http://www.pahdb.mcgill.ca/cgi-bin/pahdb/mutation_statistics-1.cgi). Der mit der Mutation assoziierte Enzymdefekt führt zu einem Anstieg der Phenylananinkonzentration in allen Körpergeweben. Die Synthese und der Stoffwechsel des zum Umbau von Phenylalanin notwendigen Kofaktors Tetrahydrobiopterin (BH_4) sind nicht betroffen. Der Phenylalanin-Spiegel im Blut bzw. Plasma kann bis zu 30-fach gegenüber der physiologischen Konzentration (1–2 mg/dl Plasma) erhöht sein, was als Hyperphenylalaninämie bezeichnet wird. Die Konzentration der Metabolite des Phenylalanins, der Phenylketone, steigt im Körper an. Die Phenylketone wiederum werden im Urin ausgeschieden, was auch historisch zur Diagnostik und damit auch zur Namensgebung der Krankheit (PKU=Phenylketone im Urin) geführt hat. Der relative Mangel an Tyrosin führt zu erniedrigten Konzentrationen von Dopamin sowie von Melanin. Melaninmangel führt zu einer verminderten Pigmentierung von Haut (hell), Iris (blau) und Haaren (blond). Das Leitsymptom einer unbehandelten PKU besteht in einer Intelligenzminderung, bei einigen Patienten verbunden mit Krampfanfällen und einer Lähmung der vier Extremitäten (Tetraspastik). Die PKU wird mit einer semisynthetischen Diät behandelt, die aus einer extrem eiweißreduzierten und damit phenylalaninarmen Ernährung besteht. Zur Vermeidung eines Proteinmangels sowie der Unterversorgung mit anderen Nährstoffen ist zusätzlich die regelmäßige Einnahme einer synthetischen phenylalaninfreien Aminosäurenmischung mit Vitaminen, Mineralien und Spurenelementen notwendig. Bei einer behandelten PKU (was heute der Regelfall ist) besteht das Hauptproblem in der konsequenten Einhaltung der Diät.

13.2 Annahmen zur Störungsgenese

Die Pathogenese ist letztlich ungeklärt. Auf der Basis morphologischer und histoanatomischer Befunde von Gehirnen unbehandelter Patienten (Bauman & Kemper, 1982; Huttenlocher, 2000), bildgebender Untersuchungen (Cleary et al., 1995) sowie von Untersuchungen am Tiermodell (Dyer, 2000) gelten mehrere Ursachen als sehr wahrscheinlich. Die wichtigsten Hypothesen werden im Folgenden zusammengefasst.

Hypomyelinisierung und Dysmyelinisierung. Wird die PKU nicht behandelt, haben Patienten eine reduzierte Myelinisierung. In der Bildgebung des zentralen Nervensystems finden sich aber auch bei früh behandelten PKU-Patienten nach Lockerung der Diät Auffälligkeiten im periventrikulären Myelin, die mit der Höhe der Phe-Konzentration, jedoch nicht mit messbaren klinisch-neurologischen Symptomen korrelieren. Dieser Befund ist nach Absenkung der Phe-Spiegel durch Intensivierung der Diät reversibel (Cleary et al., 1995). Die Neuronen selbst scheinen nicht morphologisch auffällig zu sein.

Dendriten und Synapsen. Unbehandelte Patienten zeigen eine Reduktion der Dendritenverästelung sowie der dendritischen Dornen. Die Gehirne sind um 70 bis 80 Prozent leichter und die kortikalen Neurone sind kleiner und dichter gepackt als in altersentsprechenden Vergleichsgehirnen. Prä- und unmittelbar postnatal myelinisierte Regionen erscheinen normal, jedoch sind später myelinisierte Regionen auffällig, was eher der Hypothese einer Entwicklungsstörung als der einer Demyelinisierung entspricht (Bauman & Kemper, 1982).

Mangel an den Neurotransmittern Dopamin und Serotonin. Hohe Phe-Konzentrationen führen zu einer intrazerebralen Reduktion von Tyrosin und Tryptophan als Vorstufen der Neurotransmitter Dopamin bzw. Serotonin, deren Synthese zusätzlich durch hohe Phe-Konzentrationen gehemmt wird. Ein Mangel dieser Neurotransmitter wirkt sich negativ auf die Synaptogenese aus (Huttenlocher, 2000; Joseph & Dyer, 2003). Bei früh behandelten Patienten lässt sich zeigen, dass die Leistung in Aufgaben, die vermutlich über das dopaminerge System im frontalen Kortex gesteuert werden, im experimentellen Paradigma bei hohen Phenylalaninspiegeln schlechter ist als bei niedrigeren (Diamond et al., 1997). Es ist jedoch auch davon auszugehen, dass andere kognitive Funktionsbereiche betroffen sind (Albrecht et al., 2009).

Phenylalanin-Embryofetopathie

Ein Spezialfall der Phenylketonurie liegt bei der Phenylalanin-Embryofetopathie vor, die in der Literatur meist als maternale PKU (MPKU) bezeichnet wird. Hierbei wird ein erhöhter Phenylalaninblutspiegel der Schwangeren über die Plazenta auf das ungeborene Kind übertragen. Hat die Schwangere mit PKU einen Blutspiegel höher als 6 mg/dl, entsteht für das Kind ein hohes Risiko für ein Syndrom mit Gesichtsdysmorphie, Mikrozephalie, Entwicklungsverzögerungen, angeborenem Herzfehler und Lippen-Kiefer-Gaumenspalten (Koch et al., 1986).

Das biologisch-psychologisch-soziale Modell der Phenylketonurie

In der Abbildung 13.1 ist dargestellt, wie die Phenylketonurie, verursacht von einem Genotyp, vermittelt über den enzymatischen und metabolischen Phänotyp im behavioralen Phänotyp in Erscheinung tritt. Ist der Genotyp homozygot für PKU, resultiert dies in einem Mangel oder der vollständigen Abwesenheit des Enzyms Phenylalaninhydroxylase (PAH). Zur Aktivierung der PAH ist der Kofaktor BH_4 notwendig, der während der Umsetzung von Phe zu Tyr zu BH_2 umgewandelt, aber unmittelbar wieder zu BH_4 recycelt wird. Der Block im Metabolismus vom Phenylalanin (Phe) zu Tyrosin (Tyr) resultiert in einem unphysiologischen Anstieg von Phe im Blut, da im über die Nahrung aufgenommenen Eiweiß mehr Phe enthalten ist als der Körper für die Proteinsynthese benötigt. Ein relativer Mangel an Tyr resultiert in einem Mangel an Neurotransmittern und Melanin, letzteres führt zu einer Hypopigmentierung der Haut (hell), der Haare (blond) und der Retina (blau). An der Blut-Hirn-Schranke konkurriert Phe mit anderen sogenannten großen neutralen Aminosäuren (large neutral amino acids, LNAA), darunter Tryptophan, einer Vorstufe des Neurotransmitters Serotonin. In der Folge steigt die Konzentration von Phe im Gehirn, während die der großen neutralen Aminosäuren sinkt (metabolischer Phänotyp). Die primär

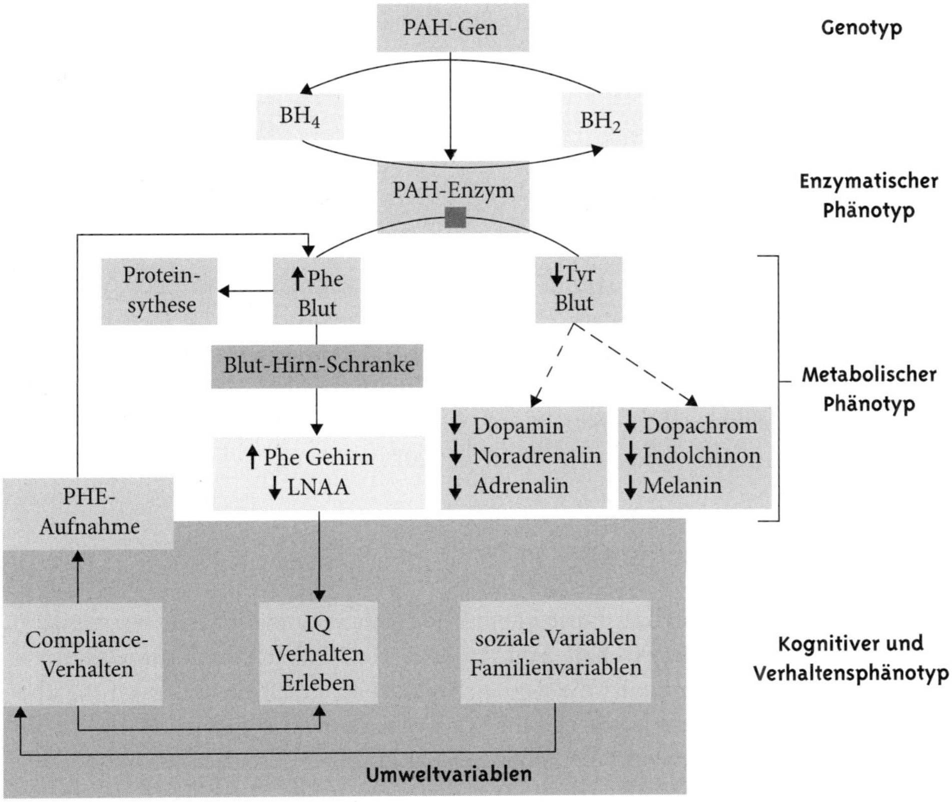

Abbildung 13.1 Das biologisch-psychologisch-soziale Modell der Phenylketonurie

neurotoxische Substanz ist jedoch Phenylalanin, das in hoher Konzentration im ZNS irreversible Schäden verursacht. Dies führt zur geistigen Behinderung (behavioraler Phänotyp) und anderen neurologischen Symptomen. Im Fall der Behandlung beeinflussen soziale und Familienvariablen sowie das Verhalten der betroffenen Person selbst über das Complianceverhalten die Aufnahme von Nahrungsproteinen und damit von Phe. Die mit der Compliance assoziierten notwendigen Verhaltensänderungen haben ihrerseits Rückwirkungen auf das Erleben und Verhalten des Patienten und können zu Anpassungsproblemen führen.

Diagnostik

Die Phenylketonurie ist Zielkrankheit in fast allen Neugeborenen-Screening-Programmen (Burgard et al. 2012), was die präsymptomatische Entdeckung betroffener Kinder und eine präventive Behandlung ermöglicht. Die verschiedenen Mutationen führen zu einem unterschiedlich stark ausgeprägten Enzymdefizit und damit auch zu unterschiedlichen metabolischen Phänotypen. Die Klassifikation der Hyperphenylalaninämien erfolgt über die maximale Phenylalaninkonzentration im Blut bei normaler Eiweißzufuhr. Man unterscheidet die Formen der klassischen PKU (Typ I; Phe >20mg/dl), milde PKU (Typ II, Phe zwischen 10 und 20 mg/dl), milde Hyperphenylalaninämie (Typ III, Phe < 10 mg/dl) sowie die BH_4-responsive PKU, bei der unter pharmakologischer Gabe von BH_4 die PAH-Restaktivität ansteigt und zu einer bedeutsamen Reduktion des Phe-Blutspiegels führt.

13.3 Epidemiologie

Die Prävalanz des Phenylalaninhydroxylasemangels wird weltweit auf 1 : 12.000 mit einer Spannbreite von 1 : 1.000.000 in Finnland und 1 : 2.500 in der Türkei geschätzt. In Deutschland beträgt die Prävalenz aller Hyperphenylalaninämien 1 : 7.000, was einer Heterozygotenprävalenz von etwa 1 : 40 entspricht. Davon haben ca. 60 Prozent der Patienten eine klassische PKU, 25 Prozent eine milde PKU und ca. 15 Prozent eine milde Hyperphenylalaninämie (MHP). Kofaktordefekte sind weitaus seltener. Die Prävalenz für Kofaktordefekte beträgt 1–2 : 1.000.000, was etwa 1 bis 2 Prozent aller Hyperphenylalaninämien entspricht (Scriver, 2007).

13.4 Verlauf und Prognose

Die Behandlung der Phenylketonurie ist ein Paradigma sekundär präventiver Medizin. Da während der Schwangerschaft Embryo und Fötus über den Blutkreislauf der Mutter versorgt werden, haben die Kinder bis zur Geburt einen normalen metabolischen Phänotyp, d. h., sie werden gesund geboren. Erst mit der Abnabelung von der Mutter kann sich der metabolische Phänotyp manifestieren. Das Neugeborenenscreening ermöglicht die Diagnosestellung und den Beginn der Therapie in der frühen Neonatalperiode. Da kurzzeitige Erhöhungen des Phenylalaninspiegels keine nachweisbaren Folgen haben, bleibt das Kind bei optimaler Behandlung gesund und entwickelt sich weitestgehend normal. Die Durchführung der Behandlung stellt jedoch erhebliche Anforderungen an die Familie des Kindes sowie den Patienten. Gelingt die Behandlung nicht optimal, sind auf der Basis des Forschungsstandes sowohl reversible als auch irreversible Effekte auf die kognitive Leistungsfähigkeit und Entwicklung sowie das Erleben und Verhalten des Patienten zu erwarten. Aber auch iatrogene Effekte können nicht ausgeschlossen werden. Die Phenylketonurie ist eine chronische Stoffwechselstörung und die psychologischen und sozialen Folgen der dauerhaften Einschränkung und Modifikation der Ernährung sind bedeutsam, da die Behandlung das Erleben und Verhalten beeinflussen und prägen kann. Auch wenn man selbst keine PKU hat, empfehlen Scriver und Waters (1999), die PKU-Diät für die Dauer eines Monats durchzuführen, wenn man nachvollziehen möchte, wie sehr sich dadurch Erfahrungen verändern.

13.5 Psychosoziale Belastungen, Entwicklungsrisiken und Entwicklungschancen

Kognitive Entwicklung

Werden bis zum Jugendalter die Behandlungsempfehlungen eingehalten, ist mit einem Entwicklungsverlauf, wie er auch ohne Hyperphenylalaninämie zu erwarten wäre, zu rechnen. Während der ersten fünf Lebensjahre gilt ein durchschnittlicher Phenylalaninspiegel von 6 mg/dl als unbedenklich, jede Erhöhung um 5 mg/dl führt zu einer Reduktion des IQ um 0,5 Standardabweichungen (SD). Zwischen 5 und 10 Jahren resultiert eine Erhöhung je 5 mg/dl in einer IQ-Reduktion um 0,25 SD (Smith et al., 1990; Burgard, 2000; Waisbren et al., 2007). Für die Zeit nach der ersten Lebensdekade zeigten bislang alle Studien stabile Intelligenzverläufe. Früh behandelte und gut eingestellte Patienten zeigen normale Schulkarrieren (Smith & Knowles, 2000). Neuropsychologische Untersuchungen und Reaktionszeitstudien belegen eine dauerhafte, jedoch reversible Vulnerabiliät des Gehirns infolge hoher Phenylalaninspiegel. Die klinische Evaluation der Effekte bleibt jedoch insbesondere angesichts des erheblichen Aufwands einer sehr strengen Diätführung im Jugendalter noch zu leisten (Waisbren et al., 1994; Albrecht et al., 2009). Es ist jedoch sicher, dass der Effekt eines hohen Phenylalaninspiegels im Verlauf der Kindheit und des Jugendalters zunehmend geringer wird. Kinder, Jugendliche und Erwachsene mit PKU werden normal beschult und ergreifen ein Spektrum von Berufen wie Stoffwechselgesunde (Bosch et al., 2007; Schmidt et al., 1996).

Erleben und Verhalten

Die Beeinflussung des Dopamin- und Serotoninstoffwechsels durch die Grundkrankheit und die durch die Diät chronisch veränderten Lebensbedingungen legen nahe, bei Patienten nach psychopathologischen Symptomen zu suchen. Früh behandelte Patienten zeigen eine Tendenz zu depressiven Verstimmungen und sozialer Zurückgezogenheit, jedoch nahezu keinerlei dissoziale Symptomatik. Störungen der Aufmerksamkeit und Hyperaktivität werden häufig berichtet, sind jedoch vor allem mit niedrigeren IQ-Ergebnissen assoziiert (Smith & Knowles, 2000). Es liegen kaum Daten zur praktischen Bedeutsamkeit der Symptome vor. Burgard und Kollegen (1994) fanden bei jugendlichen Patienten nur eine geringe, im Vergleich zu einer großen Kohortenstudie gesunder Kinder nicht signifikant erhöhte Rate (3,3 %) behandlungsbedürftiger Symptome. Weglage et al. (2000) fanden ergänzend keine Unterschiede zwischen Patienten mit PKU und Diabetes mellitus Typ I. Ob die Störungen des Erlebens und Verhaltens metabolische, psychologische oder kombinierte Ursachen haben, gilt nach wie vor als ungeklärt. Die meisten Beobachtungsstudien fanden keine Assoziation der Befunde mit der Phenylalaninspiegeleinstellung, zwei Doppelblindstudien fanden entgegengesetzte Ergebnisse. Griffiths et al. (1997) fanden nach jeweils drei Monaten hoher bzw. niedriger Phenylalaninspiegel bei 10- bis 16-jährigen Patienten keine objektivierbaren Unterschiede. In einer Studie von ten Hoedt et al. (2011) an jungen erwachsenen Patienten beurteilten den Patienten nahestehende Personen diese unter hohen Phenylalaninspiegeln als depressiver, ärgerlicher, müder und weniger vital, wobei sich die Ergebnisse in der Selbstbeurteilung der Patienten nur teilweise widerspiegelten.

Soziale Entwicklung

Die Phenylketonurie stellt zwar kein Hindernis dar, sich am sozialen Leben zu beteiligen (z. B. Teilnahme an Klassenfahrten, sportliche Aktivitäten, Urlaubsreisen), jedoch machen die Erfordernisse der notwendigen Diät eine erhöhtes Maß an Vorbereitung und Koordination notwendig, was zwangsläufig mit einem von den Patienten oft beklagten Verlust an Spontaneität einhergeht, der auch für andere chronische Krankheiten wie z. B. Diabetes (Borus & Laffel, 2010) oder Cystische Fibrose (George et al., 2010) beschrieben wurde. Studien berichten eine normale Entwicklung und Lebensqualität (Bosch et al., 2007; Simon et al., 2008; Landolt et al., 2002). Die klinische Erfahrung lehrt jedoch, dass viele Menschen mit PKU die Einnahme von Aminosäurenmischungen, die im Rahmen der diätetischen Behandlung erfolgt, in der Öffentlichkeit vermeiden, da die Präparate wegen der darin enthaltenen schwefelhaltigen Aminosäuren Methionin und Cystin einen unangenehmen Geruch und Geschmack haben.

Auswirkungen auf das soziale Umfeld

Wie bereits erwähnt, hat die Phenylketonurie Auswirkungen auf die Familie. Die Nachricht des gesicherten Befundes einer Phenylketonurie ist für viele Eltern ein traumatisches Erlebnis (Awiszus & Unger, 1990). Insbesondere die unmittelbare Zeit im Anschluss an die Diagnosestellung erleben Eltern als Phase der Unsicherheit und Ungewissheit, ob sie in der Lage sind, die Behandlungsempfehlungen umzusetzen (Adler, 2007). Die Vorbereitung und Durchführung der erforderlichen PKU-Diät erfordert einen täglichen Mehraufwand für alle an der Ernährung der Kindes und Jugendlichen beteiligten Familienmitglieder. Hinzu kommt die Notwendigkeit regelmäßiger kapillärer Blutentnahmen, die in der Regel durch die Eltern selbst durchgeführt werden, sowie, abhängig vom Alter der Kinder, die Notwendigkeit turnusmäßiger Ambulanzbesuche. Auch kann die Durchführung der Diät eine finanzielle Belastung darstellen, da in Deutschland nur die Aminosäurenmischung, nicht aber die zum Teil sehr teuren phenylalaninarmen Spezialprodukte von den Krankenkassen erstattet werden. Wie bei jeder chronischen Krankheit erfordert die PKU nicht nur für den Patienten selbst, sondern für die gesamte Familie bei allen Aktivitäten zuhause wie außer Haus zusätzliche Vorbereitungs-, Durchführungs-, und Kontrollhandlungen. Pho et al. (2004) berichten aus einer Stichprobe von 16 Familien, dass die Hälfte der stoffwechselgesunden Geschwister nicht weiß, warum ihre Geschwister, nicht aber sie selbst betroffen sind. Auch werden von den gesunden Geschwisterkindern im Vergleich zu Normdaten weniger Sozialkontakte, geringeres allgemeines Wohlbefinden (nur von weiblichen Geschwistern) und weniger erfahrene soziale Unterstützung berichtet. Erwähnenswert ist, dass die Eltern in der Fremdbeurteilung ihrer stoffwechselgesunden Kinder signifikant weniger Probleme berichten als diese selbst.

Krankheitsmanagement

Die Behandlung der Phenylketonurie beinhaltet die Bewältigung von vier Aufgaben:

(1) eine kontrollierte, aber ausgewogene altersentsprechende Ernährung mit reduzierter Phenylalaninzufuhr,
(2) die regelmäßige Einnahme einer phenylalaninfreien Aminosäurenmischung,
(3) regelmäßige Kontrolle des Phenylalaninblutspiegels und
(4) turnusmäßige Ambulanzbesuche zur klinischen Untersuchung des Kindes bzw. Jugendlichen.

Die Phenylketonurie ist eine diätetisch behandelte neurometabolische Störung. Zur Anleitung und Unterstützung der Familie, die letztlich die Behandlung selbst durchführt, sind idealerweise mehrere mit angeborenen Stoffwechselkrankheiten vertraute Berufsgruppen notwendig: ein Biochemiker für die Aminosäurenanalytik, ein Facharzt für Kinder- und Jugendmedizin zur Interpretation der Laborbefunde und Durchführung des klinischen Monitorings, eine Fachkraft für klinische Diätetik zur Schulung und Anleitung der Familie, ein Psychologe für das entwicklungspsychologische Monitoring sowie die verhaltensmedizinische Beratung der Familie (siehe z. B. Management of PKU, 2004). Als optimale Versorgungseinheit empfiehlt die American Academy of Pediatrics das sogenannte »medical home«, eine familienzentrierte Struktur, in der die medizinischen, psychologischen, sozialen und edukativen Anforderungen einer Stoffwechselkrankheit umfassend, koordiniert und kulturell kompetent versorgt werden. Die Instanz des »medical home« arbeitet mit der Familie sowie den Trägern des Gesundheitssystems zusammen, indem sie die interdisziplinäre Versorgung koordiniert, eine evidenzbasierte Behandlung sicherstellt sowie kontinuierliche Qualitätsverbesserung und Forschung betreibt (Hinton et al., 2011).

13.6 Unterstützungsmöglichkeiten

Behandlungsoptionen

Die Behandlung der PKU hat das Ziel, den Phenylalaninspiegel im Blut und damit auch im zentralen Nervensystem zu senken. Behandlungsempfehlungen definieren sowohl einen kritischen Phenylalaninblutspiegel (cut-off), ab dem eine Behandlung indiziert ist, als auch altersgestufte Zielbereiche für die Phe-Konzentration im Blut, wobei es jedoch nicht notwendig ist, den Normalbereich zu erreichen. Derzeit stehen zwei Therapieoptionen zur Verfügung, die als Mono- und Kombinationstherapie eingesetzt werden, wobei die medikamentöse Therapie der BH_4-responsiven PKU vorbehalten ist.

Diätetische Behandlung. Die Reduktion der Zufuhr von natürlichem Protein und damit von Phenylalanin in der Nahrung ist eine überprüfte und praktikable Interventionsmethode (Hoffmann et al., 1994; Poustie & Rutherford, 2000). Im Säuglingsalter ist die Durchführung der Diät unproblematisch. Säuglinge können etwa die Hälfte ihrer Nahrung durch Stillen erhalten (Muttermilch enthält relativ wenig Phe), der weitere Bedarf wird durch eine phenylalaninfreie Flaschennahrung gedeckt. Nicht gestillte Säuglinge erhalten ausschließlich eine phenylalaninreduzierte Flaschennahrung. Im Prinzip folgt die Ernährung einem sogenannten Ampelsystem. Die grüne Gruppe enthält Lebensmittel ohne (Fette und reine Kohlenhydrate) bzw. mit sehr geringem Phe-Gehalt (bestimmte Obst- und Gemüsearten), die frei gegessen werden können. Phe-arme natürliche Lebensmittel (vor allem proteinhaltige Gemüse) und Spezialprodukte (z. B. aus Stärkemehl hergestellte Back- und Teigwaren) bilden eine gelbe Gruppe, deren Phe-Gehalt berechnet werden muss. Auf Fleisch, Geflügel, Fisch, Wurst, Käse, Getreide und Getreideprodukte, Hülsenfrüchte, Nüsse und Kakao, diese bilden die rote Gruppe, muss vollständig verzichtet werden. Der überwiegende Teil des Proteinbedarfs (bis zu 90 %) wird über industriell gefertigte phenylalaninfreie Aminosäurenmischungen gedeckt, die auch Mineralien, Spurenelemente und Vitamine enthalten. Da Phenylalanin eine essentielle Aminosäure ist, muss regelmäßig eine dem Lebensalter angepasste Phe-Menge aufgenommen werden. In katabolen Stoffwechsellagen (z. B. beim Fasten oder bei fieberhaften Infekten) wird körpereigenes, d. h. phenylalaninhaltiges Protein, abgebaut, was zu einem raschen Anstieg des Phe-Blutspiegels führen kann. Deshalb sollte bei drohenden oder akuten katabolen Situationen eine erhöhte Zufuhr von Kalorien erfolgen.

Medikamentöse Behandlung der BH4-responsiven PKU. Etwa 50 bis 70 Prozent der Patienten mit milder PKU können von einer Gabe des Kofaktors BH_4 profitieren, d. h., die täglich über das Nahrungseiweiß aufgenommene Phenylalaninmenge kann erhöht werden, was in einer Erleichterung der Diätdurchführung resultiert (Muntau et al., 2002; Lindner et al., 2001; Bernegger & Blau, 2002). Nur eine sehr geringe Anzahl von Patienten mit sehr milden Formen kann unter einer BH_4-Monotherapie ohne Aminosäurenmischung die Empfehlungen für die Blutspiegeleinstellung erreichen.

Monitoring der Behandlung. Die Diät der Patienten wird über regelmäßige Messungen des Phenylalaninspiegels im Blutplasma gesteuert. Hinzu kommen ambulante Vorstellungen in einem Stoffwechselzentrum zur Diätberatung sowie der Durchführung klinisch-medizinischer und psychologischer Untersuchungen (Lindner, 2006).

Behandlungsempfehlungen. Die Empfehlungen für die Proteinzufuhr, die sich aus der Aufnahme von natürlichem Protein plus einer synthetischen Aminosäurenmischung zusammensetzt, orientieren sich an denen für Gesunde. Empfehlungen für die Einstellung des Phenylalaninblutspiegels sind international für den Altersbereich der ersten zehn Lebensjahre weitgehend homogen, für spätere Altersbereiche jedoch sehr uneinheitlich (Blau et al., 2010). Die deutsche Empfehlung erlaubt ab der Vollendung des 15. Lebensjahres einen maximalen Spiegel von 15 mg/dl, sodass für viele Patienten mit milder PKU eine Diätbeendigung möglich ist, sofern sich dies mit dem klinischen Verlauf vereinbaren lässt.

Psychosoziale Unterstützung

Wie aus Abbildung 13.1 unmittelbar zu entnehmen ist, stellt die Phenylketonurie und deren Behandlung ein komplexes System biologischer, sozialer und psychologischer Variablen dar. Patienten mit Phenylketonurie und ihre Familien bedürfen daher verschiedener Formen der Unterstützung. Die Terminologie und die Kenntnis der vielfältigen Interaktionen in diesem System können nicht vorausgesetzt werden. Die fachkundige und verständliche Vermittlung von Wissen über die genetischen Ursachen ist relevant für das Verständnis des Enzymdefekts sowie die Familienplanung aller homo- und heterozygoten Familienmitglieder. Empfehlungskonformes Verhalten erfordert spezielle Lebensmittelkenntnisse, Fertigkeiten der Nahrungszubereitung und Protokollierung der Nahrungszufuhr. Fertigkeiten zur selbstständigen Blutentnahme und zur kurzfristigen sowie altersangepassten Regulierung der Ernährung in Abhängigkeit von der Rückmeldung der Analyseergebnisse durch das Stoffwechsellabor müssen praktisch trainiert werden, ebenso die Nahrungsauswahl bei Restaurantbesuchen, Familienfesten, auf Klassenfahrten und bei Ferienreisen. Wie spricht man mit nicht betroffenen Menschen über die PKU, welche Informationen sind für Eltern von Freunden des Kindes, Erzieher im Kindergarten, Lehrer in der Schule, bei Jugendlichen und Erwachsenen sowie beim Eingehen von Partnerschaften relevant und sinnvoll? Wie können und sollen Eltern mit ihren betroffenen Kindern in verschiedenen Entwicklungsphasen über die PKU sprechen? Zur Unterstützung durch Kostenträger im Gesundheitssystem sowie zur Inanspruchnahme steuerlicher und anderer Vergünstigungen ist frühzeitig eine Beratung hilfreich, um die mit der speziellen Diät verbundenen finanziellen Mehrbelastungen auszugleichen.

Aus diesen Gründen ist eine genetische, medizinische, diätetische, verhaltensmedizinische, entwicklungspsychologische und sozialrechtliche Beratung notwendig. Als unterstützend kann dabei die Tatsache angesehen werden, dass eine zunehmende »Diätetisierung« der Gesellschaft stattfindet, da Nahrungsunverträglichkeiten und Ernährungsvorlieben sehr häufig und allgemein anerkannt sind. Durch diesen Wandel hat der soziale Druck zur Erklärung einer besonderen Ernährungsform und das damit verbundene Gefühl, Außenseiter zu sein, deutlich, wenngleich nicht gänzlich, nachgelassen. Eine psychotherapeutische Unterstützung von Eltern bzw. Patienten erscheint uns nur in jenen Ausnahmefällen angeraten, in denen durch Komorbidität oder unzureichende Krankheitsverarbeitung die Probleme des Kindes, Jugendlichen oder der Eltern nur durch länger andauernde Interventionen zu beheben sind und bedarf daher einer besonderen Indikation. Sollte dies jedoch notwendig sein, ist eine enge Kooperation zwischen Psychotherapeuten und dem Stoffwechselteam zu empfehlen, um die Interaktion der mit der Behandlung verbundenen verhaltensmedizinischen Anforderungen mit eventuell bestehenden psychopathologischen Dimensionen diagnostisch abzuklären.

Prototypische Fragestellungen und Antworten in der Beratung von Familien und Patienten über die Lebensspanne

Fragen von Eltern in der Neugeborenenphase. Dominant sind in dieser Phase Wissensfragen zur Ursache der PKU und dem Zusammenhang mit möglichem Fehlverhalten während der Schwangerschaft. Es sollte eine umfassende Diagnoseeröffnung durchgeführt werden, in der der autosomal rezessive Erbgang nicht nur am Beispiel der Kernfamilie, sondern auch für die Parentalgeneration der Eltern des betroffenen Kindes erklärt wird. Auf der Grundlage der Hardy-Weinberg-Regel lässt sich leicht demonstrieren, dass bei einer Prävalenz der PKU von 1:7.000 Neugeborenen die Heterozygotenprävalenz ca. 1:40 beträgt, was auch die Eltern von dem Gefühl befreien kann, selbst einer Gruppe äußerst seltener Anlageträger anzugehören. Weiterhin sollten die Eltern aufgeklärt werden, dass ihr Kind gesund geboren wurde und die Behandlung der Phenylketonurie dem sekundär präventiven Prinzip folgt, d. h., dass die Behandlung nicht eine Krankheit behebt, sondern deren Ausbruch verhindert. Eventuell bestehende Zweifel an der Wirksamkeit der Behandlung können leicht dadurch zerstreut werden, dass Kontakte mit Familien mit älteren Kindern sowie Selbsthilfegruppen vermittelt werden.

Fragen von Eltern mit Kindern im Kindergartenalter. Bei manchen Eltern besteht eine Tendenz zur Übergeneralisierung, durch die alle Erziehungsprobleme auf die PKU attribuiert werden. Auch fragen Eltern häufig nach besonderen Erziehungsstrategien, um ihren Kindern die Notwendigkeit des Verzichts auf konventionelle Lebensmittel zu vermitteln. Eine entwicklungspsychologische Beratung über alterstypische Verhaltensweisen sowie die Unterrichtung, dass die Regulation des kindlichen Essverhaltens eine allgemeine Elternaufgabe ist, Diäterziehung folglich Inhalt und nicht Struktur regulativer Erziehung darstellt, hat sich als sehr wirksam erwiesen.

Fragen von Eltern mit Kindern im Schulalter. In dieser Entwicklungsperiode berichten Eltern häufig das Problem, ihre Kinder von der Notwendigkeit der Behandlung zu überzeugen. Auch treten in diesem Alter erstmals und nahezu unvermeidbar erste heimliche Übertretungen des Diätplanes auf. Statt nur den Eltern plausible Begründungsstrategien zu vermitteln, hat es sich bewährt, den Eltern im Beisein ihrer Kinder durch das Stoffwechselteam einen Behandlungsauftrag zu erteilen und zu begründen. Dadurch wird den Kindern zumindest teilweise die Möglichkeit genommen, die mit der Behandlung verbundenen notwendigen Einschränkungen als willkürliches Elternverhalten zu interpretieren. Eltern sollten angeleitet werden, Diätverstöße als Regelverstöße zu interpretieren. An von der PKU losgelösten Beispielen sollten Erziehungsstrategien für regelkonformes Verhalten besprochen werden.

Fragen von Kindern im Schulalter. Alle Kinder im Schulalter beschäftigt die Frage, warum ausgerechnet sie PKU haben und warum ihre Eltern, eventuell stoffwechselgesunde Geschwister sowie allgemein andere Menschen nicht davon betroffen sind. Hier bietet sich eine entwicklungspsychologisch orientierte Diagnoseeröffnung für Kinder unter Ausschluss, jedoch mit vorangehender Absprache mit den Eltern an. Die Eigenverantwortung der Kinder sollte in einem verhaltenstherapeutischen Vertrags- und Kooperationsmodell mit den Eltern definiert werden. Eltern können z. B. die Aufgabe der Zubereitung der Aminosäurenmischung übernehmen, während sich das Kind verpflichtet, diese zügig und ohne Diskussion einzunehmen.

Fragen von Jugendlichen. Jugendliche haben meist die gleichen Fragen wie Eltern in der Neugeborenenphase ihrer Kinder. Sie interessieren sich für die Ätiologie und Pathophysiologie der PKU. Da hohe Phenylalaninspiegel, z. B. als Folge mangelnder Compliance, keine unmittelbaren Folgen haben, sollte auch hier das Prinzip präventiver Medizin erklärt werden. Junge Frauen mit PKU sind unbedingt über die Risiken einer Phenylalaninembryofetopathie und der zur Vermeidung des Syndroms notwendigen Maßnahme einer präkonzeptionellen Diäteinstellung zu unterrichten.

Beispiel

Die Eltern von Felix, einem 12 Jahre alten Jungen mit klassischer Phenylketonurie, bitten um einen Ambulanztermin, da Felix in der letzten Zeit nachweislich Lebensmittel gegessen hat, die nicht zu seinem Diätplan gehören. In den vergangenen sechs Monaten ist Felix' Phenylalaninblutspiegel deutlich angestiegen. Seine Schulleistungen seien in der letzten Zeit um etwa eine halbe Schulnote schlechter geworden, was insbesondere auf Flüchtigkeitsfehler zurückzuführen sei. Allerdings gehe Felix nun auch abends später zu Bett und scheine deshalb häufiger müde zu sein.

Felix' Diät wird vor allem von der Mutter vorbereitet und gesteuert. Diese berichtet, Felix sei nicht in der Lage, seine Diät selbständig durchzuführen, er wisse wenig über die PKU-Diät und könne seine Ernährung nicht über einen Tag hinweg bilanzieren. Auch sei er im Geschmack sehr konservativ. Die Eltern bitten um eine Diskussion der Frage, wie die Diätverantwortung im aktuellen Entwicklungsabschnitt zwischen ihnen und Felix aufzuteilen sei.

Als Begründung für sein Verhalten gibt Felix an, manchmal überkomme ihn eine große Lust auf etwas Süßes, meist habe er jedoch schlicht Hunger. Grundsätzlich bereite ihm die Diät keine Probleme. Die Diätverstöße habe er den Eltern mit dem Ausdruck aufrichtigen Bedauerns berichtet.

Die gemeinsame Beratung führte zu den folgenden Ergebnissen:

(1) Entsprechend den in der Klinik vorliegenden Erfahrungen haben die meisten Jugendlichen in Felix' Alter noch keine oder nur wenig Eigenverantwortung in der Diätdurchführung übernommen. Dies entspricht auch dem Ernährungs- ►

verhalten stoffwechselgesunder Jugendlicher in dieser Altersgruppe, die üblicherweise ihre Ernährung ebenfalls nicht selbstständig regeln. Die Hauptverantwortung für die Steuerung von Felix Ernährung sollte deshalb bei den Eltern verbleiben.

(2) Zur Vermeidung von Hunger wurde in Felix Ernährungsplan von einer Fachkraft für klinische Diätetik der Anteil phenylalaninarmer Energieträger erhöht.

(3) Felix soll sein Naschbedürfnis aus Lust dadurch regulieren, indem er sich darauf vorbereitet. Mit dem Diätplan zu vereinbarende Naschspeisen sollen ihm nach Art und Menge bekannt und zugänglich sein. »Wenn ich etwas Süßes essen möchte, dann esse ich ›X‹. Ich habe ›X‹ dabei bzw. weiß, wo ich ›X‹ erhalten kann«. Die Mutter übernimmt die Aufgabe, einen entsprechenden Vorrat bereitzuhalten. Weiterhin soll Felix lernen, das Bedürfnis nach Naschen besser von Hunger zu unterscheiden. »Lust auf« soll nicht als ein die eigene Person überwältigendes Gefühl, sondern als ein bewusstes und wohlüberlegtes »sich etwas gönnen« wahrgenommen und befriedigt werden.

(4) Zur Überprüfung der Wirksamkeit des überarbeiteten Ernährungsplanes und einer direkteren Rückmeldung über das Ergebnis der anzustrebenden Verhaltensänderung verabredet das Behandlungsteam mit Felix eine Erhöhung der Frequenz der Blutspiegelmessungen.

Literatur

Adler, J. (2007). Einflussfaktoren auf das Compliance-Verhalten und auf das Non-Compliance-Verhalten bei Familien mit PKU kranken Kindern. Diplomarbeit am Zentrum des Universitätsklinikums für Kinder- und Jugendmedizin Heidelberg.

Albrecht, J., Garbade, S.F. & Burgard, P. (2009). Neuropsychological speed tests and blood phenylalanine levels in patients with phenylketonuria: A meta-analysis. Neuroscience and Biobehavioral Reviews, 33, 414–421.

Awiszus, D. & Unger, I. (1990). Coping with PKU: Results of narrative interviews with parents. European Journal of Pediatrics, 149 Suppl 1, 45–51.

Bauman, M.L. & Kemper, T.L. (1982). Morphologic and histoanatomic observations of the brain in untreated human phenylketonuria. Acta Neuropathologica, 58, 55–63.

Bernegger, C. & Blau, N. (2002). High frequency of tetrahydrobiopterin-responsiveness among hyperphenylalaninemias: A study of 1919 patients observed from 1988 to 2002. Molecular Genetics and Metabolism, 77, 304–313.

Blau, N., van Spronsen, F.J. & Levy, H.L. (2010). Phenylketonuria. Lancet, 376, 1417–1427.

Borus, J.S. & Laffel, L. (2010). Adherence challenges in the management of type 1 diabetes in adolescents: Prevention and intervention. Current Opinion in Pediatrics, 22, 405–411.

Bosch, A.M., Tybout, W., van Spronsen, F.J., de Valk, H.W., Wijburg, F.A. & Grootenhuis, M.A. (2007). The course of life and quality of life of early and continuously treated Dutch patients with phenylketonuria. Journal of Inherited Metabolic Disease, 30, 29–34.

Burgard, P. (2000). Development of intelligence in early treated phenylketonuria. European Journal of Pediatrics, 159 [Supplement 2], S74–S79.

Burgard, P., Armbruster, M., Schmidt, E. & Rupp, A. (1994). Psychopathology of patients treated early for phenylketonuria: Results of the German collaborative study of phenylketonuria. Acta Paediatrica, 407, 108–110.

Burgard, P., Rupp, K., Lindner, M., Haege, G., Rigter, T., Weinreich, S.S., Loeber, J.G., Taruscio, D., Vittozzi, L., Cornel, M.C. & Hoffmann, G.F. (2012). Newborn screening programmes in Europe; arguments and efforts regarding harmonization. Part 2 – From screening laboratory results to treatment, follow-up and quality assurance. Journal of Inherited Metabolic Disease, 35, 613–625.

Cleary, M.A., Walter, J.H., Wraith, J.E., White, F., Tyler, K. & Jenkins, J.P. (1995). Magnetic resonance imaging in phenylketonuria: Reversal of cerebral white matter change. Journal of Pediatrics, 127, 251–255.

Diamond, A., Prevor, M.B., Callender, G. & Druin, D.P. (1997). Prefrontal cortex cognitive deficits in children treated early and continuously for PKU. Monographs of the Society for Research in Child Development, 62, 1–205.

Dyer, C.A. (2000). Comments on the neuropathology of phenylketonuria. European Journal of Pediatrics, 159 Suppl 2, S107–S108.

George, M., Rand-Giovannetti, D., Eakin, M.N., Borrelli, B., Zettler, M. & Riekert, K.A. (2010). Perceptions of barriers and facilitators: self-management decisions by older adolescents and adults with CF. Journal of Cystic Fibrosis, 9, 425–432.

Griffiths, P., Smith, C. & Harvie, A. (1997). Transitory Hyperphenylalaninaemia in Children with Continuously Treated Phenylketonuria. American Journal on Mental Retardation, 102, 27–36.

Hinton, C.F., Feuchtbaum, L., Kus, C.A., Kemper, A.R., Berry, S.A., Levy-Fisch, J., Luedtke, J., Kaye, C. & Boyle, C.A. (2011). What questions should newborn screening long-term follow-up be able to answer? A statement of the US Secretary for Health and Human Services' Advisory Committee on Heritable Disorders in Newborns and Children. Genetics in Medicine, 13, 861–865.

Hoffmann, G.F., Burgard, P. & Müller, E. (1994). Phenylketonurie – Neue Herausforderungen einer lebenslangen chronischen Stoffwechselerkrankung. Pädiatrische Praxis 48, 41–54.

Huttenlocher, P.R. (2000). The neuropathology of phenylketonuria: Human and animal studies. European Journal of Pediatrics, 159 Suppl 2, S102–S106.

Joseph, B. & Dyer, C.A. (2003). Relationship between myelin production and dopamine synthesis in the PKU mouse brain. Journal of Neurochemistry, 86, 615–626.

Koch, R., Friedman, E,G., Wenz, E., Jew, K., Crowley, C. & Donnell, G. (1986). Maternal phenylketonuria. Journal of Inherited Metabolic Disease, 9 Suppl 2, 159–168.

Landolt, M. A., Nuoffer, J. M., Steinmann, B. & Superti-Furga, A. (2002). Quality of life and psychologic adjustment in children and adolescents wih early treated phenylketonuria can be normal. The Journal of Pediatrics, 140, 516–521.

Lindner, M. (2006). Treatment of phenylketonuria variants: European recommendations. In N. Blau (Hrsg.). PKU and BH4. Advances in phenylketonuria and tetrahydrobiopterin (pp.180–187). Heilbronn: SPS Publications.

Lindner, M., Haas, D., Zschocke, J. & Burgard, P. (2001). Tetrahydrobiopterin responsiveness in phenylketonuria differs between patients with the same genotype. Molecular Genetics and Metabolism, 73, 104–106.

Management of PKU (2004). http://www.nspku.org/publications/publication/management-pku. (Stand: 05.07.2012)

Muntau, A.C., Röschinger, W., Habich, M., Demmelmair, H., Hoffmann, B., Sommerhoff, C.P. & Roscher, A.A. (2002). Tetrahydrobiopterin as an alternative treatment for mild phenylkentonuria. New England Journal of Medicine, 347, 2122–2132.

Pho, L.T., Zinberg, R.E., Hopkins-Boomer, T.A., Wallenstein, S. & McGovern, M.M. (2004). Attitudes and psychosocial adjustment of unaffected siblings of patients with phenylketonuria. American Journal of Medical Genetics, 15, 156–160.

Poustie, V.J. & Rutherford, P. (2000). Dietary interventions for phenylketonuria. Cochrane Database Systematic Reviews, 2, CD001304.

Schmidt, H., Burgard, P., Pietz, J. & Rupp, A. (1996). Intelligence and professional career in young adults treated early for phenylketonuria. European Journal of Pediatrics, 155 (Suppl. 1), S97–S100.

Scriver, C.S. (2007). The PAH gene, phenylketonuria, and a paradigm shift. Human Mutation, 90, 1–15.

Scriver, C.R. & Waters, P.J. (1999). Monogenic traits are not simple: Lessons from phenylketonuria. Trends in Genetics, 15, 267–272.

Simon, E., Schwarz, M., Roos, J., Dragano, N., Geraedts, M., Siegrist, J., Kamp, G. & Wendel, U. (2008). Evaluation of quality of life and description of the sociodemographic state in adolescent and young adult patients with phenylketonuria (PKU). Health Quality of Life Outcomes, 6, 25.

Smith, I., Beasley, M.G. & Ades, A.E. (1990). Effect on intelligence of relaxing the low phenylalanine diet in phenylketonuria. Archives of Disease in Childhood, 65, 311–316.

Smith, I. & Knowles, J. (2000). Behaviour in early treated phenylketonuria: A systematic review. European Journal of Pediatrics, 159 Suppl 2, S89–S93.

ten Hoedt, A.E., de Sonneville, L.M., Francois, B., ter Horst, N.M., Janssen, M.C., Rubio-Gozalbo, M.E., Wijburg, F.A., Hollak, C.E. & Bosch, A.M. (2011). High phenylalanine levels directly affect mood and sustained attention in adults with phenylketonuria: A randomised, double-blind, placebo-controlled, crossover trial. Journal of Inherited Metabolic Disease, 34, 165–171.

Waisbren, S.E., Brown, M.J., Sonneville, L.M.J. & Levy, H.L. (1994). Review of neuropsychological functioning in treated phenylketonuria: an information processing approach. Acta Paediatrica, 83, 98–103.

Waisbren, S.E., Noel, K., Fahrbach, K., Cella, C., Frame, D., Dorenbaum, A. & Levy, H. (2007). Phenylalanine blood levels and clinical outcomes in phenylketonuria: A systematic literature review and meta-analysis. Molecular Genetics and Metabolism, 92, 63–70.

Weglage, J., Grenzebach, M., Pietsch, M., Feldmann, R., Linnenbank, R., Denecke, J. & Koch, H.G. (2000). Behavioural and emotional problems in early-treated adolescents with phenylketonuria in comparison with diabetic patients and healthy controls. Journal of Inherited Metabolic Disease, 23, 487–496.

14 Epilepsie

Hans Mayer

14.1 Beschreibung der chronischen Erkrankungsform

Eine Epilepsie ist gekennzeichnet durch das kontinuierliche Auftreten epileptischer Anfälle, die nicht durch eine offensichtlich erkennbare Ursache provoziert werden (im Gegensatz zu Gelegenheitsanfällen). Der epileptische Anfall ist eine von vielen möglichen krankhaften Reaktionsformen des Gehirns. Er ist eine vorübergehende Reaktion auf eine Schädigung und/oder Funktionsstörung des Gehirns und hat damit Symptomcharakter. Diese Reaktion kann sich in verschiedensten Verhaltensformen (Anfällen) manifestieren. Je nach Ursprungsregion der epileptischen Aktivität ist ein Anfall durch bestimmte sensorische, motorische oder kognitive Funktionsstörungen geprägt (Deonna & Roulet-Perez, 2005).

Klassifikation

Es werden trotz neuerer Klassifikationsvorschläge (Berg et al., 2010) zwei zentrale epileptische Syndromgruppen unterschieden:

- **Fokale (lokalisationsbezogene) Epilepsien:** Die epileptische Aktivität (Anfälle) entwickelt sich in einer bestimmten Hirnregion (z. B. Temporallappen, Frontallappen etc.). Die dazu gehörenden fokalen Anfälle haben daher unterschiedliche klinische Merkmale. So können z. B. motorische, sensorische, visuelle, auditive oder auch psychische und neuropsychologische Symptome das Anfallsbild prägen. Kommt es zusätzlich zu Bewusstseinsstörungen, spricht man von einem komplex-fokalen Anfall (auch dyskognitiver Anfall). Er kann sich aus einem einfach-fokalen Anfall entwickelt haben oder bereits mit einer Bewusstseinsstörung und den jeweiligen Symptomen oder Symptomkombinationen begonnen haben. Typische Symptome sind auch mimische, gestische oder verbale Automatismen.
- **Generalisierte Epilepsien:** Die epileptische Aktivität breitet sich von Beginn an in beiden Hemisphären aus. Die dazugehörenden Anfälle umfassen vornehmlich Absencen, myoklonische Anfälle, tonische Anfälle, klonische Anfälle und tonisch-klonische Anfälle (= Grand-Mal-Anfälle).

Darüber hinaus gibt es Syndrome (z. B. das Westsyndrom oder das Lennox-Gastaut-Syndrom), die sowohl fokale wie auch generalisierte Merkmale tragen können, sie gelten dann als unbestimmbar. Das klinische Bild eines Syndroms kann durch unterschiedliche Anfallsformen geprägt sein. Breitet sich zum Beispiel bei einer fokalen Epilepsie die Anfallsaktivität über beide Hemisphären aus, entwickelt sich ein sekundär generalisierter Anfall. Auch bei generalisierten Epilepsien können verschiedene Anfallsformen zum klinischen Bild gehören, z. B. Absencen und tonisch-klonische Anfälle. Um die antiepileptische Therapie möglichst erfolgreich gestalten zu können, müssen neben dem Anfallsbild das EEG-Muster, das Alter und weitere klinische Parameter berücksichtigt werden, d. h. sie muss syndromorientiert sein (Bauer, 2002; Siemes, 2009).

14.2 Annahmen zur Störungsgenese

Ursache für eine Epilepsie und ihre potentiellen neurokognitiven oder neurologischen Begleitsymptome kann jede Art von pränataler, perinataler oder postnataler Hirnschädigung oder -funktionsstörung sein, z. B. Fehlbildungen bzw. Dysplasien, Verletzungen (Schädel-Hirn-Trauma), Entzündungen, Infektionen, Blutungen bzw. Schlaganfälle, Tumore, Stoffwechselstörungen, genetische Erkrankungen bzw. Disposition. Genetische Disposition heißt, dass der Grad der Anfallsbereitschaft vererbt wird, die allein oder zusammen mit einer bekannten oder unbekannten Gehirnerkrankung zum Ausbruch einer Epilepsie führen kann. Epilepsien sind damit bis auf wenige Ausnahmen keine Erbkrankheiten. Nur ganz wenige Epilepsiesyndrome, wahrscheinlich lediglich 1 bis 2 Prozent, weisen einen monogenen Vererbungsmodus auf (Neubauer & Hahn, 2004). Dies bedeutet, dass dieser Phänotyp durch ein einzelnes mutiertes Gen verursacht wird, während beim polygenen Vererbungsmodus viele Gene an der Mutation beteiligt sind.

14.3 Epidemiologie

Epilepsien sind sehr häufige neurologische Erkrankungen. Weltweit leidet ca. 1 Prozent aller Menschen an einer Epilepsie. Einmal im Leben entwickelt sich bei ca. 5 bis 7 Prozent aller Menschen ein epileptischer Anfall (Bauer, 2002). Dies bedeutet auch, dass ein einzelner Anfall noch nicht die Diagnose »Epilepsie« rechtfertigt. Erst wenn es wiederholt zu epileptischen Anfällen kommt, spricht man von einer Epilepsie. Die meisten Epilepsien beginnen vor dem 20. Lebensjahr (ca. 75 %), ca. 50 Prozent bereits vor dem 10. Lebensjahr. Prinzipiell können sie aber in jeder Altersstufe auftreten. So zeigen neuere epidemiologische Daten eine bimodale Verteilung mit einem Erkrankungsgipfel in der Kindheit und einem weiteren Gipfel im höheren Lebensalter. Dies ist vor allem mit der höheren Lebenserwartung in modernen Gesellschaften und dem damit einhergehenden Anstieg von Erkrankungen des Gehirns (Krämer, 1998) in Verbindung zu bringen. Während zur Prävalenz und Inzidenz der Epilepsien zuverlässige Daten vorliegen, sind die Angaben zur Epidemiologie kognitiver und psychosozialer Störungen weniger belastbar, da sie meist aus klinischen, nicht repräsentativen Erhebungen stammen. Danach sind 30 bis 50 Prozent der epilepsiekranken Kinder und Jugendlichen mit den Anforderungen von Regelschulen dauerhaft überfordert (Diener & Mayer, 1996). Ursächlich hierfür sind die neurokognitiven und psychosozialen Begleitstörungen und nicht die epileptischen Anfälle selbst (Brünger & Mayer, 2011).

14.4 Verlauf und Prognose

Epilepsien haben eine vergleichsweise gute Prognose (Sander, 1993). So kommt es bei ca. 20 bis 30 Prozent der Patienten zu einer spontanen Remission, ohne dass eine antiepileptische Therapie eingeleitet worden ist. Bei ca. 30 bis 40 Prozent der Patienten bleibt Anfallsfreiheit auch nach dem Absetzen der Therapie bestehen. Bei ca. 10 bis 20 Prozent wird keine dauerhafte Anfallsfreiheit erzielt. Hier kommt es unter Absetzen der Therapie immer wieder zu Rezidiven. Therapieresistenz besteht bei ca. 20 Prozent der Patienten. Zwischen den einzelnen Syndromen bestehen allerdings erhebliche Unterschiede (Diener & Mayer, 1996). Als grobe Richtschnur kann gelten, dass bei fokalen Epilepsien seltener Anfallsfreiheit erzielt wird (in ca. 50–60 % der Fälle) als bei generalisierten Epilepsien, wo dieser Anteil bei 70 bis 90 Prozent liegt (Brodie, 2005). Allerdings sind auch bei letzteren therapieschwierige Verläufe keine Seltenheit (Diener & Mayer, 1996). Letztlich gibt es keine allgemein gültigen Regeln zu Verlauf und Prognose. Zudem darf die Prognose nicht nur nach der Wahrscheinlichkeit bemessen werden, mit der Anfallsfreiheit oder Anfallskontrolle erzielt werden kann, sondern auch danach, mit welchen neurologischen, neuropsychologischen und sozialen Defiziten die Erkrankung verknüpft ist. Es muss dabei differenziert werden, ob sich diese Defizite im Verlauf der Erkrankung erst gebildet haben oder bereits vorbestehend waren.

Begleiterscheinungen und Folgestörungen

Wenn also einer Epilepsie immer eine Hirnfunktionsstörung bzw. Hirnschädigung zugrunde liegt, dann muss ihr in jeder Altersstufe ein Risikopotenzial für die kognitive und auch sozial-emotionale Entwicklung zugeschrieben werden. Dieses Risikopotenzial ist über die verschiedenen Epilepsie-Syndrome sehr variabel verteilt und reicht in seiner Wirkungsdynamik von »vernachlässigbar« bis »prägend« (Mayer, 2011). Bei fokalen (symptomatischen) Epilepsien z. B. wird das individuelle Risiko durch das Alter bei Erkrankungsbeginn, durch die Art und Größe sowie durch die Lokalisation der jeweiligen Fehlbildung oder Hirnschädigung bestimmt. Auch das Risikopotenzial unkontrollierter epileptischer Aktivität ist in der Zwischenzeit hinreichend belegt. Sie ist Teil eines irritativen Prozessgeschehens auf neuronaler Ebene. Dieses Prozessgeschehen, sei es generalisiert oder fokal, ist auch »zwischen« den Anfällen (interiktal) aktiv und stellt damit ein überdauerndes Risiko dar (Deonna & Roulet-Perez, 2005). Ein weiterer Risikofaktor ist durch die antiepileptische Pharmakotherapie bedingt (Mayer, 2011). Prinzipiell kann nämlich jedes Antiepileptikum negativ psychotrope Wirkungen entfalten. Sie betreffen vor allem die zentrale Informationsverarbeitung sowie die kognitionsstützenden Funktionen, d. h. Konzentration, Aufmerksamkeit und das mentale Tempo. Das Risiko für neuropsychologische Nebenwirkungen wächst mit der Zahl der verordneten Antiepileptika und deren Dosis. Besonders gefährdet sind Patienten mit vorbestehenden Entwicklungsstörungen (Mayer, 2011). Die genannten Risiken wirken nicht isoliert, sondern sie sind untereinander dynamisch verknüpft (Diener & Mayer, 1996). Sie können sich gegenseitig verstärken, im ungünstigen Falle sogar potenzieren (Diener & Mayer, 1996).

Allgemeine kognitive Defizite. Kognitive Entwicklungsstörungen können sich bei jedem epileptischen Syndrom entwickeln, sei es fokal, generalisiert oder unbestimmbar. Die Bandbreite reicht von milden Beeinträchtigungen (i. S. v. Lernbehinderungen) bis zu schweren geistigen Behinderungen, die vor allem bei symptomatischen Epilepsien, beim West- oder beim Lennox-Gastaut-Syndrom beobachtet werden können (Deonna & Roulez-Perez, 2005). Meist sind die Entwicklungsstörungen nicht Folge der Epilepsie, sondern einer »dahinter« liegenden Hirnschädigung. Unkontrollierte epileptische Aktivität kann aber vorbestehende Hirnschädigungen verstärken. Überdauernde wie auch transiente Entwicklungsstörungen können auch beim Landau-Kleffner-Syndrom oder ESES-Syndrom beobachtet werden, ohne dass eine Hirnschädigung mit den derzeitigen Methoden der Bildgebung nachweisbar ist. Allgemein lassen sich verschiedene Entwicklungsverläufe unterscheiden (Deonna & Roulet-Perez, 2005; Mayer, 2011):

- Ein zunächst regelgerechter Entwicklungsverlauf erfährt mit Beginn der Epilepsie eine vorübergehende Regression.
- Eine kongenitale (von der Geburt an vorhandene) Entwicklungsstörung erfährt aufgrund hoher Anfallsaktivität eine vorübergehende Regression, mit Kontrolle der Epilepsie (ohne Nebenwirkungen) wird das ursprüngliche Ausgangsniveau wieder erreicht.
- Eine kongenitale Entwicklungsstörung erfährt eine dauerhafte Verstärkung, d. h., der Entwicklungsverlauf verlangsamt sich infolge einer Therapieresistenz (das Erlernen neuer Funktionen ist dauerhaft eingeschränkt).
- Eine kongenitale Entwicklungsstörung erfährt eine Regression, d. h., nicht nur das Erlernen neuer Funktionen ist dauerhaft eingeschränkt, sondern es kommt auch zum Verlust bereits erworbener Funktionen infolge unkontrollierter epileptischer Aktivität (und möglicher Nebenwirkungen).
- Eine Entwicklungsstörung (motorisch und kognitiv) bildet sich bei partieller Anfallkontrolle (ohne schwerwiegende Nebenwirkungen) leicht zurück (Entwicklungsniveau bleibt aber zwei Standardabweichungen unter der Altersnorm), wobei das Risiko für regressive Tendenzen fortbesteht.

Teilleistungsstörungen. Neben allgemeinen kognitiven Störungen sind auch neuropsychologische Defizite im Sinne von Teilleistungsstörungen eine häufige Begleiterscheinung von Epilepsien (Mayer, 1999). Die Häufigkeit, weniger die Qualität dieser Teilleistungsstörungen, ist abhängig vom jeweiligen epileptischen Syndrom, wobei das Risiko bei symptomatischen fokalen Syndromen am höchsten ist (s. Abb. 14.1). Teilleistungsstörungen im Sinne von Sprachstörungen oder auch Gedächtnisstörungen sind nicht exklusiv an eine Hirnregion gebunden. Es darf also nicht überraschen, dass sich bei vergleichbaren strukturellen bzw. funktionellen Hirnentwicklungsstörungen unterschiedliche klinische Teilleistungsstörungen ausbilden. Teilleistungsstörungen gibt es im Übrigen auch ohne den Nachweis hirnstruktureller oder hirnfunktioneller Störungen. Von den überdauernden Teilleistungsstörungen müssen transiente unterschieden werden, die sich im Zusammenhang mit klinischer Anfallsaktivität über Stunden bis zu Tagen manifestieren können. Sie sind klinisch von überdauernden nicht zu unterscheiden und beruhen auf sog. funktionellen Läsionen (Aldenkamp et al., 1990).

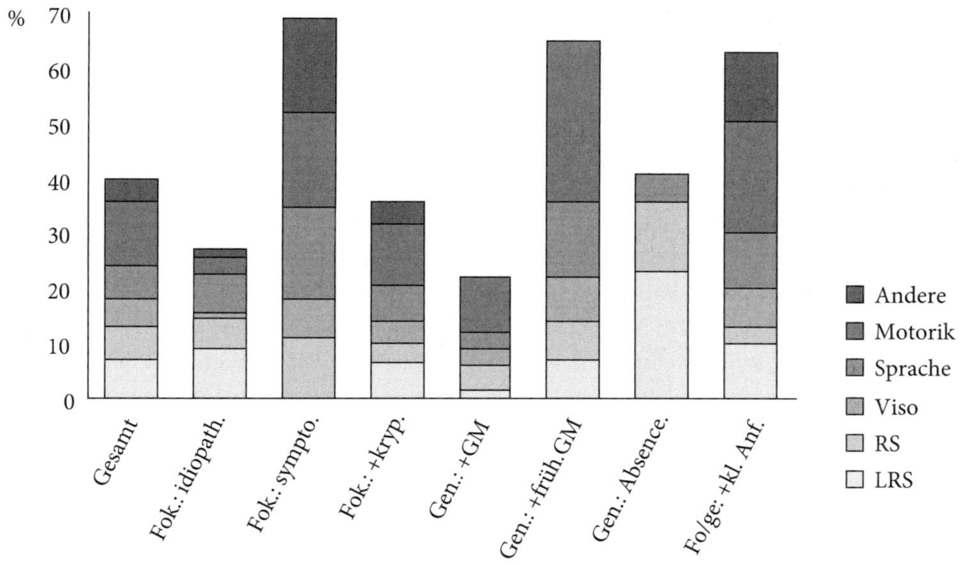

Abbildung 14.1 Teilleistungsstörungen bei verschiedenen epileptischen Syndromen (nach dreijähriger Anfallsfreiheit, $N = 378$)

Abkürzungen:
Fok.: idiopath.= idiopathisch fokale Epilepsie
Fok.: sympto.= symptomatisch fokale Epilepsie
Fok.: kryp. = kryptogene fokale Epilepsie
Gen.: + GM = Generalisierte Epilepsie + Grand Mal
Gen.: + früh GM = Generalisierte Epilepsie + Grand Mal des frühen Kindesalters
Gen.: Absence. = Absencenepilepsie
Fo/ge +kl. Anf. = unbestimmbare Epilepsie mit kleinen Anfällen
RS = Rechenstörung
LRS = Lese-Rechtschreibstörung

Störungen der kognitionsstützenden Funktionen. Kognitionsstützende Funktionen wie Wachheit, selektive Aufmerksamkeit, mentales Tempo etc. sind nicht an spezifische Hirnstrukturen gebunden. Vor diesem Hintergrund ist es verständlich, dass jede Art von Hirnschädigung oder Hirnfunktionsstörung, unabhängig von ihrer Lokalisation, zu Einschränkungen dieser Funktionen führen kann. Epilepsiekranke Kinder bilden hier mit vier- bis sechsfach höheren Häufigkeitsraten im Vergleich zu gesunden Kindern keine Ausnahme (Brunner & Jokeit, 2007).

14.5 Psychosoziale Belastungen, Entwicklungsrisiken und Entwicklungschancen

Allgemeine psychosoziale Probleme

Die soziale Entwicklung wird neben dem Elternhaus ganz besonders durch das schulische Umfeld geprägt, wo auch die soziale Kompetenz i. d. R. entscheidende

Impulse erfährt. Diese Impulse fehlen, wenn die soziale Teilhabe krankheitsbedingt immer wieder Einschränkungen erfährt. Auch die verschiedenen Formen von berechtigtem Nachteilsausgleich wie Ruhephasen nach Anfällen oder bei medikamentös bedingter Müdigkeit, zeitliche Zugaben bei Klassenarbeiten, reduziertem Lernstoff, Taxifahrten zur Schule etc. haben mittel- und langfristig ähnliche Auswirkungen auf das soziale Ansehen und die soziale Kompetenz. Abbildung 14.2 zeigt, dass selbst nach langjähriger Anfallsfreiheit Kontakt- und Distanzstörungen, also auch Störungen der sozialen Kompetenz, fortbestehen. Ohne es zu wollen, geraten Kinder und Jugendliche in eine Außenseiterrolle (Papazoglou et al., 2010). Bei dem Versuch, dieser Sonderrolle zu entgehen, wird eher Misserfolg als Erfolg, eher Zurückweisung als Anerkennung und eher Ohnmacht als Einflussmöglichkeit erlebt (Hamiwka et al., 2009). Diese Erfahrungen können die emotionalen Lernvoraussetzungen erheblich einschränken und damit die primären, in erster Linie krankheitsbedingten kognitiven Störungen noch verstärken. Gleichwohl bedeutet »Schule« für viele epilepsiekranke Kinder nicht nur kontinuierlichen Stress und Misserfolg. Gerade für Kinder und Jugendliche mit therapieschwierigen Epilepsien ist es oft die einzige Chance zu sozialer Teilhabe. So ist Schule auch ein emotionaler »Schonraum« mit all seinen Vorteilen aber auch Risiken, um auf ein Leben mit der Erkrankung vorzubereiten. Werden Kinder und Jugendliche auf diesem beschwerlichen Weg nicht entwicklungsgerecht begleitet, wächst das Risiko für Fehlanpassungen (Jones et al., 2008). Ausdruck dieser Fehlanpassungen sind Verhaltens- und Erlebensstörungen. Dominierend sind Ängste, Minderwertigkeitsgefühle und Depressionen (Ekinci et al., 2008), was sich auf der Verhaltensebene in sozialem Rückzug und Kontaktschwierigkeiten manifestiert (Abb. 14.2). Grundsätzlich können sich bei allen Patienten solche psychischen Profile herausbilden. Verhaltens- und Erlebensstörungen sind nicht krankheitsspezifisch, sondern »belastungsspezifisch«. Sind die psychosozialen Belastungen nämlich gering bzw. die Bewältigungsressourcen hoch und kann Anfallsfreiheit erreicht werden, zeigen sich altersentsprechende Persönlichkeitsprofile, die allerdings nicht stabil sind (Berg et al., 2011). Daher müssen epilepsiekranke Kinder und Jugendliche als »Risikopatienten« betrachtet werden, die fortwährend durch traumatische Sozialisationsbedingungen im Sinne der sogenannten »epileptic condition« geprägt worden sind bzw. werden, nämlich

(1) durch die Erfahrung der Unvorhersehbarkeit,
(2) der Entäußerung im Anfall und
(3) des allgemeinen Kontrollverlustes (Matthews et al., 1982).

Psychosoziale Probleme in der Familie und im kindlichen Umfeld

Die Eröffnung der Diagnose Epilepsie stellt auch für die Eltern einen schwerwiegenden Einschnitt dar, der das Familiengefüge verändert (Ziegler et al., 2000). Die Diagnosestellung bringt massive Umgestaltungen mit sich, die vor allem durch die Übernahme des Krankheitsmanagements bedingt sind (Modi, 2009). Das Alltagsleben erfährt andere Schwerpunkte, z. T. entwickelt sich eine Retraditionalisierung der familiären Rollenmuster (Mayer, 2011). Im Gefolge der zusätzlichen Alltagsbelastungen kommt es neben den Veränderungen der »äußeren Realität« auch zu solchen der »inneren

Realität« (Petermann et al., 1987). Ständige Angst vor Anfällen und Unsicherheit über den Krankheitsverlauf führen zu einer chronischen Überlastung vor allem der Mütter (Modi, 2009; Rodenburg et al., 2011). Angst, nicht genügen zu können, bahnt die Neigung, das epilepsiekranke Kind übermäßig zu schützen, es gegen die Außenwelt abzuschirmen und mit einer »emotionalen Mauer« (Peters, 1978) zu umgeben. Überbehütung erschwert oder verhindert das Bewältigen einer zentralen Entwicklungsaufgabe, nämlich sich zu lösen (als Beitrag zur Selbstständigkeit) bzw. sich neu zu binden (als Beitrag zur Kontaktfähigkeit). In diesem Prozess werden auch die berechtigten Bedürfnisse der anderen Familienmitglieder, vor allem von Geschwistern, leicht verkannt und ihre emotionalen Ressourcen überfordert (Rodenburg et al., 2005). Geschwister fühlen sich oft vernachlässigt, suchen verstärkt Aufmerksamkeit oder wollen durch überangepasstes Verhalten ihre Not und Enttäuschung kompensieren. So muss also auch hier mit Fehlanpassungen in Form von Verhaltens- und Erlebensstörungen gerechnet werden.

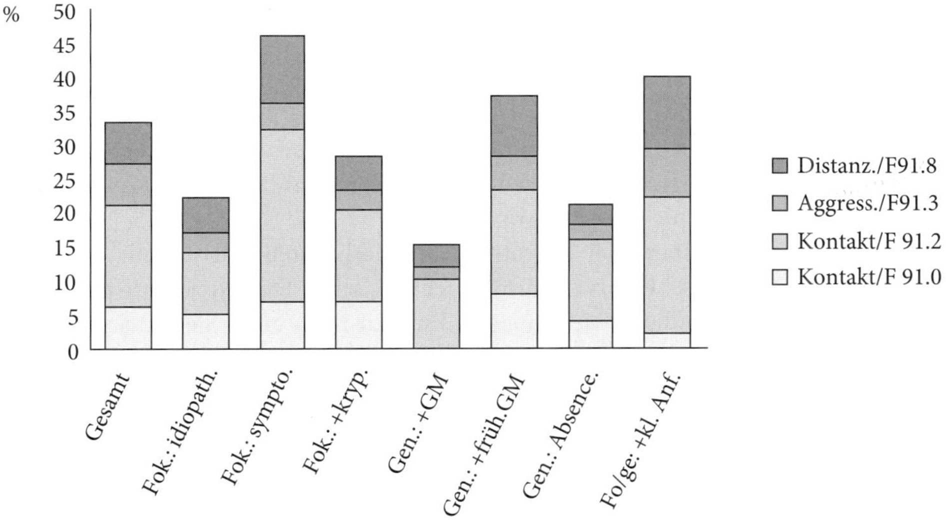

Abbildung 14.2 Sozial-emotionale Störungen bei verschiedenen epileptischen Syndromen (nach dreijähriger Anfallsfreiheit, $N = 378$)

Abkürzungen:
Fok.: idiopath. = idiopathisch fokale Epilepsie
Fok.: sympto. = symptomatisch fokale Epilepsie
Fok.: kryp. = kryptogene fokale Epilepsie
Gen.: + GM = Generalisierte Epilepsie + Grand Mal
Gen.: + früh GM = Generalisierte Epilepsie + Grand Mal des frühen Kindesalters
Gen.: Absence. = Absencenepilepsie
Fo/ge: + kl. Anf. = unbestimmbare Epilepsie mit kleinen Anfällen

14.6 Unterstützungsmöglichkeiten

Jede Form von psychosozialer Unterstützung und Begleitung ist Teil der antiepileptischen Therapie. Basis dieser Therapie ist in der Regel eine medikamentöse Langzeittherapie mit dem Ziel, Anfallsfreiheit oder wenigstens Anfallskontrolle bei möglichst geringen Nebenwirkungen zu erreichen. Andere Therapieformen, so auch die operative Therapie, spielen trotz ihrer unbestreitbaren Erfolge bis zum heutigen Tag eine untergeordnete Rolle. Lediglich ca. 5 bis 7 Prozent der betroffenen kindlichen Patienten können von solchen Interventionen im Sinne von Anfallsfreiheit oder signifikanter Anfallskontrolle profitieren. Gleichwohl steigt aufgrund verbesserter diagnostischer und neurochirurgischer Techniken die Bedeutung chirurgischer Therapien weiter an. Eine Indikation ist gegeben bei fokalen Epilepsien mit nachgewiesener Pharmakoresistenz.

Psychologische Interventionen. Psychologische Interventionen haben zwar in der Zwischenzeit eine mehr als 20-jährige Tradition. Sie sind aber nicht zu Standardverfahren gereift (Mayer, 2011), da die empirischen Belege für eine nachhaltige Wirksamkeit nicht widerspruchsfrei sind. Gleichwohl sollten diese Therapieansätze auf ihr antiepileptisches Potenzial im Einzelfall geprüft werden. Wirksamkeit im Sinne der Bahnung eines aktiven Krankheitsverständnisses und damit auch von Selbstkontrolle ist in jedem Falle zu erwarten.

Darüber hinaus ist der wesentliche Auftrag der psychologischen bzw. interdisziplinär angelegten psychosozialen Arbeit die Förderung des kognitiven und sozialen Vermögens, damit die betroffenen Kinder und Jugendlichen alterstypischen Entwicklungsaufgaben gerecht werden können und »Lebensqualität« als Hauptziel jeder antiepileptischen Therapie erfahrbar wird.

Kognitive Schwierigkeiten. Bei kognitiven Schwierigkeiten gilt es, auf der Basis sorgfältiger psychologischer bzw. neuro-psychologischer Diagnostik entsprechende Fördermaßnahmen schulisch wie außerschulisch zu realisieren. Sie müssen wissenschaftlichen Standards genügen, wie sie allgemein bei der Förderung von Kindern mit Lernproblemen gefordert werden (Klauer, 2001). Bei psychosozialen Problemen können je nach diagnostischen Daten verschiedene einzel- und gruppentherapeutische Techniken zum Einsatz kommen. Es gibt hier keine krankheitsspezifischen Kontraindikationen. Darüber hinaus bieten z. B. Selbsthilfegruppen (an Wochenenden, in den Ferien etc.) ein Umfeld, in dem kompetentes Bewältigungsverhalten gebahnt werden kann. Bei diesem Prozess haben sich psychoedukative Programme, wie sie in der Zwischenzeit auch an Kliniken, sozialpädiatrischen Zentren oder in psychotherapeutischen Praxen angeboten werden, bewährt. Das Programm MOSES (Modulares Schulungsprogramm Epilepsie) ist an alle Patienten unabhängig von Alter und Bildungsstand gerichtet (May & Pfäfflin, 2002). Bei Epilepsiekranken mit zusätzlichen Lern- oder geistigen Behinderungen kann das Programm PEPE eingesetzt werden (Huber & Seidl, 2001). Es ist im Vergleich zu MOSES audio-visuell aufgebaut und hat weniger theoretische Anteile. Das Programm FAMOSES (Wohlrabe et al., 2007) ist aus MOSES abgeleitet und ist für Familien und Kinder bis ca. 8 bis 12 Jahren geeignet, wobei die Kurse für Eltern und Kinder zur gleichen Zeit, aber räumlich getrennt angeboten werden. Das Programm FLIP-FLAP (Jantzen et al., 2003) ist für Kinder und Jugendliche und ihre Familien geeignet. Evaluationsstudien zeigen, dass neben der Vermittlung von Wissen und (krankheitsspezifischer) sozialer Kompetenz insbesondere auch das Selbstbewusstsein und Selbstvertrauen der Teilnehmenden gefördert wird (May & Pfäfflin, 2002; Müller-Godeffroy & Thyen, 2010). So können eigene Talente und Kompetenzen entdeckt oder wiederentdeckt werden, aber auch Grenzen des eigenen Potenzials (z. B. bei neurokognitiven Beeinträchtigungen) erfahrbar werden. Diese Grenzen gilt es, angstfrei erleben zu lernen, um sie dann in das eigene Selbstbild integrieren zu können. Nur durch kompetentes, entwicklungsförderndes Bewältigungsverhalten kann der Teufelskreis zwischen Misserfolg, Angst und Minderwertigkeitsgefühlen, der ja wieder zu Misserfolg führt, aufgebrochen werden. Gelingt dies nicht, steigt das Risiko für unproduktives, entwicklungsbehinderndes Bewältigungsverhalten. Hierzu gehören u. a. auch psychogene Anfälle, die klinisch epileptischen Anfällen täuschend ähnlich sein können, jedoch keine hirnfunktionelle oder hirnorganische Basis haben. Psychogene Anfälle werden signifikant häufiger bei Jugendlichen weiblichen Geschlechts beobachtet. Es besteht ein Häufigkeitsgipfel in der Pubertät. Anamnestisch finden sich fast regelhaft Erfahrungen von Angst, Hilflosigkeit und Ohnmacht (Rodenburg et al., 2005; Mayer, 1998). Die Therapie psychogener Anfälle stützt sich auf eine Kombination aus verhaltenstherapeutischen und tiefenpsychologisch orientierten Interventionen. Hält man sich die zusätzlichen Belastungen von Eltern, insbesondere von Müttern chronisch kranker Kinder, vor Augen (Modi, 2009), so kann es keinen Zweifel geben, dass auch Familien in vielen Fällen dringend Unterstützung beim Aufbau produktiven Bewältigungsverhaltens benötigen. Eltern unterliegen einem beträchtlichen Risiko für Fehlanpassungen. Hierzu gehören die bereits beschriebenen Überbehütungs- oder Überforderungstendenzen, aber auch Fehleinschätzungen persönlicher Ressourcen aufgrund von Versagensängsten und Minderwertigkeitsgefühlen. Welche Unterstützung Eltern in Anspruch nehmen wollen oder können, muss individuell erarbeitet werden und ist Teil eines Beratungsprozesses. Es genügt nicht, dass objektiv ein Bedarf an psychosozialer Unterstützung von »Experten« festgestellt wird. Hier hat sich das angesprochene familienorientierte FAMOSES-Programm bewährt.

Beispiel

H. ist 18 Jahre alt und leidet seit dem 12. Lebensjahr an einer Temporallappenepilepsie rechts mit komplex-fokalen Anfällen, die mit einem unbestimmbaren Gefühl in der Magenregion, epigastrische Aura genannt, beginnen. Ätiologisch liegt der Epilepsie eine ausgedehnte fokale kortikale Dysplasie rechts temporo-okzipital sowie insulär zugrunde. Die antiepileptische Therapie bewirkt zunächst zwei Jahre eine vergleichsweise stabile Anfallssituation. Die soziale Situation ist jedoch unbefriedigend. Der Patient verliert vor allem im Verlauf der Pubertät jeglichen außerhäuslichen Kontakt. Auch schulisch (er besucht eine Realschule) ist er ▶

zunehmend isoliert, was depressive Verstimmungen und aggressive Tendenzen bahnt, die auch den häuslichen Rahmen erheblich belasten. Eine Psychotherapie mit Elternberatung wird eingeleitet, die aber wenig erfolgreich ist. Parallel werden die Schulleistungen schwächer. Eine erste psychologische Begutachtung belegt eine Intelligenz im oberen Durchschnittsbereich. Es gibt keine Hinweise auf Teilleistungsstörungen. Das Niveau der Aufmerksamkeitsfunktionen wie auch des mentalen Tempos bewegt sich im unterdurchschnittlichen Bereich, was teilweise die Schulprobleme erklärt. Um sowohl die soziale als auch die kognitive Entwicklung zu stützen, erfolgt mit Einwilligung des Patienten eine Umschulung auf eine Realschule mit Internatsanbindung. H. kann die Wochenenden zuhause verbringen. Im Ablauf des ersten Jahres stabilisieren sich die Schulleistungen, die soziale Anbindung verändert sich kaum, H. fühlt sich ausgeschlossen und emotional überfordert und drängt auf Rückführung in seine »alte Schule«. Diese Umgliederung erbringt nicht den erhofften Erfolg. Die Schulleistungen machen das Ziel eines Realschulabschlusses immer unwahrscheinlicher, zumal es nach einer Phase relativer Anfallskontrolle zu einer Aggravierung der Epilepsie kommt. Es erfolgen erfolglose Therapieversuche, sodass von Therapieresistenz ausgegangen werden muss. Nach intensiven Beratungen konnten der Patient und seine Eltern von der medikamentösen Therapieresistenz und der Indikation für einen epilepsiechirurgischen Eingriff überzeugt werden. Der neuropsychologische Befund (im Rahmen der prächirurgischen Diagnostik) bestätigt die Ergebnisse von Voruntersuchungen, die von einem Intelligenzniveau im oberen Durchschnittsbereich berichten. Es gibt keine Hinweise auf Teilleistungsstörungen, das Leistungsprofil ist ausgeglichen. Die Aufmerksamkeitsfunktionen wie auch das mentale Tempo präsentieren sich allerdings deutlich unterdurchschnittlich. Der Verdacht auf erhebliche medikamentöse Nebenwirkungen kann im Rahmen der prächirurgischen neuropsychologischen Diagnostik (unter Medikamentenreduktion) bestätigt werden. Es erfolgte eine Läsionektomie rechts temporal mit Resektion der Amygdala rechts unter Erhalt des Hippokampus. Seit dem Eingriff ist der Patient unter einer Monotherapie mit Lamotrigin zunächst anfallsfrei. Die postoperativen neuropsychologischen Befunde (nach einem Jahr) bestätigen das präoperative neurokognitive und neuropsychologische Niveau. Im Bereich des mentalen Tempos sowie bei Aufmerksamkeitsfunktionen sind allerdings Leistungsverbesserungen festzustellen, die mit der Reduktion der antiepileptischen Therapie in Zusammenhang gebracht werden können. Die soziale Lage des Patienten hat sich nicht grundlegend verändert, allerdings ist er sehr aktiv und genießt seine neue Freiheit. Schulisch ist er wenig präsent und motiviert mit entsprechenden Auswirkungen auf die Noten, was wiederum zu erheblichen innerfamiliären Spannungen führt. Aufgrund der vielen Fehlzeiten muss der Patient die Klasse wiederholen, jedoch ohne nachhaltigen Effekt. Nach zwei Jahren Anfallsfreiheit kommt es zum Anfallsrezidiv. Eine weitere Operation (die erste Resektion war nicht umfangreich genug, um die Dysplasie zu entfernen) wird durchgeführt, die zu einer stabilen Anfallsfreiheit führt. In einer ersten postopera- ►

tiven Untersuchung werden verbale wie nonverbale Gedächtnisstörungen diagnostiziert, die die schulische Leistungsfähigkeit hemmen. Die schulische Motivation wird zudem durch »unerträgliche« (Aussage des Patienten) Aufmerksamkeitsstörungen eingeschränkt. Eine medikamentöse Therapie mit Methylphenidat (Ritalin) wird eingeleitet, kann aber die Lernvoraussetzungen nicht wesentlich stabilisieren. Auch eine Psychotherapie (der Patient berichtet über Schlafstörungen und Depressionen) wird eingeleitet und bis dato fortgeführt. Nach wie vor ist die persönliche wie auch schulische Situation sehr unbefriedigend. Ein Schulabschluss oder eine berufliche Ausbildung (sie könnte nur an einem Berufsbildungswerk erfolgen) ist nicht in Sicht. Der Patient (in der Zwischenzeit 18 Jahre) hat erhebliche Mühe, Eigeninitiative zu entwickeln und Verantwortung zu übernehmen. Das Elternhaus ist mit seiner sozialen und emotionalen Situation ebenfalls überfordert. Als Fazit ergibt sich, dass bei stabiler postoperativer Anfallsfreiheit weiterhin neuropsychologische Defizite bestehen, die die schulischen und beruflichen Möglichkeiten beschränken. Die unter den Bedingungen der Erkrankung erworbene soziale Kompetenz und emotionale Reife sind nicht ausreichend, um sich, nachdem Anfallsfreiheit erzielt worden ist, sozial und emotional zu verselbstständigen. Es fehlen Kompensationserfahrungen wie Erfolg und Akzeptanz.

Literatur

Aldenkamp, A., Alpherts, W., Dekker, M. & Overweg, J. (1990). Neuropsychological aspects of learning disabilities in epilepsy. Epilepsia, 31 (suppl.), 9–20.

Bauer, J. (2002). Epilepsie: Nützliches zu Behandlung und Beratung. Darmstadt: Steinkopff.

Berg, A.T., Caplan, R. & Hessdorfer, D. (2011). Psychiatric and neurodevelopmental disorders in childhood-onset epilepsy. Epilepsy and Behavior, 20, 550–555.

Berg, A.T. et al. (2010). Revidierte Terminologie und Konzepte zur Einteilung von epileptischen Anfällen und Epilepsien. Aktuelle Neurologie, 37, 120–130.

Brodie, M. (2005). Response to antiepileptic drug therapy: Winners and losers. Epilepsia, 46 (suppl. 10), 31–32.

Brünger, M. & Mayer, H. (2011). Diagnostik und Behandlung von Anfallserkrankungen. Psychotherapie im Dialog, 12, 279–285.

Brunner, M. & Jokeit, H. (2007). Aufmerksamkeitsstörungen und Epilepsie – Prävalenz von Symptomen einer Aufmerksamkeits-/Hyperaktivitätsstörung bei Kindern und Erwachsenen mit Epilepsie. Epileptologie, 24, 113–124.

Deonna, T. & Roulet-Perez, E. (2005). Cognitive and behavioral disorders of epileptic origin in children. London: Mc Keith Press.

Diener, W. & Mayer, H. (1996). Epilepsiesyndrome des Kindes- und Jugendalters. München: Zuckschwerdt.

Ekinci, O., Titus, J., Rodopman, A., Berkem, M. & Trevathan, E. (2008). Depression and anxiety in children and adolescents with epilepsy: Prevalence, risk factors, and treatment. Epilepsy and Behaviour, 14, 8–18.

Hamiwka, L., Yu, C., Hamiwka, L.A., Sherman, E. & Anderson, B. (2009). Are children with epilepsy at greater risk for bullying than their peers? Epilepsy and Behavior, 15, 500–505.

Huber, B. & Seidel. M. (2001). PEPE: An educational program for patients with epilepsy and learning disabilities. In M. Pfäfflin et al. (Eds.), Comprehensive Care for People with Epilepsy (pp. 155–162). London: John Libbey.

Jantzen, S., Kristl, T. & Sperner, J. (2003). Entwicklung und Evaluation eines Schulungsprogramms für Kinder und Jugendliche mit

Epilepsie und ihre Eltern. Neuropädiatrie in Klinik und Praxis, 2, 57–62.
Jones, J. Austin, J., Caplan, R., Dunn, D., Plioplys, S. & Salpekar, J. (2008). Psychiatric disorders in children and adolescents who have epilepsy. Pediatrics in Review, 29 (2), 9–14.
Klauer, K.J. (Hrsg.). (2001). Handbuch kognitives Training. Göttingen: Hogrefe.
Krämer, G. (1998). Epilepsien im höheren Lebensalter: Klinik und Besonderheiten der Pharmakotherapie. Stuttgart: Thieme.
Matthews, W., Barabas, G. & Ferrari, M. (1982). Emotional concomitants of childhood epilepsy. Epilepsia, 23, 671–681.
May, T. & Pfäfflin, M. (2002). The efficacy of an educational treatment program for patients with epilepsy (MOSES): Results of a controlled, randomized study. Epilepsia, 43, 539–549.
Mayer, H. (1998). Erleben und Verhalten bei Epilepsie. In A. Stark (Hrsg.), Leben mit chronischer Erkrankung des Zentralnervensystems (S. 75–85). Tübingen: DGVT-Verlag.
Mayer, H. (1999). Teilleistungsstörungen bei Kindern und Jugendlichen mit Epilepsie. Anmerkungen zu einem (neuro)psychologischen Konstrukt. Epilepsieblätter, 21–31.
Mayer, H. (2011). Neuropsychologie der Epilepsien. Göttingen: Hogrefe.
Müller-Godeffroy, H. & Thyen, U. (2010). Evaluation des Flip-Flap-Schulungsprogramms für Kinder und Jugendliche mit Epilepsie und deren Eltern. Neuropädiatrie in Klinik und Praxis, 9, 78–87.
Modi, A. (2009). The impact of new pediatric epilepsy diagnosis on parents: Parenting stress and activity patterns. Epilepsy and Behavior, 14, 237–242.
Neubauer, B.A. & Hahn, A. (2004). Genetik, Molekulargenetik und genetische Beratung in der pädiatrischen Epileptologie. Neuropädiatrie 3, 48–54.
Papazoglou, A., King, T. & Burns, T. (2010). Active seizures are associated with reduced adaptive functioning in children with epilepsy. Seizure, 19, 409–413.
Petermann, F., Noeker, M. & Bode, U. (1987). Psychologie chronischer Krankheiten im Kindes- und Jugendalter. Weinheim: Beltz.
Peters, U. (1978). Der Epileptiker in seiner Familie. Fortschritte der Neurologie und Psychiatrie, 46, 633–659.
Rodenburg, R., Meijer, A., Dekovic, M. & Aldenkamp, A. (2005). Family factors and psychopathology in children with epilepsy: a literature review. Epilepsy and Behavior, 6, 488–503.
Rodenburg, R., Wagner, J., Austin, J., Kerr, M. & Dunn, D. (2011). Psychosocial issues for children with epilepsy. Epilepsy and Behavior, 22, 47–55.
Sander, J. (1993). Some aspects of prognosis in the epilepsies. Epilepsia, 34, 1007–1016.
Siemes, H. (2009) Epilepsien bei Kindern und Jugendlichen. Bern: Huber.
Wohlrabe, G., Rinnert, S. & Bettendorf, U. (2007). Famoses: A modular educational program for children with epilepsy and their parents. Epilepsy and Behavior, 10, 44–48.
Ziegler, G., Erba, G., Holden, L. & Dennison, H. (2000). The coordinate psychosocial and neurologic care of children with seizures and their families. Epilepsia, 41, 732–743.

Glossar

Absence. Bei einer Absence kommt es zu sekundenlangen Bewusstseinsstörungen (5–20 Sekunden) mit meist starrem oder leerem Blick. Nicht selten werden auch motorische Symptome wie leichte Muskelzuckungen oder verschiedene Automatismen beobachtet. Absencen manifestieren sich meist im Schulalter.

Allergische bronchopulmonale Aspergillose (ABPA). Allergische Reaktion der Lunge auf Aspergillen (Pilze) mit nächtlichem Husten und starkem Abfall der Lungenfunktionswerte.

Antihistaminika. Arzneistoffe, die die Wirkung des körpereigenen Botenstoffs Histamin abschwächen oder aufheben, indem sie die Histamin-Rezeptoren besetzen, an die sich normalerweise das Histamin anlagert. Dadurch wird die Wirkung von Histamin abgeschwächt. Antihistaminika werden daher auch als Histamin-Rezeptorblocker oder Histamin-Rezeptorantagonisten bezeichnet. Bei allergischen Reaktionen wird in übermäßigen Mengen Histamin freigesetzt, wodurch es unter anderem zu einem verstärkten Juckreiz kommt. Indem Antihistaminika die Wirkung des Histamins abschwächen, mindern sie den Juckreiz. Sie werden vornehmlich zur Behandlung von Allergien eigesetzt.

Antimykotika. Arzneimittel zur Behandlung von Pilzinfektionen (Mykosen), die gegen Pilzbefall der Nägel, der Schleimhäute und der Haut (Dermatomykosen) eingesetzt werden. Die morphologischen Veränderungen der Haut bei Neurodermitis können einen Pilzbefall der Haut begünstigen.

Aortenisthmusstenose. Bei der Aortenisthmusstenose handelt es sich um eine angeborene Verengung der Körperhauptschlagader. Durch die Verengung kommt es in der oberen Körperhälfte zu einem erhöhten und in der unteren Körperhälfte zu einem erniedrigten Blutdruck.

Asthmacamp. 14-tägiger Aufenthalt in einem Rehabilitationszentrum. Wichtigster Bestandteil ist die Teilnahme an einer strukturierten Asthmaschulung, begleitet von einem Sport- und Aktivitätsprogramm. Eine medizinische Diagnostik und Therapieanpassung (wie bei einem klassischen Rehabilitationsaufenthalt) ist nicht Bestandteil eines Asthmacamps.

Auslöservermeidung. Vermeidung des Kontakts zu Asthmaauslösern wie Zigarettenrauch, Allergenen usw.; teilweise mit sozialen Einschnitten verbunden (z. B. kein Kontakt zu Katzen bei Katzenallergie kann dazu führen, Freunde nicht besuchen zu können, die eine Katze als Haustier haben).

Autogene Drainage. Atemtechnik, die in der Physiotherapie der zystischen Fibrose weit verbreitet ist. Hierbei benötigt der Patient keine Hilfsperson. Sie ist etwa ab dem 6. Lebensjahr erlernbar.

Bauchfelldialyse. Diese Dialyseform (auch Peritonealdialyse) ist eine Form der Nierenersatztherapie, bei der durch einen Katheter im Bauchraum eine Flüssigkeit eingebracht wird. Dadurch werden dem Körper Flüssigkeit und Giftstoffe entzogen. Dieses Verfahren kann automatisiert zuhause durchgeführt werden. Es ist das Verfahren der Wahl bei Säuglingen und Kleinkindern.

Betablocker. Bei Betablockern handelt es sich um eine Gruppe von Medikamenten, die blutdrucksenkend wirken, indem sie die Kontraktionskraft des Herzmuskels herabsetzen. Es kommt dadurch zu einer ruhigeren und ökonomischeren Herzmuskeltätigkeit.

Calcineurininhibitoren. Calcineurininhibitoren (Pimecrolimus, Takrolimus) gehören zu den Immunsuppressiva. Sie blockieren die Produktion von Botenstoffen (Zytokine), die der Steuerung der Immunantwort dienen, indem sie ruhende T-Zellen in aktive Killerzellen verwandeln. Calcineurin ist ein Enzym, das die Immunantwort steuert und reguliert. Die Hemmung der Calcineurinwirkung (Calcineurin-Inhibition) führt auf diese Weise zu einer verminderten Reaktion des Immunsystems.

Cushing-Syndrom. Hierbei handelt es sich um einen krankhaft erhöhten Kortisolspiegel im Blut (Hyperkortisolismus). Dieser führt zu Gewichtszunahme, insbesondere am Körperstamm und im Gesicht, verstärkter Körperbehaarung, Akne und zur Verlust der Muskelkraft (Myopathie).

Cyclosporin. Arzneistoff, der die Immunabwehr unterdrückt. Cyclosporin (Ciclosporin) wird vor allem in der Transplantationsmedizin zur Vorbeugung von Abstoßungsreaktionen sowie zur Behandlung von Autoimmunkrankheiten verwendet. Daneben werden Cyclosporin-enthaltene Medikamente auch bei Hauterkrankungen, vor allem bei schweren, therapieresistenten Formen der atopischen Dermatitis eingesetzt.

Dendritische Dornen. Dendriten sind Fortsätze von Nervenzellen. Zur Vergrößerung ihrer Oberfläche bilden sie sogenannte Dornen, wodurch mehr Synapsen an ihnen andocken können.

Diabetes insipidus. Beim zentralen Diabetes insipidus besteht ein Mangel an antidiuretischem Hormon (ADH), welches normalerweise im Hypothalamus produziert wird. Es kommt unbehandelt zu einer erhöhten Trink- und Urinmenge, was mit der externen Gabe von ADH (z. B. Nasenspray) vermieden werden kann. Wichtig ist, die Ursache des ADH-Defizits in der weiteren Diagnostik zu finden, dabei kann es sich z. B. um einen Tumor im Bereich des Zwischenhirns handeln.

EHEC. EHEC bezeichnet eine Bakterienart (enterohämorrhagische Escherichai coli), die blutige Durchfälle auslösen kann. Wenn EHECs ein besonderes Toxin bilden, können sie ein hämolytisch-urämisches Syndrom (HUS) auslösen.

ESES-Syndrom (Electrical Status Epilepticus during Sleep). Kernsyptom dieser Epilepsieform ist ein sogenannter nonkonvulsiver Status (der ca. 80 % der Non-Rem-Aktivität umfassen soll: nur im Schlaf-EEG-beurteilbar) sowie eine unspezifische Entwicklungsstörung (sprachlich und sozial). Sekundär generalisierte Anfälle sind möglich. Der Verlauf ist ähnlich wie beim Landau-Kleffner-Syndrom (Sistieren der Anfälle, Fortbestehen der Defizite). Die Abgrenzung zum Landau-Kleffner-Syndrom oder auch zum Lennox-Gastaut-Syndrom ist klinisch oft schwierig.

Exazerbation. Bei einer Exazerbation handelt es sich um ein akutes Wiederaufflammen einer pulmonalen Infektion bei Patienten mit zystischer Fibrose.

Exokrine Pankreasinsuffizienz. Ausfall der Bauchspeicheldrüse in Bezug auf die Bereitstellung von Verdauungsenzymen zur Verwertung von Nahrung im Darm.

Fatigue. Fatigue bedeutet wörtlich übersetzt »Müdigkeit« oder »Erschöpfung«, wobei eine Abgrenzung zu einer kurz anhaltenden, alltäglichen Befindlichkeitsstörungen von großer Bedeutung ist. Bei lang andauernden Beschwerden, die u. a. während oder nach einer Krebserkrankung auftreten können, spricht man auch von einem »chronischen Erschöpfungssyndrom«. Typische Symptome sind z. B. Desinteresse, ein Verlust der körperlichen Belastbarkeit, Traurigkeit und Schlafstörungen. Anhand dieser Symptomauswahl wird bereits deutlich, dass sich Symptome einer Depression und einer klinisch relevanten Fatigue überschneiden können. Von Physical Fatigue spricht man, wenn der Schwerpunkt der Beschwerden auf körperlich geprägter Erschöpfung liegt.

FEV1. Bei der FEV1 (Forced Expiratory Volume in 1 Second) handelt es sich um einen Lungenfunktionswert, der das ausgeatmete Volumen in einer Sekunde bei forcierter Ausatmung angibt.

Gliom. Eine bestimmter Hirntumor, dessen Name sich daraus ableitet, dass die Tumorzellen eines Glioms Ähnlichkeit mit den Gliazellen des Gehirns aufweisen bzw. aus diesen entstehen.

Glomeruläre Filtrationsrate (GFR). Durch die GFR wird beschrieben, welche Menge oder welcher Anteil einer Substanz durch die Nieren pro Zeiteinheit eliminiert werden kann. Meist wird sie bezogen auf die Körperoberfläche (in Quadratmetern). Damit ist die GFR ein Maß für die Nierenfunktion. Je niedriger sie ist, desto schlechter ist die Funktion.

Grand Mal s. Tonisch-klonischer Anfall

Hämolytisch-urämisches-Syndrom (HUS). Eine häufige Ursache des akuten Nierenversagens im Kindesalter. Ursache sind meist Bakterien (EHEC).

Hämophilie. Bei dieser Erkrankung handelt es sich um eine vererbte Störung der Blutgerinnung, die fast ausschließlich bei männlichen Patienten auftritt und mit einem lebenslangen Risiko für spontane Blutungen einhergeht. Die Therapie der Hämophilie besteht darin, die fehlenden Blutgerinnungsfaktoren durch eine intravenöse Gabe externer Gerinnungsfaktoren zu substituieren, die entweder regelmäßig prophylaktisch oder nach Bedarf beim Auftreten episodischer Blutungen verabreicht werden.

Hardy-Weinberg-Regel. Mit dieser Regel kann man aus einer bekannten Genotypfrequenz die entsprechende Allelfrequenz berechnen und umgekehrt. In einem rezessiven Erbgang mit den Allelen p (PAH) und q (non-PAH) sind vier Kombinationen (Genotypen) möglich: pp, pq, qp, qq. Nur pp führt zum Phänotyp der PKU, da keines des beiden Allele den korrekten genetischen Code für PAH (Phenylalaninhydroxylase) enthält. In den Genotypen pq und qp enthält jeweils das Allel p die korrekte Information für PAH. Menschen mit dem Genotyp pp nennt man homozygot für PKU. Sie weisen eine Hyperphenylalaninämie auf. Menschen mit den Genotypen pq und pq nennt man heterozygot bzw. Anlageträger für PKU. In einer vereinfachten und für Laien verständlichen Form besagt die Hardy-Weinberg-Regel folgendes: Angenommen, jeder fünfzigste Mensch sei Anlageträger für PKU. Aus 50 Männern und 50 Frauen kann man theoretisch 50 * 50 = 2.500 Paare bilden. Statistisch würde nur für ein Paar gelten, dass Mann und Frau gleichzeitig Anlageträger sind. Wenn dieses Paar vier Kinder zeugt, erwartet man statistisch die vier Genotypen pp, pq, qp, qq. Da man das Anlageträgerpaar nicht kennt, müssten alle 2.500 Paare 4 Kinder zeugen (insgesamt also 10.000 Kinder), damit ein Kind mit PKU entsteht. Weiß man umgekehrt, dass eines von 10.000 Kindern PKU hat (Prävalenz = 1:10.000), muss man rückwärts rechnen. Man teilt 10.000 durch 4 und erhält 2.500. Zieht man aus 2500 die Quadratwurzel erhält man 50, was besagt, dass von 50 Menschen einer Anlageträger ist.

HbA1c-Wert. Dieser Langzeitblutzuckerwert ist ein Wert für den roten Blutfarbstoff Hämoglobin, an den Glykose gebunden ist, und der Auskunft über die mittlere Blutzuckereinstellung der letzten ca. 10 bis 12 Wochen gibt (der Lebensdauer der roten Blutkörperchen mit dem Hämoglobin). Bei Menschen mit Diabetes sollte der HbA1c-Wert zur Therapiekontrolle einmal in drei Monaten durch eine

Blutuntersuchung bestimmt werden. Der Normbereich dieses Wertes liegt ca. zwischen 4 und 6 Prozent; durch die Diabetestherapie wird ein HbA1c-Wert < 7,5 % angestrebt, der eine normnahe Blutzuckereinstellung anzeigt.

Homozygot bzw. heterozygot. s. Hardy-Weinberg-Regel

Humane DNAse. Enzym, das DNA im Schleim spaltet und damit den Schleim verflüssigt.

Hypertrichose. Als Hypertrichose bezeichnet man eine vermehrte Körperbehaarung. Diese kann genetisch bedingt sein, bei verschiedenen Erkrankungen auftreten oder als Folge einer Langzeitbehandlung mit bestimmten Medikamenten (z. B. Kortison) entstehen.

Iatrogen. Bezeichnet Wirkungen von Behandlungen durch einen Arzt (iatros, gr. = Arzt; genes, gr. = hervorbringend). Obwohl auch Heilungen iatrogen sind, werden jedoch meist nur schädliche (Neben-)Wirkungen als iatrogen bezeichnet.

Immunglobulin E (IgE). Das Immunglobulin E (IgE) ist ein Antikörper zur Abwehr körperfremder Stoffe, der beim Kontakt mit körperfremden Stoffen, sogenannten *Antigenen*, eine Antigen-Antikörper-Reaktion hervorruft. Bei Kontakt mit spezifischen Allergenen, die vom IgE erkannt werden, setzen die Antikörper vasoaktive Amine frei, die Überempfindlichkeitsreaktionen vom Soforttyp auslösen. IgE-Antikörper sind im Blutserum von Allergikern nachweisbar. Im Rahmen der Allergie-Diagnostik wird die IgE-Serum-Konzentration bestimmt, um spezifische Allergene nachzuweisen.

Inhalierbares Kortison. Medikament zur vorbeugenden Dauerbehandlung des Asthma bronchiale. Wirkt gegen die Entzündung der Atemwege und wird inhaliert.

Insulin-Purging. Das Insulin-Purging beschreibt eine Manipulation der Diabetestherapie mit dem Ziel der Gewichtsreduktion, bei der regelmäßig notwendige Insulingaben mit der Absicht ausgelassen werden, den Blutzucker über die sogenannte Nierenschwelle ansteigen zu lassen, sodass Glukosemoleküle (und damit Kalorien) und Flüssigkeit über die Nieren ausgeschieden und nicht vom Körper verwertet werden können. Die kurzfristige Folge des Insulin-Purgings sind hohe Blutzuckerwerte bis hin zu einer Ketoazidose. Langfristig erhöht sich das Risiko für die Ausbildung von Folgeschäden. Das Verhalten wird vor allem bei Mädchen in der Adoleszenz und jungen Frauen mit Typ 1-Diabetes beobachtet.

Ketoazidose. Die Ketoazidose ist eine schwere Stoffwechselentgleisung, die bei sehr hohen Blutzuckerwerten auftreten kann und symptomatisch mit Übelkeit, Erbrechen und Schläfrigkeit bis hin zum Bewusstseinsverlust einhergeht. Unterschieden werden eine leichte, eine mittelschwere und eine schwere Form der Ketoazidose. Ein höherer Schweregrad geht mit einem zunehmend schweren Flüssigkeitsverlust des Körpers, schweren Elektrolytverschiebungen und einer veränderten Atmung als Ausdruck der Azidose einher. Die diabetische Ketoazidose ist ein potentiell lebensbedrohlicher Zustand.

Klonischer Anfall. Bei diesem Anfallstyp treten einseitige oder beidseitige Muskelzuckungen im Bereich der Extremitäten oder auch des Oberkörpers (v. a. Schulter) auf.

Kofaktordefekte. Viele Enzyme bestehen aus einem Apoenzym plus einem Kofaktor, die zusammen erst das funktionierende Holoenzym bilden. Ist in einem Holoenzym das Apoenzym defekt, spricht man von einem Enzymdefekt. Wird der Kofaktor nicht ausreichend synthetisiert oder an das Apoenzym angebaut, spricht man von einem Kofaktordefekt. Krankheitsausprägung und Therapie können für Enzymdefekte und Kofaktordefekte unterschiedlich sein.

Kollagenosen. Kollagenosen sind eine Gruppe von seltenen Autoimmunerkrankungen, bei denen das Immunsystem Teile des körpereigenen Bindegewebes (des Kollagens) als fremd wahrnimmt und dagegen Antikörper bildet. Da Bindegewebe in vielen Organen vorkommt, sind bei den Kollagenosen oft viele Organe wie Schleimhäute oder Haut, Lunge, Herz oder Gefäße gleichzeitig befallen.

Kortikosteriode. Körpereigene oder synthetisch zur Therapie nachgebildete Steriod-Hormone der Nebennierenrinde, die vielfältig therapeutisch eingesetzt werden können, u. a. zur Behandlung von Allergien und Asthma, aber auch als Bestandteil innerhalb einer Chemotherapie.

Kutschersitz. Atemtherapeutische Maßnahme, die vom Kind/Jugendlichen selbst durchgeführt wird; gehört zu den sog. atemerleichternden Körperstellungen; bei diesen werden die Arme abgestützt und ausreichend Raum für Brustkorb und Bauch geschaffen, um so die Einatmung zu erleichtern.

Landau-Kleffner-Syndrom. Kernsymptom des Landau-Kleffner-Syndroms ist eine »erworbene« Störung der expressiven wie perzeptiven Sprachentwicklung, die auf einer unbekannten altersgebundenen Funktionsstörung des Gehirns beruht (ähnlich dem ESES-Syndrom). Die Dynamik der Störung kann zu einem völligen Sprachverlust und zu einer sprachlichen Agnosie, letztlich zu einer Aphasie führen. Die Erstmanifestation liegt meist zwischen dem 4. und 7. Lebensjahr. Fokale, aber auch generalisierte (= tonisch-klonische) Anfälle können bei ca. zwei Drittel der Kinder beobachtet werden (häufig während des Schlafs). Während die Anfallsaktivität in der Pubertät sistieren kann, bestehen die sprachlichen und kognitiven Defizite fort. Die kognitive wie auch soziale Prognose ist ungünstig.

Langwirksames Beta-Mimetikum. Medikament zur vorbeugenden Dauerbehandlung des Asthma bronchiale, wirkt gegen die Verkrampfung der Bronchialmuskulatur und wird inhaliert.

Lennox-Gastaut-Syndrom. Charakteristisch sind bei dieser Epilepsie-Form verschiedenste Anfallsformen inklusive nächtlicher tonischer Anfälle. Die Ätiologie kann symptomatisch sein, aber auch ungeklärt bleiben. Die Prognose ist wie beim WEST-Syndrom sehr ungünstig.

Leukotrienantagonisten. Medikament zur vorbeugenden Dauerbehandlung des Asthmas.

Lippenbremse. Atemtherapeutische Maßnahme, die vom Kind/Jugendlichen selbst durchgeführt wird. Durch die fast geschlossenen Lippen wird ausgeatmet, der hierbei entstehende erhöhte Druck wird in die Atemwege fortgeleitet (Gesetz der kommunizierenden Röhren) und weitet diese bei der Ausatmung.

Long-QT-Syndrom. Als Long-QT-Syndrom wird eine seltene, genetisch bedingte Krankheit bezeichnet, bei der anfallsweise Herzrasen auftritt, das bei körperlicher Belastung oder in Stresssituationen zum plötzlichen Herztod führen kann. Es handelt sich um eine lebensgefährliche Erkrankung, die ohne Behandlung eine ungünstige Prognose hat. Mittlerweile kann jedoch fast allen Patienten eine adäquate Therapie angeboten werden.

Lupus erythematodes. Der systemische Lupus erythematodes (SLE, Schmetterlingsflechte) ist eine systemische, d. h. potentiell den ganzen Körper betreffende Autoimmunerkrankung aus der Gruppe der Kollagenosen. Den Namen »Schmetterlingsflechte« hat diese Erkrankung wegen eines charakteristischen rötlichen (erythematösen) Hautausschlages, der sich schmetterlingsförmig über Wangen und Nase im Gesicht verteilt und oft durch Sonnenlicht ausgelöst oder verstärkt wird. Die

Erkrankung ist selten und tritt deutlich häufiger bei Frauen als bei Männern auf.

Mannitol. Zucker; hier besonders aufgearbeiteter Zucker, der inhaliert werden kann und in der Lunge zur Befeuchtung der Atemwege beiträgt.

Milchschorf. Ein frühes Atopie-Merkmal, das im Säuglingsalter zu beobachten ist. In den meisten Fällen beschränkt sich die damit bezeichnete krustöse Auflagerung auf der Haut auf den Bereich des behaarten Kopfes. Die Bezeichnung Milchschorf geht darauf zurück, dass die Auflagerungen dem Bild einer im Topf angebrannter und verkrusteter Milch ähneln. Keineswegs weist der Milchschorf auf eine bestehende Allergie oder Unverträglichkeit auf Kuhmilch hin.

Mukolytika. Bei den Mukolytika handelt es sich um schleimlösende Medikamente, die unter anderem bei der Behandlung der zystischen Fibrose zum Einsatz gelangen.

Myoklonischer Anfall. Dieser Anfallstyp ist charakterisiert durch meist isoliert auftretende, beidseitige, mehr oder weniger rhythmische Muskelzuckungen. Sie sind nicht nur an den Extremitäten zu beobachten, sondern auch im Gesichtsbereich. Zu den myoklonischen Anfällen gehören auch die Anfälle des West-Syndroms. Bei Kindern, oft regelgerecht entwickelt, werden auch sogenannte myoklonisch-astatische Anfälle beobachtet, die mit Stürzen, Absencen oder auch längeren Bewusstseinsstörungen (»Dämmerzuständen«) einhergehen können.

Palliation. Als Palliation wird eine Intervention zur zeitweiligen Beseitigung bzw. Minderung von Symptomen bezeichnet, ohne dass dabei die Grundkrankheit beseitigt wird. Die Palliation erfolgt meistens im Säuglings- und Kleinkindalter und dient dazu, ein Überleben und ein besseres Körperwachstum zu ermöglichen, sowie Komplikationen und Folgeschäden zu vermindern.

Pankreasenzymsubstitution. Gabe von tierischen Pankreasenzymen zur Unterstützung der Verdauung, z. B. bei Pankreasinsuffizienz im Kontext einer zystischen Fibrose (s. exokrine Pankreasinsuffizienz).

Peak-Flow-Meter. Einfaches Lungenfunktionsmessgerät, das vom Kind/Jugendlichen zuhause benutzt wird, hiermit wird der Atem-Spitzenfluss (Peak Flow) gemessen.

Periziliäre Flüssigkeit. Flüssigkeitsfilm, in dem die Flimmerhaare schlagen.

Polyarthritis (RF- Polyarthritis, RF+ Polyarthritis). Eine Polyarthritis liegt vor, wenn mindestens fünf Gelenke betroffen sind. In diesem Sinne spricht man von der Polyarthritis als Subgruppe der juvenilen idiopathischen Arthritis, wenn innerhalb der ersten sechs Erkrankungsmonate fünf Gelenke oder mehr betroffen sind. Sind zusätzlich Rheumafaktoren im Blut nachweisbar, so handelt es sich um eine Rheumafaktor-positive (RF+) Polyarthritis. Werden keine Rheuma-faktoren im Blut nachgewiesen, handelt es sich um eine Rheumafaktor-negative (RF-) Polyarthritis. Bei Kindern und Jugendlichen ist diese Rheumafaktor-negative Form viel häufiger (ca. 30 % der JIA) als die positive (ca. 5 % der JIA-Fälle). Letztere weist eine deutlich ungünstigere Prognose hinsichtlich Gelenkdestruktionen auf.

Prader-Willi-Syndrom. Zugrunde liegt eine Strukturstörung des Chromosoms 15. Diese führt zu Lernbehinderung, niedriger Frustrationstoleranz, unterdurchschnittlicher Ausbildung der Geschlechtshormone, Kleinwuchs, verminderter Muskelspannung und Adipositas, hervorgerufen durch übermäßiges, zwanghaftes Hungergefühl.

Prick-Test. Allergologisches Testverfahren zum Nachweis von Allergien vom Soforttyp (Typ I). Mit dem Prick-Test können Überempfindlichkeits-Reaktionen nachgewiesen werden, die durch den Kontakt mit bestimmten

Allergenen (z. B. Pollen) ausgelöst werden. Beim Prick-Test wird ein standardisierter Allergenextrakt auf die Haut (meist auf der Innenseite des Unterarms) aufgebracht und durch einen oberflächlichen, nicht-blutenden Stich mit einer Lanzette in die Oberhaut eingebracht. Nach 15 bis 20 Minuten können die Hautreaktionen beobachtet werden. Beurteilt werden die Hautrötung und die Quaddelbildung, die auf eine Allergie gegen das jeweilige Allergen hinweisen.

Prodromalsymptome. Unspezifische Vorläufersymptome eines Migräneanfalls, die diesen etwa ein bis zwei Tage vorher ankündigen können (Abgeschlagenheit, Appetitverlust, Müdigkeit etc.).

Pseudomonas aeruginosa. Typischer Keim der chronischen Lungenbesiedlung bei zystischer Fibrose. Er erfordert eine intensive, kontinuierliche Therapie.

Rome III Kriterien. Diagnostische Kriterien für funktionelle gastrointestinale Störungen, u. a. für den funktionellen Bauchschmerz; erarbeitet unter der Ägide der Rome Foundation.

Rötelembryopathie. Durch Rötelnerkrankung während der Schwangerschaft entstandene Fehlbildungen, vor allem Augen, Ohren und Herz betreffend.

Shunt. Ein Shunt ist eine chirurgisch angelegte Verbindung zwischen einer Arterie und einer Vene. Er dient dazu, einen hohen Blutfluss zu generieren und somit bei terminal niereninsuffizienten Patienten die Hämodialyse zu ermöglichen. Der Shunt wird meist am Unter- oder Oberarm angelegt.

Striae. Als Striae werden Dehnungsstreifen der Unterhaut bezeichnet, die durch durchscheinende Blutgefäße rötlich erscheinen und bevorzugt an stark belasteten Geweben wie Bauch, Gesäß und Oberschenkeln auftreten. In der Schwangerschaft sind sie physiologisch (Schwangerschaftsstreifen). Sie können aber auch im Wachstum, bei Übergewicht und durch eine Kortisontherapie auftreten.

Synaptogenese. Bezeichnet die Bildung von Synapsen, den Schaltstellen zwischen Neuronen. In vielen Arealen des Gehirns steigt während der ersten Lebensjahre die Anzahl der Synapsen genetisch gesteuert an. Diese Synapsen sind zunächst stabil und werden dann erfahrungsabhängig stabilisiert. Nicht stabilisierte Synapsen werden abgebaut.

Token-Verstärkung. Ziel eines Token-Systems ist der Aufbau erwünschten Verhaltens durch Verwendung systematischer Anreize. Nach festgelegten Regeln erwerben die Teilnehmer Token (Münzen, Steine etc.) für erwünschtes Verhalten, die dann gegen den begehrten primären Verstärker (Spielzeug, Süßes, Kinobesuch etc.) eingetauscht werden können.

Tonischer Anfall. Ein tonischer Anfall äußert sich in einer mehr oder weniger plötzlichen generalisierten Erhöhung der Muskelspannung. Diese begünstigt ein hohes Sturz- und damit Verletzungsrisiko.

Tonisch-klonischer Anfall. Dieser Anfallstyp wird am häufigsten mit Epilepsie in Verbindung gebracht. Er ist auch als Grand Mal bekannt. Der Anfall beginnt meist mit einer generalisierten Muskelversteifung (vergleichbar einem tonischen Anfall), der nach ca. 5 bis 10 Sekunden eine klonische Phase folgt. Sie kann durch z. T. heftige Zuckungen am ganzen Körper inklusive der Gliedmaßen und auch des Gesichts geprägt sein.

Trommelschlägelfinger. Verformung der Fingernägel bei langfristigem Sauerstoffmangel. Finger nehmen Form von Trommelschlägeln an.

Ursodesoxycholsäurebehandlung. Gallensäure, die oral verabreicht zum Schutz vor Leberumbau bei zystischer Fibrose dienen soll.

Vaskulitiden. Die Bezeichnung Vaskulitis (Mehrzahl: Vaskulitiden) steht für eine Gruppe von Autoimmunerkrankungen, bei denen es zu einer Entzündung der Blutgefäße kommt.

Virustatika. Arzneistoffe, die die Vermehrung von Viren hemmen. Virostatika (antivirale Medikamente) werden häufig zur Behandlung von durch Viren verursachten Infektionskrankheiten (z. B. Herpes simplex, Gürtelrose) verwendet. Sie werden bei Neurodermitis eingesetzt, um dem gefürchteten Ekzema herpeticatum, eine durch Herpes-Viren verursachte flächenhafte Infektion der Haut, entgegenzuwirken.

Viszeraler Fettanteil. Viszeralfett (von lat. viscera, ›die Eingeweide‹), auch intraabdominales Fett genannt, bezeichnet das in der freien Bauchhöhle eingelagerte Fett, welches die inneren Organe, vor allem des Verdauungssystems, umschließt. Durch die von ihm freigesetzten Fettsäuren, entzündungsfördernden Botenstoffe und Hormone ist es mit schwerwiegenden gesundheitlichen Risiken verbunden.

West-Syndrom. Kernsymptom dieser Epilepsieform sind sogenannte »Blitz-Nick-Salaam-Anfälle«, die meist in Serie auftreten. Es handelt sich dabei um eine Form der Epilepsie, bei der die Extremitäten und auch der Kopf blitzartig nach vorn geschleudert werden. Oft besteht Therapieresistenz. Ursache sind häufig verschiedene Formen frühkindlicher Hirnschädigungen.

Zervixsekret. Von den Zervixdrüsen (Drüsen im Gebärmutterhals) abgesonderter Schleim. Konsistenz und Menge des Sekrets wird durch die physiologischen Hormonschwankungen während des Menstruationszyklus verändert.

Zyanose. Bei einer Zyanose handelt es sich um bläuliche Hautverfärbungen infolge von Sauerstoffmangel im Blut. Sie entsteht bei einem angeborenen Herzfehler, wenn ein Teil des sauerstoffarmen Blutes, das aus dem Körper zum Herzen zurückkehrt, nicht in die Lunge, sondern – zum Beispiel durch ein Loch in der Scheidewand des Herzens – direkt vom rechten in den linken Teil des Herzens zurück in den Körperkreislauf fließt.

Zystinose. Die Zystinose ist eine genetisch bedingte Erkrankung, bei der sich eine Aminosäure (Zystin) in den Zellen anreichert und diese dann zerstört. Meist beginnt dies in der Niere, sodass eine Niereninsuffizienz resultiert. Auch viele andere Organe können betroffen sein.

Zytostatika. Sammelbegriff für alle körpereigenen oder entsprechend synthetisierten Stoffe, die das Zellwachstum bzw. die Zellteilung hemmen und vielfach im Rahmen von Chemotherapie eingesetzt werden.

Autorenverzeichnis

Manfred Ballmann, Prof. Dr.
Klinik für Kinder- und Jugendmedizin der Ruhr-Universität Bochum
im St. Josef-Hospital
Alexandrinenstraße 5
44791 Bochum
E-Mail: m.ballmann@klinikum-bochum.de

Katja Baust, Dipl.-Psych.
Universitätsklinikum Münster
Klinik für Kinder- und Jugendmedizin
Pädiatrische Hämatologie und Onkologie
Albert-Schweitzer-Campus 1, Gebäude: A1
48149 Münster
E-Mail: katja.baust@ukmuenster.de

Peter Burgard, PD Dr.
Universitätsklinikum Heidelberg
Zentrum für Kinder- und Jugendmedizin
Im Neuenheimer Feld 430
69120 Heidelberg
E-Mail: peter.burgard@med.uni-heidelberg.de

Gabriele Calaminus, Dr.
Universitätsklinikum Münster
Klinik für Kinder- und Jugendmedizin
Pädiatrische Hämatologie und Onkologie
Albert-Schweitzer-Campus 1, Gebäude: A1
48149 Münster
E-Mail: gabriele.calaminus@ukmuenster.de

Tanja Hechler, PD Dr.
Vestische Kinder- und Jugendklinik Datteln
Deutsches Kinderschmerzzentrum
Universität Witten-Herdecke
Dr.-Friedrich-Steiner-Straße 5
45711 Datteln
E-Mail: t.hechler@kinderklinik-datteln.de

Nina Heinrichs, Prof. Dr.
Universität Bielefeld
Abteilung für Psychologie
Postfach 10 01 31
33501 Bielefeld
E-Mail: nina.heinrichs@uni-bielefeld.de

Mechthild Hellermann
Gesundheits-Pädagogisches Zentrum
Therapie & Akademie Schwelmer Modell
Wilhelmstraße 45
58332 Schwelm
E-Mail: m.hellermann@schwelmer-modell.de

Ingrid Hirte, Dipl.-Psych.
Universitätsklinikum Charité Virchow
Pädiatrische Nephrologie
Augustenburgerplatz 1
13353 Berlin
E-Mail: ingrid.hirte@charite.de

Cordula Koerner-Rettberg, Dr.
Klinik für Kinder- und Jugendmedizin der Ruhr-Universität Bochum
im St. Josef-Hospital
Alexandrinenstraße 5
44791 Bochum
E-Mail: cordula.koerner-rettberg@ruhr-uni-bochum.de

Birgit Kröner-Herwig, Prof. Dr.
Universität Göttingen
Klinische Psychologie und Psychotherapie
Goßlerstraße 14
37073 Göttingen
E-Mail: bkroene@uni-goettingen.de

Martin Lindner, Dr.
Universitätsklinikum Heidelberg
Zentrum für Kinder- und Jugendmedizin
Im Neuenheimer Feld 430
69120 Heidelberg
E-Mail: martin.lindner@med.uni-heidelberg.de

Arnold Lohaus, Prof. Dr.
Universität Bielefeld
Abteilung für Psychologie
Postfach 10 01 31
33501 Bielefeld
E-Mail: arnold.lohaus@uni-bielefeld.de

Hans Mayer, Dr.
Epilepsiezentrum Kork
Landstraße 1
77694 Kehl-Kork
E-Mail: hmayer@epilepsiezentrum.de

Dominik Müller, Prof. Dr.
Charité – Universitätsmedizin Berlin
Klinik für Pädiatrie m. S. Nephrologie
Augustenburger Platz 1
13353 Berlin
E-Mail: dominik.mueller@charite.de

Helmut Neumann, Dipl.-Psych.
Klinik für Kinder- und Jugendmedizin der Ruhr-Universität Bochum
im St. Josef-Hospital
Alexandrinenstraße 5
44791 Bochum
E-Mail: helmut.neumann@ruhr-uni-bochum.de

Meinolf Noeker, PD Dr.
Landesrat für Krankenhäuser und Gesundheitswesen
Landschaftsverband Westfalen Lippe
Hörsterplatz 2
48147 Münster
E-Mail: meinolf.noeker@googlemail.com

Franz Petermann, Prof. Dr.
Zentrum für Klinische Psychologie und Rehabilitation
Lehrstuhl für Klinische Psychologie und Diagnostik
Grazer Straße 6
28359 Bremen
E-Mail: fpeterm@uni-bremen.de

Gerd Schauerte, Dr.
CJD Berchtesgaden – Gesundheit · Bildung · Beruf
Asthmazentrum und Diabeteszentrum
Buchenhöhe 46
38471 Berchtesgaden
E-Mail: gerd.schauerte@cjd.de

Sabine Schickendantz, Dr.
Uniklinik Köln
Klinik und Poliklinik für Kinderkardiologie
Kerpener Str. 62
50924 Köln
E-Mail: sabine.schickendantz@uk-koeln.de

Hildegard Schröder, Dipl.-Päd.
Universitätsklinikum Schleswig-Holstein, Campus Lübeck
Pädiatrische Onkologie und Hämatologie
Ratzeburger Allee 160
23538 Lübeck
E-Mail: schroeder@paedia.ukl.mu-luebeck.de

Elisabeth Sticker, Prof. Dr.
Universität Siegen
Pädagogische Psychologie
Adolf-Reichwein-Straße 2
57068 Siegen
E-Mail: sticker@psychologie.uni-siegen.de

Angelika Thon, Dr.
Medizinische Hochschule Hannover
Zentrum für Kinderheilkunde und Jugendmedizin
Klinik für Pädiatrische Pneumologie, Allergologie & Neonatologie
Carl-Neuberg-Straße 1
30625 Hannover
E-Mail: thon.angelika@mh-hannover.de

Heinrich Tröster, Prof. Dr.
Technische Universität Dortmund
Fakultät Rehabilitationswissenschaften
Rehabilitationspsychologie
Emil-Figge-Straße 50
44221 Dortmund
E-Mail: heinrich.troester@tu-dortmund.de

Gerald Ullrich, Dr.
Psychologischer Psychotherapeut
Lindenstraße 7
19055 Schwerin
E-Mail: ullrich@med-wiss.de

Petra Warschburger, Prof. Dr.
Universität Potsdam
Beratungspsychologie
Karl-Liebknecht-Straße 24/25
14476 Potsdam
E-Mail: warschb@uni-potsdam.de

Silvia Wiedebusch, Prof. Dr.
Hochschule Osnabrück
Profil Gesundheit und Soziales
Caprivistraße 30 A/CF-Gebäude
49076 Osnabrück
E-Mail: s.wiedebusch@hs-osnabrück.de

Andreas Wiener, Dipl.-Psych.
Universitätsklinikum Münster
Klinik für Kinder- und Jugendmedizin
Pädiatrische Hämatologie und Onkologie
Albert-Schweitzer-Campus 1, Gebäude: A1
48149 Münster
E-Mail: andreas.wiener@ukmuenster.de

Boris Zernikow, Prof. Dr.
Vestische Kinder- und Jugendklinik Datteln
Deutsches Kinderschmerzzentrum
Vodafone Stiftungslehrstuhl für Kinderschmerztherapie und Pädiatrische Palliativmedizin
Universität Witten-Herdecke
Dr.-Friedrich-Steiner-Straße 5
45711 Datteln
E-Mail: b.zernikow@Deutsches-Kinderschmerzzentrum.de

Ralph Ziegler, Dr.
Praxis für Kinder- und Jugendmedizin
Diabetologische Schwerpunktpraxis für Kinder und Jugendliche
Mondstraße 148
48155 Münster
E-Mail: rz@ziegler-muenster.de

Sachwortverzeichnis